CHANTAL-FLEUR SANDJON

ROH VOLUTION

DAS **KAROTTENKNACKIGE EINSTEIGERPROGRAMM** IN DIE ROHKOST

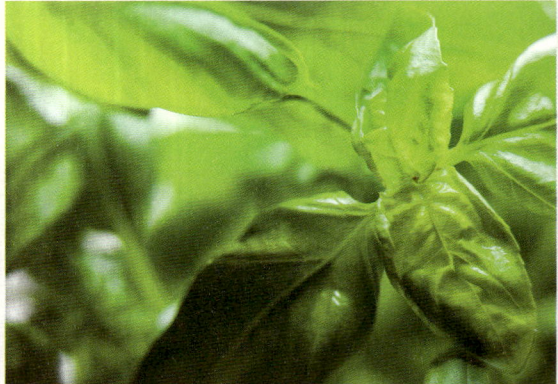
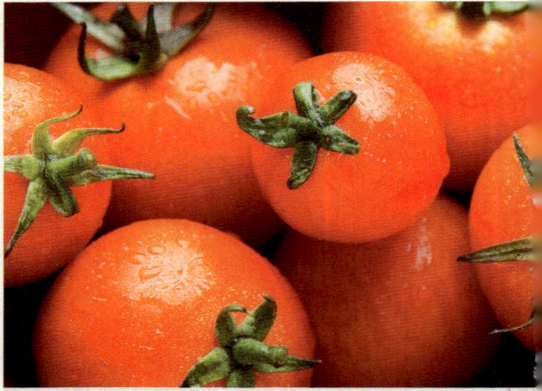

PLÖTZLICH KARNICKEL?
ROHE DATEN UND FAKTEN 5

MAXIMALE VORTEILE
SUPERHELDEN-NAHRUNG 31

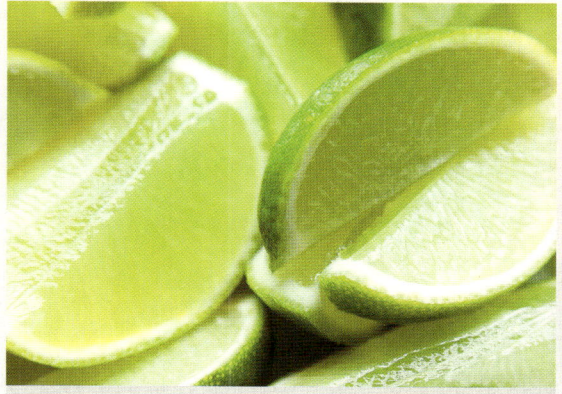

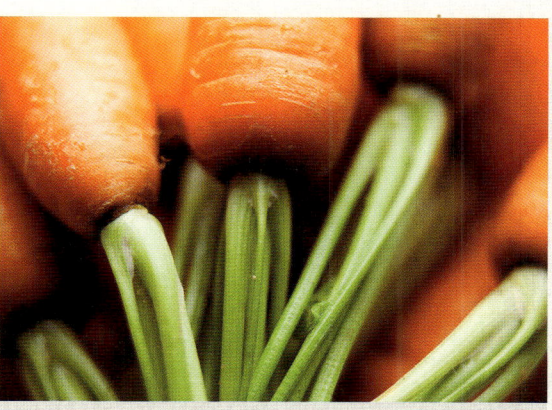

Über 60 abwechslungsreiche Rezepte.
Von Säften, Smoothies und Shakes über Dipps,
Snakes, Salate und Suppen bis hin zu sättigenden
Hauptgerichten und Desserts.

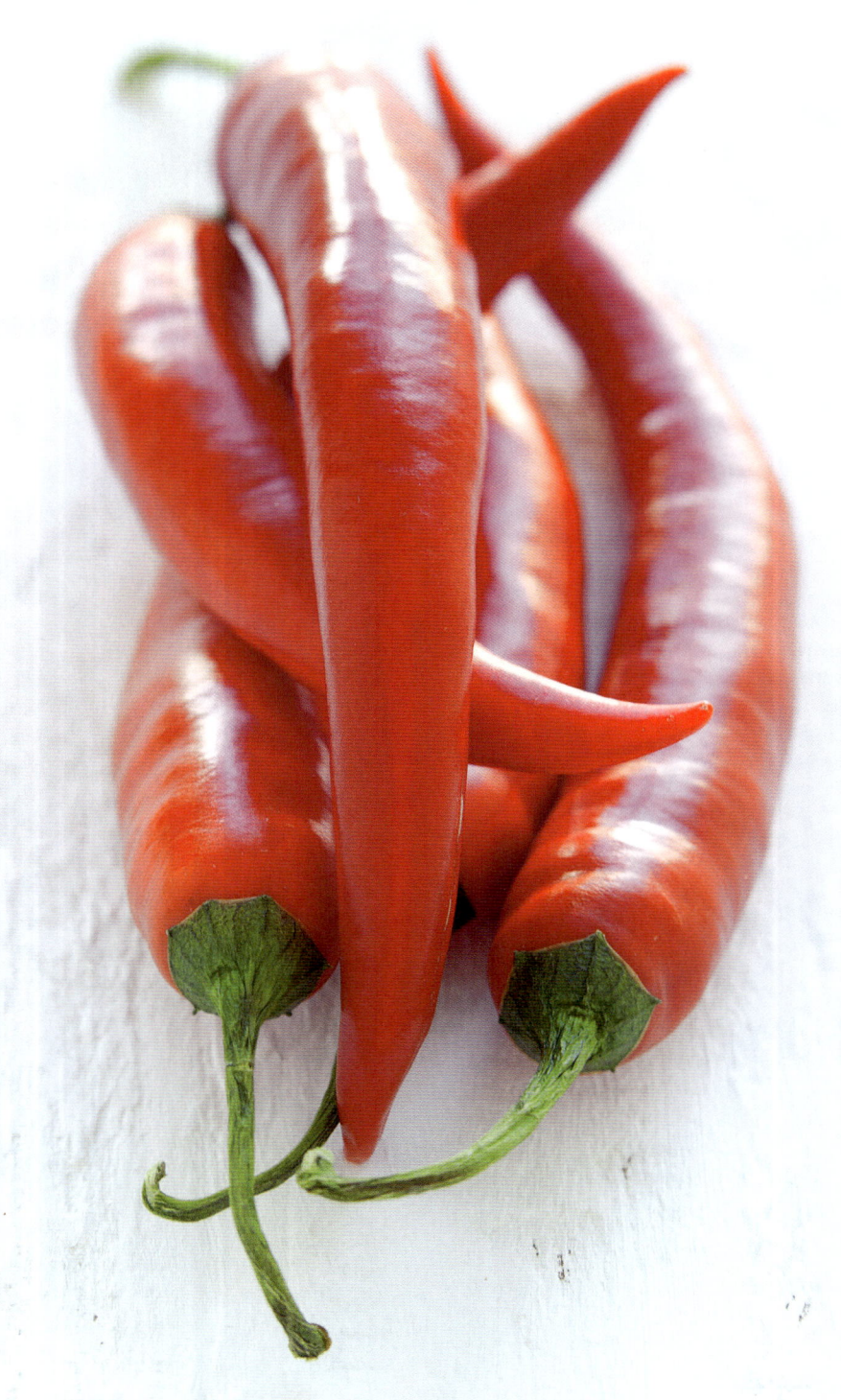

PLÖTZLICH KARNICKEL?

– ROHE DATEN UND FAKTEN –

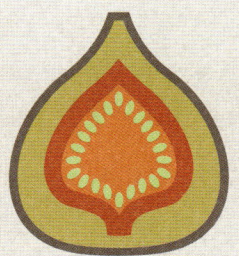

Die Ernährung mit rohen Früchten und Pflanzen ist so alt wie die Menschheit selbst. Was vielen heute als ungewöhnlich, ja fast schon unrealistisch erscheint, war jahrtausendelang die ganz natürliche Norm. Die Zeiten ändern sich – und so unterscheidet sich auch die heutige Rohkost maßgeblich von den früher oftmals eher kargen Ernährungsformen. Fakt ist: Sie ist auch heute noch möglich – und sogar gesund. Infos rund um Historisches, Kulinarisches, Ökologisches und natürlich auch ganz Alltägliches finden sich in diesem Kapitel.

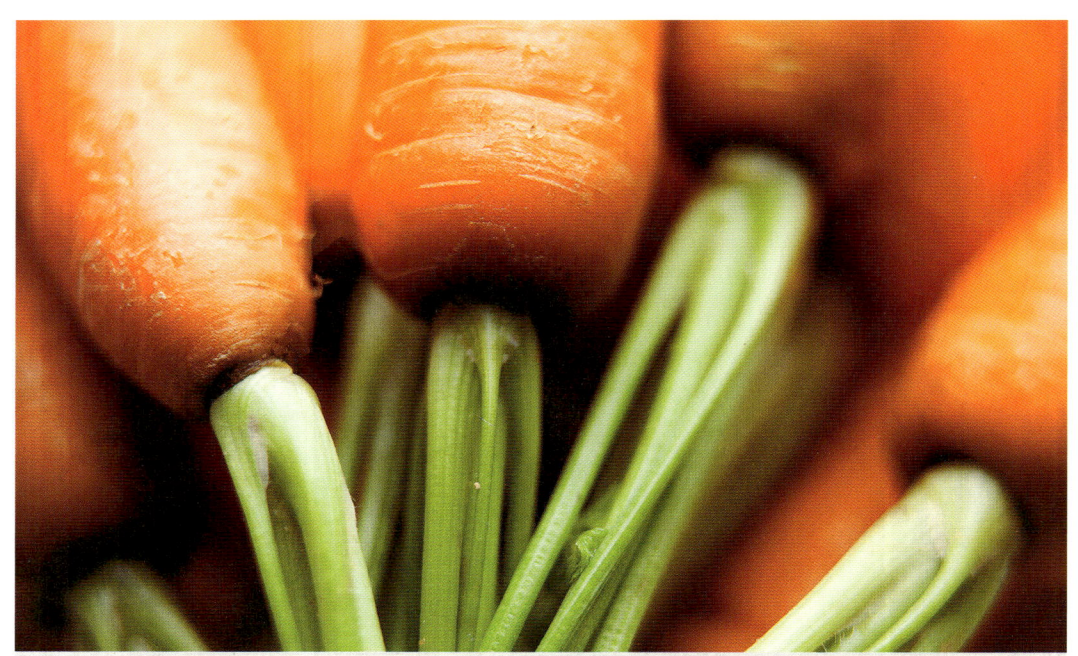

DIE NEUE ROHKOST

– KAROTTENKNACKIG UND SUPER FRESH –

Rohvolution steht für eine gesunde, frische, hippe Ernährungsweise. Und nicht nur das: Der Begriff umfasst einen ganzen Lifestyle. Seinen Anhängern geht es nicht nur um die eigene Gesundheit, sondern auch um eine ethisch vertretbare und ökologische Lebensweise.

Dass dies parallel Spaß und Genuss bringt, ist dabei ganz selbstverständlich. Vorbei sind die Zeiten, da Rohköstler einsam und irgendwie immer etwas grau und traurig im Abseits standen – bei Feiern, am Büffet, in der Gesellschaft. Heute sind sie mittendrin und gestalten unsere Zeit des tief greifenden Wandels aktiv mit: mit Elan, Freude, Kreativität und dem Blick weit über den Tellerrand hinaus. Denn Rohkost hält nicht nur fit, sie ist bewusst eine Lebensform nicht gegen, sondern für das Leben und die Welt. Sie selbst auszuprobieren, lohnt sich – und genau dazu lädt Sie dieses Buch auch ein. Mit Infos, Fakten, Zahlen, Anregungen und natürlich mit vielen schmackhaften Rezepten möchte es Ihnen Ihre persönliche Rohvolution ans Herz legen.

ROHKOST SCHREIBT GESCHICHTE

Erst seit einem Viertel oder Fünftel der Menschheitsgeschichte wird Feuer dazu genutzt, Nahrung zu erhitzen. Anfänglich besaß Kochen sicherlich einiges an Vorteilen: Es erhöhte die Bandbreite an konsumierbaren Nahrungsmitteln und erlaubte es dem Menschen, viele Kalorien in kurzer Zeit aufzunehmen. Damit erfüllte das Kochen evolutionär betrachtet einen wesentlichen Zweck – der sich mittlerweile aber schon beinahe erübrigt hat. Unser heutiger Lebensstil fernab des physisch anstrengenden Jagens und Sammelns von einst geht mit einem vergleichsweise geringen Energieaufwand einher, sodass der einstige Vorteil des Kochens sich inzwischen zu einem Nachteil gewandelt hat.

ZURÜCK ZUR NATUR

Schon in der Antike entdeckte man, wie günstig sich eine Rückkehr zu rohköstlicher Ernährung auf den Menschen auswirkt. Der Philosoph und Mathematiker Pythagoras wurde selbst Zeuge der wundersamen Heilung durch Rohkost: Um 500 v. Chr. berichtete er von der besonders heilenden Kraft einer Diät aus rohen Früchten, roher Ziegenmilch und Honig und entwickelte daraus eine strikte Ernährungslehre. Die Folge: Bis ins 19. Jahrhundert wurden Vegetarier häufig auch als Phytagoreer bezeichnet.

Die Behandlungserfolge des Schweizer Arztes Max Bircher-Benner, heute für sein Müsli bekannt, beruhen auf seinen Studien der phytagoreischen Lebensweise. Als junger, progressiver Arzt kurierte er Ende des 19. Jahrhunderts eine Patientin, die an chronischen Magenbeschwerden litt, indem er ihr eine Diät aus leicht verdau-

licher Rohkost verschrieb. Innerhalb weniger Wochen wurde die Patientin zum großen Erstaunen vieler vollständig gesund.

ROH IST IN

Die spätere Etablierung moderner Rohkost als Ernährungsweise auch über Krankheitszeiten hinaus hat viele gegensätzliche Ansichten hervorgebracht. Da streiten sich sogenannte Instinctos, die rohes Fleisch in ihre Diät integrieren, mit den vegetarischen Urköstlern, während Anhänger der Lichtnahrung propagieren, dass wir ganz auf Essen verzichten können. Zum Glück ändert sich das Bild aber auch in Europa: Die Rohvolution ist auch hier angekommen und ergänzt Gesundheitsbewusstsein um Genuss und Vitalität.

Frischer Wind ist in den letzten Jahren vom Atlantik herübergeweht und hat eine neue Leichtigkeit und Freude in die Rohkost-Szene gebracht.

★

RAW FOOD IN DEN USA

Allein im Gesundheitsmekka Kalifornien gibt es mittlerweile mehr als 60 rohköstliche Restaurants und Cafés, von der einfachen Smoothie-Bar bis zum exklusiven Gourmet-Restaurant ist dabei alles vertreten. Genauso vielfältig ist die Klientel an Rohköstlern: viel beschäftigte Geschäftsfrauen treffen sich zum Powerlunch, während sich junge Studenten am Nebentisch ein paar rohe Desserts teilen. Betrachtet man die amerikanische Raw-Food-Szene, so wird schnell deutlich: Rohkost ist für jedermann!

The American Way of Raw transportierte das amerikanische Lebensgefühl in die ehemals doch ziemlich verstaubte Ecke Rohkost und hauchte ihr neues, zeitgemäßes Leben ein.

Die neue Rohkost ist über fade Karottensticks und Körnerfutter schon lange hinausgewachsen. Von Pizza über Wraps, von Torten zu Eiscremes – die Rohvolution bietet gesunde Alternativen für Kochklassiker, anstatt Verzicht zu predigen.

ZWISCHEN GESUNDHEIT UND GENUSS

Was Freunde der neuen Rohkost vereint, ist, dass ihre Ernährungsvorliebe eine Entscheidung für mehr Vitalität und Lebensfreude ist. Ihnen geht es darum, eine Balance zwischen Genussschlemmen und Health Food herzustellen. Rohkost-Interessierte stellen dabei schnell fest: Genuss und Gesundheit schließen sich in der Ernährung nicht aus, sondern ergänzen einander.

Dementsprechend stellt die Rohvolution einen Weg der Balance dar und vermeidet Extreme. Indem ein gesunder Lifestyle kultiviert und zugleich Stress vermieden wird – auch der Stress, der von starren Ernährungsregeln ausgeht –, steht das eigene Wohlbefinden an erster Stelle. Davon profitiert natürlich auch das Umfeld, denn wenn wir glücklich, gesund und ausgeglichen sind, strahlt das auf alle um uns herum ab.

DIE NEUE ROHKOST ...
... verabschiedet sich von Dogmen und Vorschriften

Gegessen wird nicht das, was aufgrund irgendwelcher Trends guttun soll, sondern das, was dem Körper wirklich guttut und zudem dem individuellen Geschmack entspricht.

... ist randvoll mit Nährstoffen

All das, was in der modernen Ernährung häufig zu kurz kommt, Enzyme, Vitamine und Antioxidantien, ist ein wesentlicher Bestandteil jeglicher rohköstlichen Ernährung. Zugleich nimmt man weniger von dem auf, was schadet: Cholesterin, Zucker, ungesunde Fette. Und dabei wird auch noch ohne Reue und voller Genuss geschlemmt – ein Gewinn auf allen Ebenen!

... ist die wohl natürlichste Form des Abnehmens

Viele Menschen sind überrascht davon, wie einfach sie bei Rohkost Gewicht verlieren – ohne Kalorien zu zählen oder gänzlich auf Desserts und Naschereien zu verzichten. Es ist, als ob der Körper sich dafür bedanken würde, dass er nun reich mit Nährstoffen versorgt wird. Plötzlich lässt er mit Freude überschüssige Pfunde los. Rohkost bringt Sie zum Strahlen und Ihren Körper in Bestform, ganz nebenbei und ohne einen kompletten Lebensartwechsel zu fordern.

VEGAN

Vegetarisch ist mittlerweile in aller Munde, und auch vegan ernähren sich immer mehr, insbesondere junge Leute: Sie verzichten nicht nur auf Fleisch und Fisch, sondern aus ethischen oder gesundheitlichen Gründen auch auf jegliche tierische Erzeugnisse wie Eier, Milchprodukte und Honig. Sie ernähren sich somit rein pflanzlich, aber nicht zwangsläufig rohköstlich.

... ist ein Weg der Mitte

Sie bringt uns wieder in Einklang mit Körper, Geist und Natur. Durch Rohkost vertieft sich unser Wissen darüber, was für uns gesund ist, aber auch, was uns guttut und schmeckt. Und bei jedem Mahl stellt sie uns frei, wie wir diese beiden Aspekte von Ernährung zusammenbringen.

... ist vegane Ernährung aus purer Leidenschaft

Sie basiert auf der Erkenntnis, dass pflanzliche Ernährung nicht nur für uns, sondern auch für unseren Planeten und die gesamte Menschheit gut ist. Sie versteht Veganismus nicht als Ideologie, sondern als Chance, weitgehend im Einklang mit der Natur zu leben, und damit auch zum eigenen Gleichgewicht zurückzukehren.

... steht für Deluxe Green Living

Rohkost bedeutet, den »grünen« Lifestyle auf ein neues Level zu bringen. Sie spart Verpackungsmüll sowie Energie, da ja nicht gekocht, geschmort und gebacken wird, und ist insgesamt ökologischen Grundsätzen verpflichtet.

... ist zu 100 Prozent alltagstauglich

Sie stellt eine bewusste Entscheidung für mehr Gesundheit, Schönheit und Vitalität dar. Die neue Rohkost besteht den Praxistest, indem sie leicht umgesetzt und an die eigenen Bedürfnisse angepasst werden kann.

... ist der alte Weg zu einem völlig neuen Ich

Sie verbindet jahrhundertealtes Wissen über die Superkräfte der Pflanzenkost mit den Ansprüchen modernen Lebens. All dies, um uns eines entdecken zu lassen: ein ausgeglichenes, glückliches und schönes Ich. Mit der Rohvolution kommt es wie von selbst zum Vorschein.

... bedeutet höchste Lebensfreude in roher Form

Eins kommt bei der neuen Rohkost nie zu kurz: Genuss und Freude beim Essen. Darüber hinaus erhöht sie die Lebensqualität, bringt den Körper wieder ins Gleichgewicht und reduziert seine Anfälligkeit für Krankheiten drastisch.

Also: Begeben Sie sich auf Entdeckungsreise ins wundervolle Reich der Rohkost!

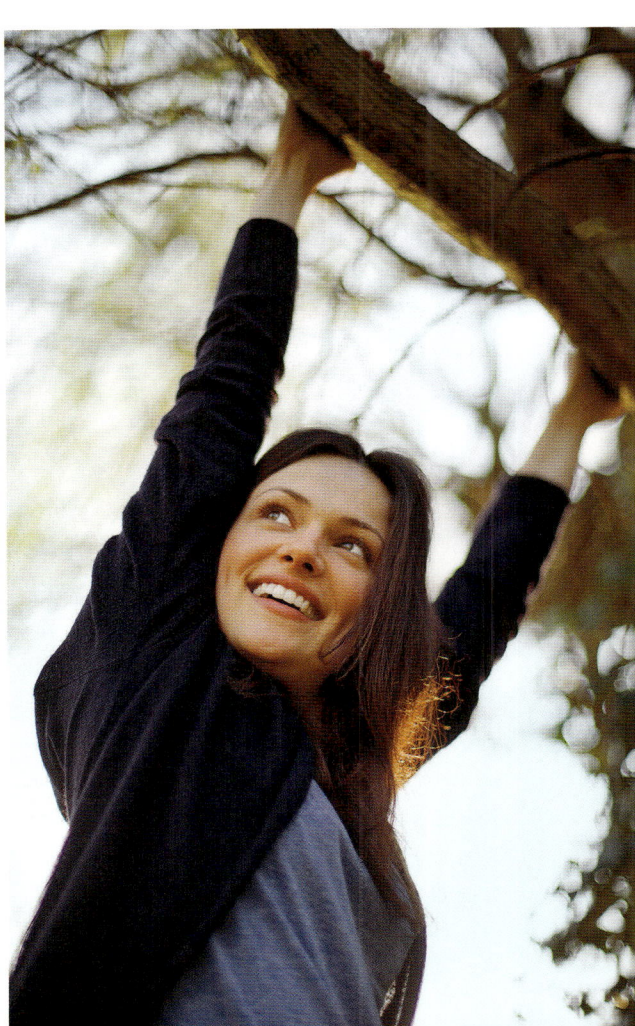

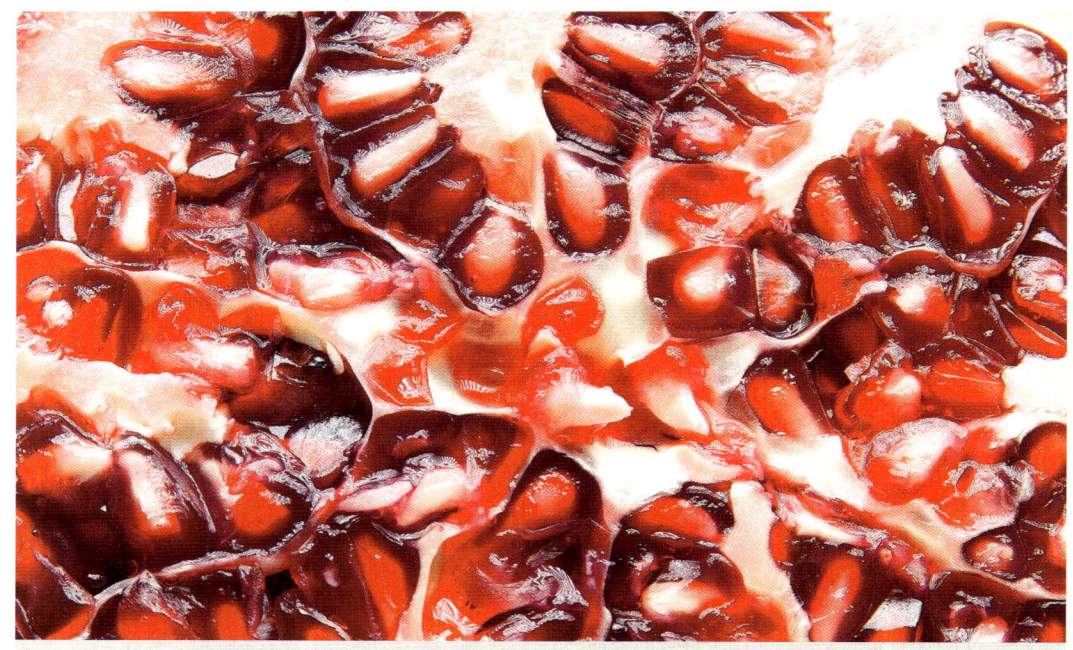

IMMER NUR MÖHREN?

– ROHKOST-FAQS UND SCHLAGENDE ARGUMENTE –

Die grundlegende Frage, was Rohkost heißt, ist leicht zu beantworten: Rohkost ist alles, was im rohen Zustand gegessen wird. Jedoch ist nicht alles, was roh gegessen werden kann, auch genießbar. Einige unserer gängigsten Lebensmittel sind roh nicht nur vom Geschmack her, sondern auch aufgrund ihrer Unverdaulichkeit nicht empfehlenswert: Kartoffeln und Rhabarber beispielsweise oder ungekeimte Hülsenfrüchte und Getreide. Die neue Rohkost wird häufig auch als Vitalkost bezeichnet: Es geht darum, das Wort Leben in »Lebensmittel« wieder zu betonen und sich auf Nahrungsmittel zu konzentrieren, die vor Lebensenergie nur so strotzen. Dies ist auch einer der Gründe, warum es sich bei dieser Form der Rohkost um pflanzliche Ernährung handelt, denn Fleisch, egal ob roh oder gekocht, ist stets eins: tot. Bei pflanzlicher Ernährung handelt es sich dahingegen um wirkliches Karma-Food: Es ist nicht nur die beste Ernährung für unseren Körper, sondern auch Teil eines Lebensstils mit und nicht gegen die Natur.

DIE VIELEN GESCHMÄCKER VON ROHKOST

Essen alle Rohköstler das Gleiche? Nein, es ist sogar so: Wer tiefer in die Rohkost-Bewegung einsteigt, kann sich leicht im Dschungel unterschiedlicher Ansätze und Ideologien verirren und dabei den Überblick darüber verlieren, was wirklich zählt: Gesundheit und Lebensfreude. Sortieren wir ein wenig und schälen zwei Hauptgruppen heraus.

TREND I: 80-10-10 ODER 8-1-1

Anhänger dieses Ernährungskonzepts streben ein Nährwert-Verhältnis von 80 Prozent Kohlenhydraten, 10 Prozent Fett sowie 10 Prozent Protein an. Im Vergleich: Die Deutsche Gesellschaft für Ernährung (DGE) empfiehlt eine Nährwertverteilung von 55 Prozent Kohlenhydraten, 30 Prozent Fett und 15 Prozent Protein. Diese rohköstliche Form der High-Carb-Diät besteht primär aus Früchten. In der Regel werben 8-1-1-Fans außerdem auch für Mono-Mahlzeiten, das heißt dafür, verschiedene Obstsorten nicht zu mischen. Eine typische Mahlzeit sind dann zum Beispiel ein Dutzend Bananen, zwei Kilo Orangen oder zwei Pfund Äpfel.

TREND II: GOURMET-ROHKOST

Anders als 8-1-1'ler und andere eher traditionell ausgerichtete Liebhaber von Rohkost haben Gourmet-Rohköstler keine Einwände gegen die Verarbeitung von natürlichen Nahrungsmitteln, solange dabei die Regeln rohköstlicher Ernährung eingehalten werden. Nahrung wird zum Beispiel bei maximal 42 Grad getrocknet und durch Fermentation wird aus Cashews roher, veganer Käseersatz hergestellt.

Die Vielfalt an rohköstlichen Mahlzeiten, die ihren gekochten Kollegen häufig die Show stehlen, kann beim Einstieg in Rohkost tatsächlich überraschen. Die Rohkost-Bewegung hat sich mittlerweile geschmacklich weit von den Selleriestangen entfernt, mit denen sie häufig assoziiert wird. Gerade die Nutzung eines Dörrgeräts eröffnet unbegrenzte Schaffensmöglichkeiten für Rohköstler, von Pizza über Sushi und Kuchen bis hin zu Fruchtcremes – Sie werden im Rezeptteil ab Seite 117 einen Eindruck davon bekommen.

DIE GOLDENE MITTE: AUSGEWOGENE ROHKOST-ERNÄHRUNG

Rohvolution – die Art der hier vorgestellten Rohkost-Ernährungsweise – ist ein Weg der Mitte, bei dem ein Streben nach Balance und Freude an gesunder Ernährung im Vordergrund stehen. Sie beinhaltet Komponenten der 8-1-1-Bewegung, genauer den Glauben daran, dass Rohkost nicht

★ GANZ INDIVIDUELL

Welche Art von (Mehr-)Rohkost-Ernährung Sie anstreben, ist ganz Ihnen überlassen. Rohkost ist nicht nur eine Gesundheitsentscheidung, sondern auch Geschmackssache: Lassen Sie sich von diesem Buch dazu inspirieren, Ihren ganz persönlichen Weg zu mehr Vitalität und Lebensfreude zu gehen. Und das könnte auch heißen, den Rohkost-Anteil einfach nur deutlich zu erhöhen und dabei auch längerfristig unter 100 Prozent zu bleiben.

kompliziert sein muss, um gesund, bekömmlich und schmackhaft zu sein. Aber sie scheut auch nicht die Glamour-Seite der Rohkost-Welt und nutzt Gourmetgerichte, um Heißhunger auf Kochkost entgegenzuwirken.

IST ROHKOST FÜR JEDEN GEEIGNET?

Generell gilt: Rohkost kann von jedem gewinnbringend gegessen werden! Allgemein kann die Frage deshalb mit einem klaren Ja beantwortet werden. Gleichzeitig sollte jedoch bedacht werden, dass die ideale Menge an Rohkost in der eigenen Ernährung individuell ist und vor allem von gesundheitlichen Vorbedingungen und Unverträglichkeiten abhängt.

DIE FRAGE DER VERDAUUNG

Menschen mit Reizdarm-Syndrom oder einer Ernährung, die bisher wenig Faserstoffe und vollwertige Lebensmittel umfasst hat, können anfangs Schwierigkeiten bei der Verdauung von hohen Mengen an Rohkost haben. Die Darmflora muss sich erst an die veränderte Zusammensetzung der Nahrung anpassen. Unterstützend wirken bei dieser Umstellung probiotische Präparate aus der Apotheke oder dem Reformhaus, die in den ersten Wochen rohköstlicher Ernährung täglich genommen werden sollten.

Die Verdaubarkeit von Rohkost kann außerdem dadurch erhöht werden, dass für die richtige Lebensmittelkombination gesorgt wird (ab Seite 56). Und wenn überdies darauf geachtet wird, Getreide und Hülsenfrüchte nur gekeimt zu konsumieren und Gemüse mit einer harten Zellstruktur wie Kohl vor dem Verzehr zu marinieren oder zu pürieren, werden die wesentlichen Ursachen für die Verdauungsprobleme eliminiert. Bei Schilddrüsenunterfunktion sollte außerdem darauf geachtet werden, nicht zu viele Kreuzblütler (Brokkoli und Kohlgemüse) zu essen, da diese die Jodaufnahme negativ beeinflussen können.

LEBENSMITTELALLERGIEN UND -UNVERTRÄGLICHKEITEN

Gewisse Intoleranzen erschweren eine stark rohköstliche Ernährung erheblich. Allen voran: Fruktoseintoleranz. Denn wer Fruchtzucker nur in sehr niedrigen Mengen verträgt, der muss auf Obst als einen wesentlichen Pfeiler von Rohkost weitgehend verzichten. Es ist jedoch möglich, dieses Manko durch einen stärkeren Fokus auf Gemüse und Sprossen auszugleichen. Einige Rohköstler verzichten auch zu großen Teilen auf Früchte, um der Entwicklung von Candida, einem zuckerliebenden Darmpilz, entgegenzuwirken. Sie beweisen damit, dass Rohkost auch ohne Apfel, Banane und Co. vollwertig und genussvoll gestaltet werden kann.

Ansonsten gilt das Gleiche wie bei gekochter Kost: Vermeiden Sie die Nahrungsmittel, die Sie nicht vertragen! Wenn Sie zum Beispiel an Glutenintoleranz leiden oder auf Nüsse allergisch reagieren, dann sollten Sie sich auch bei Rohkost an Ihre üblichen Vorsichtsmaßnahmen halten und gekeimtes Getreide oder Nüsse aus den Rezepten streichen. Getreidekeime lassen sich leicht durch glutenfreie Varianten ersetzen wie Quinoa oder Buchweizen; Nüsse können in vielen Rezepten durch Samen, zum Beispiel Sonnenblumenkerne, ersetzt werden.

Es gibt aber auch Menschen mit einer Unverträglichkeit oder Allergie, für die Rohkost eine Entspannung und geradezu die optimale Lösung darstellen kann. Gemeint sind all diejenigen, die ihre Schwierigkeiten mit Milcheiweiß und/oder Laktose haben. Da eine rohköstliche Ernährung gänzlich ohne Milch und deren Produkte auskommt, treten bei den Betroffenen keine diesbezüglichen Probleme mehr auf.

UNTER- UND ÜBERGEWICHT

Rohkost ist nicht zur Gewichtszunahme geeignet. Sie ist deshalb nicht empfehlenswert für Menschen mit starkem Untergewicht. Zwar ist es möglich, durch einen hohen Nusskonsum auch bei Rohkost relativ viele Kalorien zu konsumieren, das ist jedoch nicht nur sehr kostenaufwendig, sondern auf lange Sicht wahrscheinlich auch etwas eintönig. Untergewichtigen Menschen kann deshalb empfohlen werden, rohköstliche Nahrung nur als Ergänzung zu gekochter kalorienreicher Nahrung zu konsumieren.

Für Menschen, die im Gegensatz dazu übergewichtig sind, ist Rohkost ein sicherer Weg, um abzunehmen und den Gewichtsverlust in einen gesundheitlichen Erfolg auf Dauer zu verwandeln. Dazu ist es gar nicht nötig, zu 100 Prozent auf Rohkost umzusatteln, es reicht anfangs schon, mehr Rohkost in Form von frischem Obst und Gemüse in die Ernährung einzubauen. Mehr Hinweise zur Ernährungsumstellung gibt es auch auf Seite 14 und ab Seite 88.

HÖCHSTE FLEXIBILITÄT

Alles, was unseren Rhythmus und unser inneres Gleichgewicht stört, verursacht Stress für uns, sei es die zu enge Deadline bei der Arbeit oder ein Dutzend Hot Dogs beim Wettessen. Stress ist der größte Feind von Energie und Vitalität. Auch falsche Ernährung kann ein solcher Faktor sein, der uns aus der Balance bringt und damit unseren Körper unter Stress setzt.

SANFTE UMSTELLUNG

Ähnlich schädlich kann jedoch der mentale Stress sein, den wir selbst erzeugen, wenn wir unsere Ernährung zu rigoros umstellen wollen oder

IST ROHKOST EINE DIÄT?

Nein, Rohkost kann zwar für Detox-Programme genutzt werden, es handelt sich jedoch um einen Lebens- und Ernährungsstil. Das geht mit langfristigen Veränderungen und einem neuen Lebensgefühl einher anstatt mit kurzweiligen Restriktionen.

Mit Rohkost kann man dennoch sehr gut abnehmen – ganz natürlich. Denn leere Kalorien wie weißer Zucker oder Mehl, die uns keinerlei sonstige Nährstoffe liefern, werden automatisch vermieden. Stattdessen nimmt man Nahrung zu sich, die einen hohen Wassergehalt besitzt sowie reich an Ballaststoffen und Mikronährstoffen ist. Dadurch erhält der Körper genau das, was er braucht, und signalisiert uns rechtzeitig, wann er gesättigt ist. Rohkost ist so etwas wie ein genaues Tuning des Körpers zurück auf seine ursprüngliche Frequenz und sein natürliches Idealgewicht.

ERSTE TIPPS FÜR DIE UMSTELLUNG

Die komplette Ernährungsumstellung von heute auf morgen ist nur selten empfehlenswert. Stattdessen ist eine andere Strategie angebracht: Ersetzen und Ergänzen. Nehmen Sie sich jede Woche einen bestimmten Bestandteil Ihrer Ernährung genauer unter die Lupe, um herauszufinden, wie Sie ihn rohköstlicher gestalten können. Beginnen Sie beim Frühstück und arbeiten Sie sich über die Wochen langsam durch den Tag: Ergänzen Sie Ihr Frühstück zum Beispiel um einen grünen Smoothie. Ersetzen Sie einen zuckerlastigen Snack durch frisches Obst und ein paar Nüsse. Ergänzen Sie Ihr Lunch um einen großen Salat. Essen Sie vor dem Abendbrot eine rohe Suppe oder danach ein rohköstliches Dessert.

Indem Sie sich jede Woche auf ein bestimmtes Element konzentrieren, finden Sie in Ruhe heraus, welche Rohköstlichkeiten zu Ihnen passen und Ihnen schmecken. Außerdem entdecken Sie beim Herumexperimentieren auch, auf welche kleinen Essenssünden Sie getrost verzichten können und was für Sie ebenbürtige Rohkost-Alternative sind. Neben diesem gemächlichen Einstieg in die Rohkost bietet Ihnen die Rohvolution ab Seite 88 auch ein Ernährungsprogramm in einer kurzen und einer längeren Variante, mit dem Sie den Prozess des Ausprobierens beschleunigen können, ohne dabei Ihren Körper zu überrumpeln. Denn Raum für Gekochtes und kleine Naschereien bleibt auch hier ganz entspannt bestehen.

uns zu wenig Freiraum für kleine Patzer in dieser Phase geben. Ein Leben in Balance erfordert das Loslassen von Extremen und starren Regeln, die wechselnde Lebensumstände und Bedürfnisse nicht berücksichtigen.

Bei der neuen Rohkost gibt es deshalb nur eine feste Regel: Tun Sie, was Ihnen guttut! Der Ausgangspunkt hier ist ein Zwei-Drittel-Ansatz: Bis Sie für sich herausgefunden haben, was Ihre ideale Zusammensetzung von Roh- zu Kochkost ist, bemühen Sie sich, zwei Drittel natürliche Lebensmittel in ihrer rohen Form zu konsumieren. Auf dieser Basis machen Sie sich auf Familienfesten und im Arbeitsalltag nicht zum sozialen Außenseiter und erleben zugleich das rohköstliche Leben voller Fülle und Erfüllung. Und nach und nach finden

Sie dann ganz entspannt das Maß an Rohkost, das zu Ihnen passt. Auch ein »echter« Rohköstler zu sein, bedeutet nicht, zu allen Zeiten, an allen Orten und in allen Situationen nichts als Rohkost zu sich zu nehmen.

WIRKLICH ALLES ROH?

Rohkost-Begeisterte berücksichtigen meist mehrere Faktoren bei der Entscheidung dafür, wie rohköstlich sie ihr Leben gestalten. Nicht nur die eigene Gesundheit wird dabei herangezogen, sondern auch kulinarische Vorlieben, die Verfügbarkeit roher Optionen in verschiedenen Situationen sowie der soziale Aspekt des Essens und Essenteilens. Auf Reisen ist es zum Beispiel häufig schwierig, sich rein rohköstlich zu ernähren, gleiches gilt bei einem Business Lunch oder einer Hochzeit, wo auch mal etwas Gekochtes gegessen wird. Es gibt zwar auch Rohköstler, die eine hundertprozentig rohe Kost als die einzig wahre Ernährungsform propagieren. Sie gehören jedoch einer schwindenden Minderheit an und sollten Ihnen nicht die Freude an frischem Obst und Gemüse nehmen. Wenn Sie mindestens die Hälfte Ihrer Lebensmittel roh konsumieren, haben Sie alles Recht der Welt, das Rohkost-Label für sich zu beanspruchen! Und selbst wenn dies nicht der Fall ist: Solange Sie Spaß an Vitalkost haben und diese Lebensfreude mit anderen teilen, bereichern Sie die Rohkost-Bewegung mehr als ein schlecht gelaunter Erbsenzähler.

WIE SIEHT'S IM WINTER AUS?

Bei kühlen Temperaturen sehnen wir uns automatisch nach mehr Wärme und mehr Fetten. Das ist mit reiner Rohkost schwieriger zu realisieren. Eine Lösung ist es, im Sommer vor allem wasserreiche Früchte zu essen, die in dieser Zeit auch Saison haben und uns bei heißen Temperaturen mit Flüssigkeit und Energie versorgen. Wird es kälter, kann dann häufiger zu warmer, möglichst vollwertiger Kochnahrung gegriffen werden. Weitere Hinweise hierzu ab Seite 114.

ROHKOST-ALLTAG

Den typischen Rohkost-Alltag gibt es genauso wenig wie den typischen Rohköstler. Da gibt es Menschen, die sich schon jahrzehntelang rohköstlich ernähren und mit reiner Fruchtkost vollends zufrieden sind. Andere beginnen ihren Tag mit einem großen Glas Zitronenwasser und etwas Obst, essen einen XXL-Salat zum Mittag, snacken nachmittags an ein paar Nüssen und

Trockenfrüchten und machen sich abends ein paar Zucchini-»Spaghetti« mit frischer Tomatensauce und einigen Sprossen.

Aber auch unter Rohköstlern gibt es wahre Gourmets. Sie machen sich morgens vielleicht ein rohköstliches Müsli mit frischer Mandelmilch, bereiten sich mittags eine Rohkost-Lasagne zu, genießen am Nachmittag ein Stück Rohkost-Torte zu ihrem Smoothie und essen abends vegetarisches Sushi, das ganz ohne Reis auskommt.

Auch hier gilt wieder die einzige Regel: Jeder sollte tun, was ihm guttut! Begeben Sie sich also einfach auf Ihr individuelles Rohkost-Abenteuer, um genau das herauszufinden.

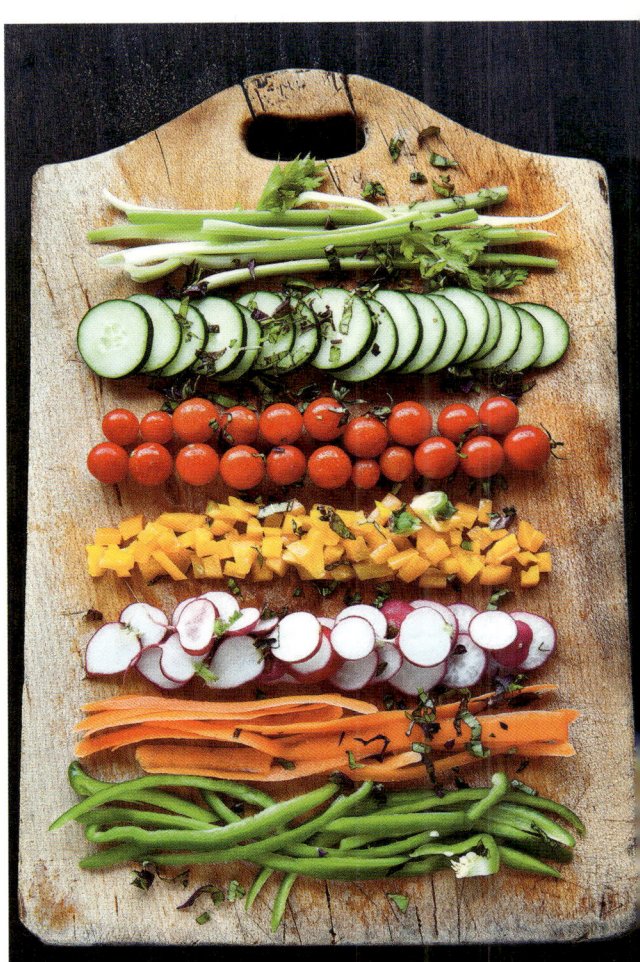

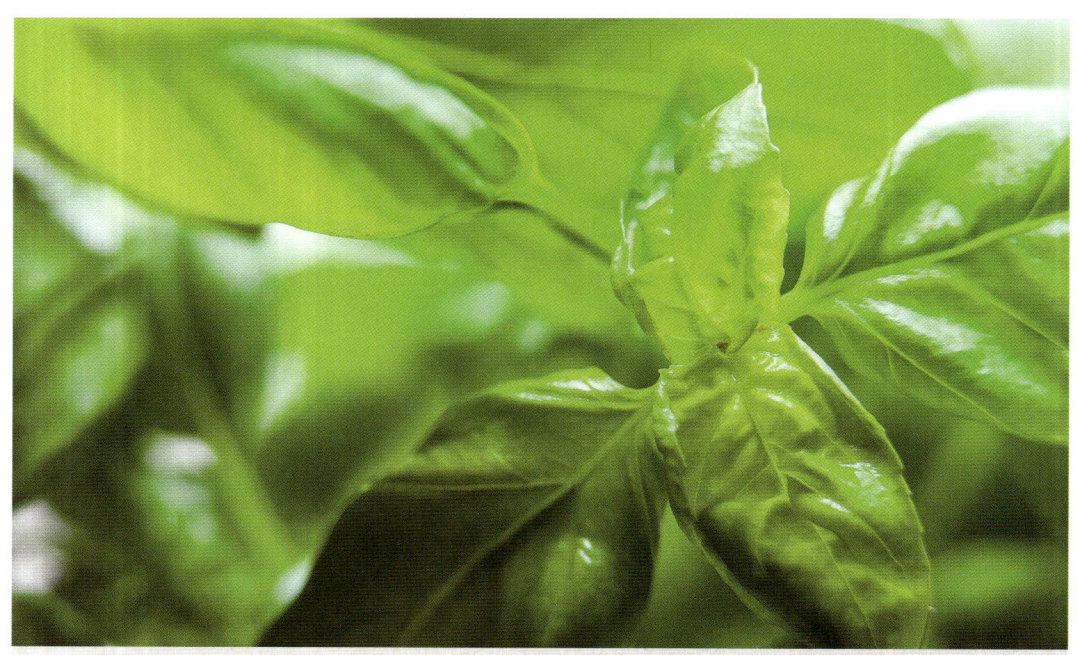

FEHLT DA NICHT WAS?
– NÄHRSTOFFIRRTÜMER
UND DIE ROHE WAHRHEIT –

Die Frage danach, woher das Protein in der Ernährung kommt, ist sicherlich eine der ersten, nachdem man in einem Gespräch sein »Coming Out« als Vegetarier, Veganer oder Rohköstler hatte. Sie spiegelt die besondere Rolle wider, die Eiweiß im Zell- und Muskelaufbau sowie der Regeneration unseres Körpers besitzt. Dennoch ist eine kritische Gegenfrage angebracht: Wie viele Menschen kennen wir, die je an einem wirklichen Proteindefizit gelitten hätten? Die meisten können da niemanden nennen.

Zugleich gilt aber auch: Pflanzennahrung bietet jede Menge wertvolle Eiweißbausteine, die sich zudem gut verwerten lassen – wie Sie gleich noch genauer erfahren werden. Auch was Kalzium und Eisen betrifft, wenden wir uns hier den rohen Fakten zu. Schaut man weg vom Mangel hin zu den Superkräften in der pflanzlichen Nahrung, entdeckt man außerdem eine reichhaltige Menge an den verschiedenen Vitaminen und Enzymen, die die rohköstliche Ernährung einzigartig gesund und sinnvoll machen.

DIE FRAGE NACH DEM PROTEIN

Eine ungenügende Proteinzufuhr ist kein Erste-Welt-Problem. Die Deutsche Gesellschaft für Ernährung hat vielmehr festgestellt, dass wir täglich im Durchschnitt doppelt so viel Protein zu uns nehmen, wie wir tatsächlich benötigen. Vor langfristig erhöhter Proteinzufuhr wird jedoch gewarnt: Überschüssiges Protein, das sich im Körper ablagert, kann die Entwicklung von Osteoporose, Nierenproblemen und verschiedenen Formen von Krebs begünstigen. Zudem fördert es die Übersäuerung des Körpers und stört somit das lebenswichtige Säure-Basen-Gleichgewicht.

Gorillas und Elefanten zeigen uns, dass Muskelaufbau auch bei pflanzlicher Ernährung möglich ist. Und rohköstliche Bodybuilder wie Giacomo Marchese machen es ihnen nach. Sie beweisen: Auch wir Menschen können bei einer solchen Ernährung körperliche Superkräfte entwickeln.

★
POWERPAKETE

Hanfsamen bestehen zu 25 bis 31 Prozent aus Protein und sind damit sogar dem von vielen geliebten Steak überlegen. Bei Proteinpulver aus Hanf liegt der Eiweißanteil sogar bei bis zu 50 Prozent. Hanf liefert dabei vollständiges Protein, das heißt, es enthält alle 20 Aminosäuren, die im Körper vorkommen, inklusive der acht essenziellen Aminosäuren, die mit der Nahrung aufgenommen werden müssen, da unser Körper sie nicht selbst herstellen kann.

PFLANZENEIWEISS IN HÜLLE UND FÜLLE

Entgegen dem weitläufigen Irrglauben, nur Fleisch enthalte ausreichend Eiweiß, gibt es eine Menge an pflanzlichen, rohen Proteinquellen, von denen einige kommerziellen Eiweißshakes ernsthafte Konkurrenz machen. Der Geheimtipp aus der Pflanzenwelt: Hanfprotein. Verwandeln Sie doch eines der Smoothie-Rezepte ab Seite 124 in eine Proteinbombe, indem Sie vier Esslöffel Hanfprotein – und damit über 30 Gramm Eiweiß! – hinzufügen.

WEITERE ROHKÖSTLICHE PROTEINQUELLEN

Natürlich haben Obst und Gemüse nicht so viel Eiweiß wie Milchprodukte oder Fleisch. Doch allein die hohe Zufuhr an Frischem bei der Rohkost deckt schnell einen großen Teil des Tagesbedarfes ab. Außerdem werden viele Nüsse, Samen und Sprossen gegessen, deren Eiweißgehalt sich leicht mit dem von tierischen Lebensmitteln messen kann, wie die Zahlen zeigen.

Nüsse und Samen als Protein- und Energiesnack, vor allem bei sportlicher Betätigung: Walnüsse (24 Prozent Eiweiß, also 24 Gramm pro 100 Gramm), Mandeln (21 Prozent), Cashews (18 Prozent). Dazu kommen Sonnenblumenkerne (23 Prozent), Sesam (20 Prozent), Leinsamen (18 Prozent), Chia-Samen (15 Prozent).

Getreidesprossen und gekeimte Getreidealternativen: Sie bestehen etwa zu 15 Prozent aus Protein. Beispielsweise Amaranth (17 Prozent Protein), Quinoa (17 Prozent), Wildreis (16 Prozent), Kamut (15 Prozent), Buchweizen (14 Prozent).

Weitere Sprossen: Die meisten Sprossen bestehen zu 20 bis 35 Prozent aus Protein, vergleichbar mit dem Proteingehalt besagter Steaks. Alfalfa (35 Prozent), Kresse (20 Prozent), Bohnen- und Linsensprossen (20 bis 30 Prozent).

»KALZIUM KOMMT NUR VON DER KUH!«

Dass Milchprodukte die beste Nahrungsquelle für Kalzium und noch einige andere Mineralien sei, hat sich mittlerweile stark in unseren Köpfen festgesetzt, vor allem wenn es um die Ernährung von Kindern geht. Diese Sichtweise kurbelt den Verkauf zuckerreicher Joghurts und Schokoladen als »Health Food« für die jüngste Generation an, basiert aber keinesfalls auf ernährungswissen-schaftlichen Fakten.

Rohköstliche Ernährung ist reich an Mineralien wie Magnesium und Kalium, aber auch Kalzium ist in Fülle vorhanden. Nicht nur Nüsse und Samen enthalten viel davon, sondern auch weniger kalorienreiches grünes Gemüse.

★ KALZIUMWERTE

- Vollmilch: 113 mg Calcium / 100 g (Vergleichswert)
- Chia-Samen: 631 mg / 100 g
- Mandeln: 243 mg / 100 g
- Leinsamen: 199 mg / 100 g
- Spargel: 176 mg / 100 g
- Grünkohl: 135 mg / 100 g
- Spinat: 99 mg / 100 g
- Brokkoli: 47 mg / 100 g

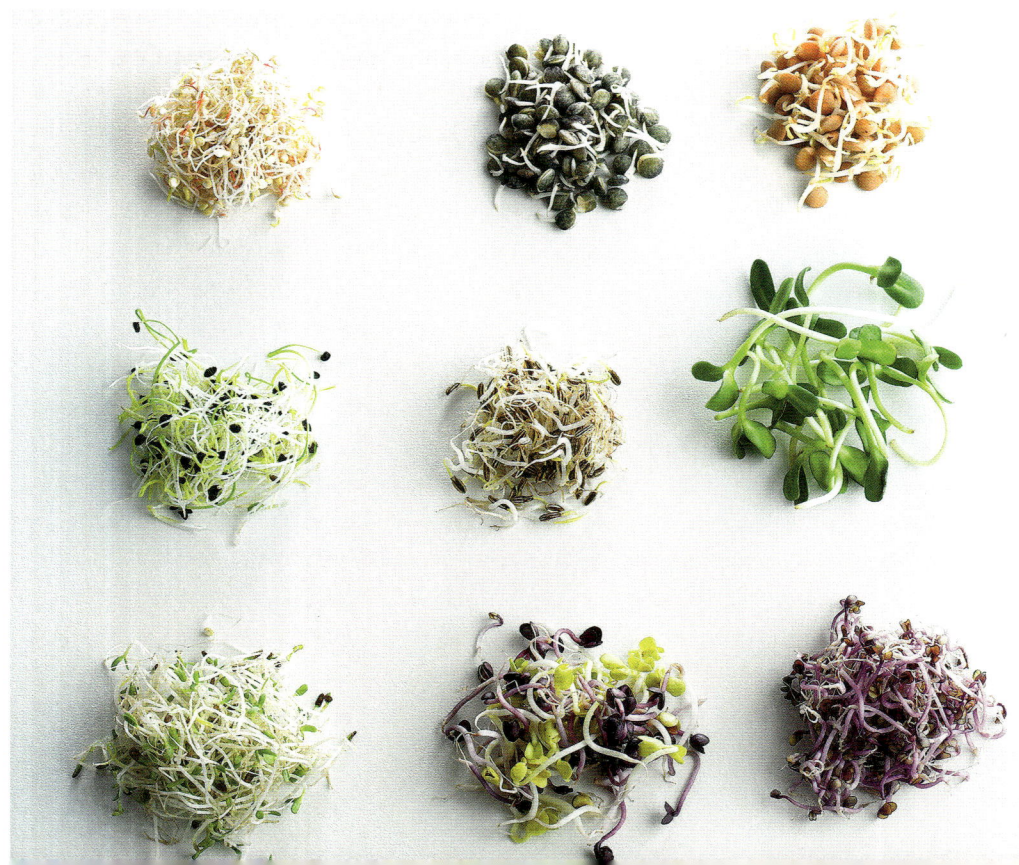

»VEGETARIER LEIDEN DOCH ALLE AN EISENMANGEL!«

Gerade Frauen kennen die Auswirkungen zu niedriger Eisenwerte: Müdigkeit und Erschöpfung, gegen die kein Schlaf der Welt hilft. Dies hängt mit der Funktion zusammen, die Eisen beim Transport von Sauerstoff im Körper besitzt. Pflanzliche Rohkost hilft hier leicht: Ein großer grüner Smoothie täglich deckt bereits ein Drittel des durchschnittlichen Eisenbedarfs von Frauen (18 Milligramm) und nahezu den vollständigen Bedarf von Männern (8 Milligramm) für dieses Mineral. Und bereits ein Esslöffel Melasse enthält bis zu 5 Milligramm Eisen. Diesen dunklen, festen Sirup kann man in Reformhäusern oder Bio-Läden kaufen. Er ist sehr süß und schmeckt ein wenig nach Lakritz. Melasse kann auf rohköstliche Cracker (Seite 138) gestrichen und als Süßungsmittel in Nachspeisen oder Shakes eingerührt werden. Einen ähnlichen Eisengehalt besitzt ein einziges Glas frischer Rote-Bete-Saft, für den man gut 500 Gramm der Rübe verwendet.

Es gibt also vielfältige einfache Möglichkeiten, selbst einen hohen Eisenbedarf mit pflanzlicher, rohköstlicher Ernährung zu decken. Die Absorption von pflanzlichem Eisen kann außerdem deutlich verbessert werden, indem es gemeinsam mit Vitamin C (beispielsweise aus Zitrusfrüchten) konsumiert wird.

WAHRE PFLANZENPOWER

Während Eisen, Kalzium und Protein für viele Allesesser als Sorgenkinder pflanzlicher Ernährung gelten, wird der hohe Vitamin- und Enzymgehalt von Rohkost nicht nur nicht angezweifelt, sondern weithin als enormer Vorteil akzeptiert.

VITAMINE

Die wichtige Rolle, die Vitamine für unsere Gesundheit spielen, wird heute wohl von niemandem mehr bestritten. Der Körper benötigt sie zwar nur in geringen Mengen, zugleich sind sie jedoch ein unablässiger Bestandteil vieler körperlicher Prozesse von der Knochenstärkung bis zur Blutbildung. Und wie so oft übertrumpft hier nichts das ursprüngliche Design, das Mutter Natur den Vitamine enthaltenden Früchten und Gemüsen gab. Die Verarbeitung von Lebensmitteln geht meist mit einem Vitaminverlust einher. Aufgrund der Instabilität vieler Vitamine geht ein Großteil von ihnen bei Erhitzung und durch Oxidation verloren. Fettlösliche Vitamine wie Vitamin A, D, E und K werden beim Kochen zerstört, ähnlich ergeht es

EISENWERTE

- Hühnerleber: 8,8 mg Eisen / 100 g
  Putenfleisch: 4,8 mg / 100 g
  Hühnchen: 0,8 mg / 100 g
  (Vergleichswerte)
- Melasse: 17,5 mg / 100g
- Kürbiskerne: 15 mg / 100g
- Sonnenblumenkerne: 6,7 mg / 100 g
- Leinsamen: 6,2 mg / 100 g
- Petersilie: 6,2 mg / 100g
- Getrocknete Feigen: 4,4 mg / 100 g
- Mandeln: 4,4 mg / 100 g
- Spinat: 2,7 mg / 100 g
- Blätter von Roter Bete: 2,6 mg / 100 g
- Rosinen: 2 mg / 100 g
- Datteln: 1,7 mg / 100g
- Rote Bete: 0,8 mg / 100 g

VITAMINE

★

- **Provitamin A** (Carotine) fördert gesunde Knochen und Zähne, Haut und Gewebe. Zu finden in Mangos sowie in grünem, gelbem und orangem Gemüse.

- **Vitamin B1** (Thiamin) fördert die Verdauung, hilft gegen Müdigkeit, ist gut fürs Herz und unterstützt außerdem die Umwandlung von Zucker und Stärke in Energie. Lieferanten: Weizenkeime, Sojasprossen, Sonnenblumenkerne und andere Samen.

- **Vitamin B2** (Riboflavin): Wesentlich für verschiedene Stoffwechselprozesse. In grünem Blattgemüse enthalten.

- **Vitamin B3** (Niacin) wird oft als Schönheitspräparat beworben, da es schöne Haut und feste Nägel fördert. Zudem kann es sich positiv auf den Cholesterinwert auswirken. In Avodacos, Hülsenfrüchten und Nüssen.

- **Vitamin B6** (Pyridoxin) wird bei der Bildung roter Blutzellen benötigt sowie für den Erhalt der optimalen Gehirnfunktion. In Avocados, Bananen, Getreide, Nüssen.

- **Vitamin B12** ist vor allem wichtig für die Bildung roter Blutkörperchen.

- **Vitamin C** ist ein wahres Allheilmittel, das wir für gesunde Zähne und gesundes Zahnfleisch genauso benötigen wie für ein starkes Immunsystem und zur Wundheilung. In Zitrusfrüchten, Erdbeeren, Tomaten, Brokkoli, Kohl und Rosenkohl.

- **Vitamin D** ist relevant bei der Absorption von Kalzium. Es wird auch das Sonnenvita-min genannt, da es der Körper produziert, wenn er Sonnenbestrahlung ausgesetzt ist.

- **Vitamin E** (Tocopherol) wird bei der Bildung von roten Blutkörperchen benötigt. Es verbessert zudem die Aufnahme und Verarbeitung von Vitamin K im Körper. In Avocados, grünem Blattgemüse, Samen und Nüssen.

- **Vitamin K** ist unabdingbar im Prozess der Blutgerinnung. Zu finden in grünem Blattgemüse, Kohl, Blumenkohl.

- **Biotin:** Notwendig im Protein- und Kohlenhydratstoffwechsel. In Nüssen.

- **Folsäure** spielt gerade während der Schwangerschaft eine große Rolle, da ein Defizit zu Geburtsfehlern führen kann. In Brokkoli, Spargel, grünem Blattgemüse und Roter Bete.

- **Pantothensäure** wird auch Vitamin B5 genannt. Es ist entscheidend bei der Wundheilung und wirkt sich positiv auf die Immunabwehr aus. Gute Lieferanten sind Avocados, Süßkartoffeln, Blumenkohl, Brokkoli.

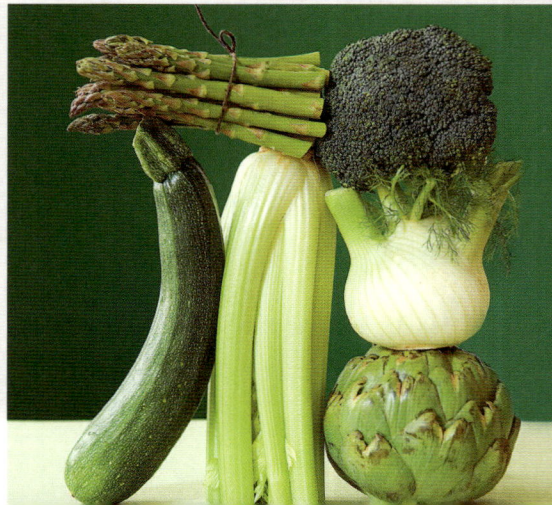

den Vitaminen der B-Gruppe und Vitamin C. Wasserlösliche Vitamine werden durch zu langes Kochen zudem häufig ausgeschwemmt. Auch die Konservierung in Dosen trägt zwar zur beinahe unbegrenzte Haltbarkeit von Produkten bei, kostet jedoch auch wesentliche Nährstoffe. Zum Beispiel gehen bei diesem Prozess bis zu 85 Prozent des Vitamin C verloren.

Auch die Pasteurisierung von Frucht- und Gemüsesäften zerstört meist ein Viertel bis die Hälfte der enthaltenen Vitamine. Und bei der Herstellung weißer Mehle werden nicht nur Ballaststoffe mit der Trennung der Hülle entfernt. Auch wichtige Vitamine wie das Vitamin B1 sitzen dort und gehen verloren. Alles spricht auch hier wieder für eine rohköstliche Ernährung.

SONDERFALL VITAMIN B12

B12 ist ein Mikronährstoff, der in veganer und rohköstlicher Ernährung nur unzureichend vorhanden ist. B12-Nahrungsergänzungsmittel sind deshalb eine sichere Form der Bedarfsdeckung, sie sollten aber aus der Apotheke stammen, da viele der in Drogerien erhältlichen Präparate zu gering dosiert und schlecht absorbierbar sind. Da B12 vom Körper nur in geringen Mengen benötigt wird und über Jahre gespeichert werden kann, fallen Mängel oft erst sehr spät auf.

SEKUNDÄRE PFLANZENSTOFFE

Die Geheimwaffe der Pflanzenwelt? Phytonährstoffe sind für die organoleptische Ausprägung von Pflanzen zuständig. Sie sorgen beispielsweise für die kräftige Färbung von Blaubeeren und den einzigartigen Geruch von Knoblauch. Wissenschaftler schätzen, dass es mehr als 10 000 solcher Elemente gibt, die eine gesundheitsfördernde Wirkung besitzen. Sie sollen der Entstehung oder Zunahme von Diabetes, verschiedenen Krebsformen, Herz-Kreislauf-Erkrankungen und Bluthochdruck entgegenwirken. Flavonoide haben zum Beispiel zellschützende Eigenschaften, während Gerbstoffe entzündungshemmend wirken. Studien hierzu gestalten sich problematisch, da angenommen wird, dass sich ihr voller gesundheitlicher Effekt erst im Zusammenspiel mit den anderen Nährstoffen einer Pflanze entfaltet. Deshalb: lieber frisches Obst oder Gemüse als ein Dutzend Nahrungsergänzungsmittel!

ENZYME

Wenn es *den* Schlüssel zu optimaler Gesundheit gibt, dann sind es die Enzyme. Sie sind Lebensretter und Lebensbewahrer zugleich. Ohne sie würde unser Körper komplett außer Kraft gesetzt werden, denn in jedem einzelnen körperlichen Prozess sind sie aktiv.

Nahrungsenzyme nehmen wir über unser Essen auf. Sie unterstützen die Verdauungsenzyme dabei, das Beste aus unserer Nahrung herauszuziehen und den Rest zu zersetzen, sodass er ausgeschieden werden kann.

Warum ist Rohkost dabei so wichtig? Diese Enzyme werden bei Temperaturen über 47,8 Grad zerstört. Und wenn sie nicht mit der Nahrung aufgenommen werden, hat es der Körper doppelt so schwer bei der Verdauung. Zusätzlich muss er Energie aus anderen Stoffwechselprozessen abführen, um mehr Verdauungsenzyme zu produzieren. Beschleunigte Alterungsprozesse und erhöhte Anfälligkeit für Krankheiten sind dann Symptome dieses Mangels. Rohkost wirkt dem entgegen, mit ihr erleichtern wir es unserem Körper, sein Bestes zu geben.

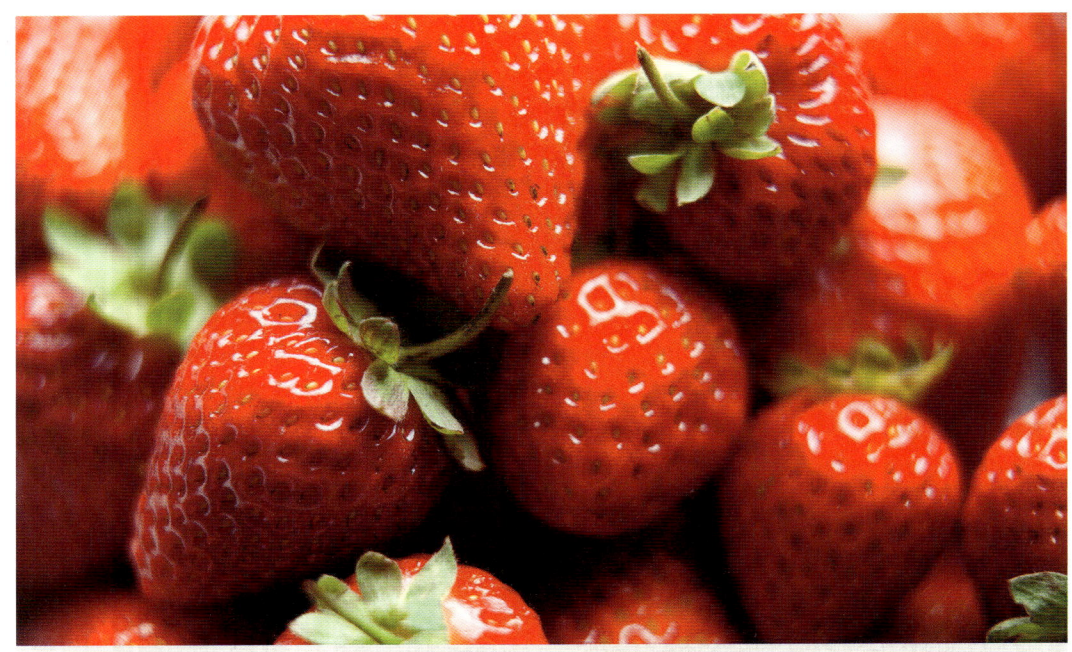

MADE IN CHINA?
– LIEBER BIOLOGISCH, LOKAL UND ZUDEM UNVERPACKT –

Der Rohvolution schließen sich vor allem Menschen an, die gern etwas weiter denken, und zwar auch an die Umwelt und nicht zuletzt an ethische Grundsätze im eigenen Handeln.

In den letzten Jahren hat sich das Bewusstsein durchgesetzt, dass Umweltschutz und die Bewahrung natürlicher Ressourcen die Aufgabe und Verantwortung von uns allen ist. Das Größte, was wir im Namen der Umwelt tun können, sind kleine Dinge des Alltags – unsere Entscheidungen bei der Fortbewegung, dem Heizen, jedem Einkauf und eben auch der Ernährung. Die Kraft der Masse entscheidet, ob wir alle zusammen weiter einem Pfad der Zerstörung folgen oder uns neue Wege für ein harmonischeres Zusammenleben von Natur, Tier und Mensch eröffnen. Dabei zählt jede einzelne unserer Handlungen, denn dahinter verbirgt sich (bewusst oder unbewusst) stets eine Erklärung über die Art von Welt, in der wir leben wollen. Die Zusammenhänge zu unserer Art des Essens sind unübersehbar, zugleich aber leicht zu verbessern.

DER INDIVIDUELLE CO₂-FUSSABDRUCK

Dies ist ein Wert, auf dessen Basis wir uns bewusst mit unserem ganz persönlichen Einfluss auf die Welt und den Klimawandel auseinandersetzen können. Reisen Sie zum Beispiel von Berlin nach Frankfurt, produzieren Sie etwa sechsmal so viel Emissionen, wenn Sie allein in einem riesigen Benziner unterwegs sind, als wenn Sie sich zu viert in einen winzigen Kleinwagen quetschen oder die Bahn nehmen. Machen Sie aus der Strecke jedoch eine gemütliche Radtour, dann reduzieren Sie Ihren transportbedingten CO_2-Footprint auf die magische Ziffer Null.

Nicht alle ökologisch wertvollen Veränderungen sind auch auf lange Sicht realisierbar – wie dieses Beispiel zeigt, denn nur selten haben wir die Zeit und Energie, um auf emissionsfreiem Wege von A nach B zu kommen. Möchte man jedoch seinen persönlichen CO_2-Fußabdruck positiv und auf lange Sicht beeinflussen, ist die eigene Ernährung die beste Anlaufstelle.

CO₂-SPUREN

Der CO_2-Fußabdruck ist ein Maß, das anzeigt, wie viele Treibhausgase durch individuelle Aktivitäten und Entscheidungen produziert werden. Das bezieht sich auf die Wahl unseres Transportmittels für den Weg zum Supermarkt genauso wie für die Produkte, die wir dort einkaufen. Diese Bilanz der Kohlendioxid-Freisetzung wird auch für Waren und ihren Herstellungsprozess errechnet.

ÖKO-AKTIVISMUS AUF DEM TELLER

Umweltbewusstsein beginnt mitten auf dem eigenen Teller. Die UN stellten 2006 fest, dass die Nutztierindustrie für 18 Prozent der weltweiten Treibhausgase verantwortlich ist. Zum Vergleich: Das Transportwesen verschuldet »nur« 13,1 Prozent. Die genaue Berechnung von Emissionen, die beim Essen anfallen, ist jedoch sehr schwierig. Betrachtet man ein einzelnes Steak, dann stecken in ihm nicht nur die Emissionen aus der Viehzucht, sondern auch all die Treibhausgase, die beim Anpflanzen und Düngen von Viehfutter entstehen, beim Transport der Tiere zum Schlachthof und beim weiteren Weg des Fleischs bis in den Mund des Konsumenten. Zudem besitzen Methangase, welche die Tiere zu ihren Lebzeiten produzieren, einen 20-fach höheren Effekt auf die globale Erwärmung als CO_2 selbst. Allein durch die Entscheidung für mehr pflanzliche Rohkost und damit keine oder nur wenig tierische Produkte wird der eigene CO_2-Footprint also bereits erheblich kleiner und das ökologische Gewissen leichter.

ROHKOST – DIE ENERGIESPARLAMPE DER ERNÄHRUNG

Kochen kostet Energie, vor allem um Herd, Backofen oder Mikrowelle in Gang zu bringen. Kochen wir selbst, ist der Energieverbrauch dieses Verarbeitungsschrittes für uns klar sichtbar. Unüberschaubar viel Energie verbrennt jedoch im Verborgenen: bei der industriellen Verarbeitung von Lebensmitteln. Die Nahrungsmittelindustrie trägt wesentlich zum hohen Energieverbrauch in unserer heutigen Gesellschaft bei. Die Gleichung ist dementsprechend simpel: Je höher der Anteil an frischen, unverarbeiteten Lebensmitteln an unserer Nahrung ist, desto besser ist es natürlich für die Umwelt!

TIME TO SAY GOODBYE – ZUM VERPACKUNGSMÜLL

Da viele industriell hergestellten Produkte nicht inhaltlich glänzen können, bleiben den Herstellern nur zwei Wege, um sich vom grauen Rest zu differenzieren und uns zum Kauf zu animieren: Werbung und Verpackung.

Bei Obst und Gemüse ist keiner dieser Tricks nötig, sie kommen in der schlichten Kiste daher und überzeugen allein durch ihre inneren Werte. Und was bei Rohkost nicht verbraucht wird, wird zu kostbarem Kompost und Humus.

DIE ETWAS ANDERE ART DES KALORIENZÄHLENS

Der UN zufolge produzieren wir heute weltweit pro Kopf über 20 Prozent mehr Nahrung als noch vor fünfzig Jahren. Zugleich ist der Fleischverzehr jedoch um mehr als 120 Prozent gestiegen und beansprucht heute den Großteil aller landwirtschaftlich erzeugten Nahrungsmittel. Denn in einer Kalorie an Fleisch stecken bis zu 26 Futterkalorien, die für Nahrung stehen, mit der sonst auch Menschen direkt ernährt werden könnten. Ein großer Teil der weltweit angebauten Nahrungsmittel wird an Tiere verfüttert, und nicht selten fehlen dann Äcker für die Versorgung der Bevölkerung vor Ort.

Die Entscheidung für pflanzliche Kost ist somit gleichzeitig auch eine bewusste Entscheidung gegen die ungleichgewichtige Verteilung von Nahrungsmitteln auf einer Erde, die uns eigentlich alle satt machen könnte.

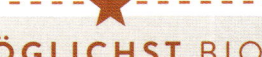

MÖGLICHST BIO

Sicherlich ist es finanziell und auch alltagspraktisch nicht jedem möglich, Bio-Qualität zu kaufen. Wenn man mag, kann man aber zumindest bei ein paar Lebensmitteln umstellen. Dieses Dutzend Obst- und Gemüsesorten beispielsweise sollten Sie aufgrund ihres konventionell hohen Pestizidgehalts auf jeden Fall in Bio-Qualität kaufen: Paprikaschoten, Nektarinen, Pfirsiche, Äpfel, Weintrauben, Erdbeeren, Kirschen, Birnen, Spinat, Kartoffeln, Sellerie und Himbeeren.

EINE GESUNDE PORTION LOKALPATRIOTISMUS

Lokale Produkte bringen viele Vorteile mit sich: Zum einen wissen wir, woher sie stammen, können ihre Herkunftsgeschichte nachverfolgen oder zumindest erahnen. Zum anderen bedeuten lokale Produkte kurze Transportwege. Das spart nicht nur Emissionen, sondern sorgt auch dafür, dass ihr Vitamingehalt weitestgehend erhalten bleibt. Wir essen nährstoffreiche, saisonale Kost, die unseren Körper in Einklang mit seiner direkten Umgebung bringt.

BIO? LOGISCH!

Biologische Lebensmittel sind mehr als nur ein grüner Trend fürs gute Gewissen. Die Bio-Bewegung beruht auf dem Prinzip der Nachhaltigkeit und will dazu beitragen, dass auch zukünftige Generationen die Früchte dieser Erde genießen können. Sie ist heute längst ihrem anfänglich von vielen belächelten Image entwachsen und in der Mitte der Gesellschaft heimisch geworden.

Und das aus gutem Grund: Biologische Landwirtschaft schont Äcker und Gewässer und gewährleistet somit ihre langfristige Nutzung. Dabei ist nur ein genau festgelegtes Minimum an (abbaubaren) Düngern und Pflanzenschutzmitteln erlaubt.

Im konventionellen Ackerbau hingegen entmineralisiert der massive Einsatz von Pestiziden und Düngemitteln den Boden, wertet die Ernte durch schädliche Rückstände ab und beeinträchtigt Grundwasser und fließende Gewässer.

WEITREICHENDE FOLGEN

Die Folgen sind enorm und ziehen sich durch viele Bereich des Lebens: Wir als Verbraucher nehmen potenziell schädliche Chemikalien sowie genetisch veränderte Organismen zu uns. Bauern und Gärtner sind konstant giftigen Stoffen in hoher Dosierung ausgesetzt. Gemeinden, die sich in der Nähe industrialisierter Landwirtschaft befinden, bezahlen mit einem erhöhten Aufkommen an Atemwegs- und anderen Erkrankungen. Und letztendlich zahlt die Umwelt den ultimativen Preis, durch Verschmutzung des Grundwassers und der Gewässer, das Auslaugen der Böden und den enormen Schwund der weltweiten Artenvielfalt. Konventionelle Lebensmittel sind im Geschäft offensichtlich günstiger als biologisch angebaute. Aber die versteckten Kosten tragen letztlich alle.

BIO ZAHLT SICH AUS

Bei Bio-Kost gelten andere Regeln. Die Kaufentscheidung für ein biologisches Produkt ist eine Entscheidung für ein qualitativ hochwertigeres und nährstoffreicheres Produkt, für weniger

Schadstoffbelastung von Mensch und Umwelt, für die Wahrung von Arbeiterrechten, für einen respektvollen Umgang mit natürlichen Ressourcen und für eine klare Priorisierung der eigenen Gesundheit und des eigenen Wohlbefindens. Das heißt nicht, dass Sie von heute auf morgen komplett auf Bio umstellen müssen. Aber wer immer kann und möchte, sollte zumindest einen Teil seiner Lebensmittel aus ökologischem Anbau beziehen. Die Anlaufstellen dafür sind heute sehr vielfältig, wie Sie ab Seite 78 noch genauer sehen werden.

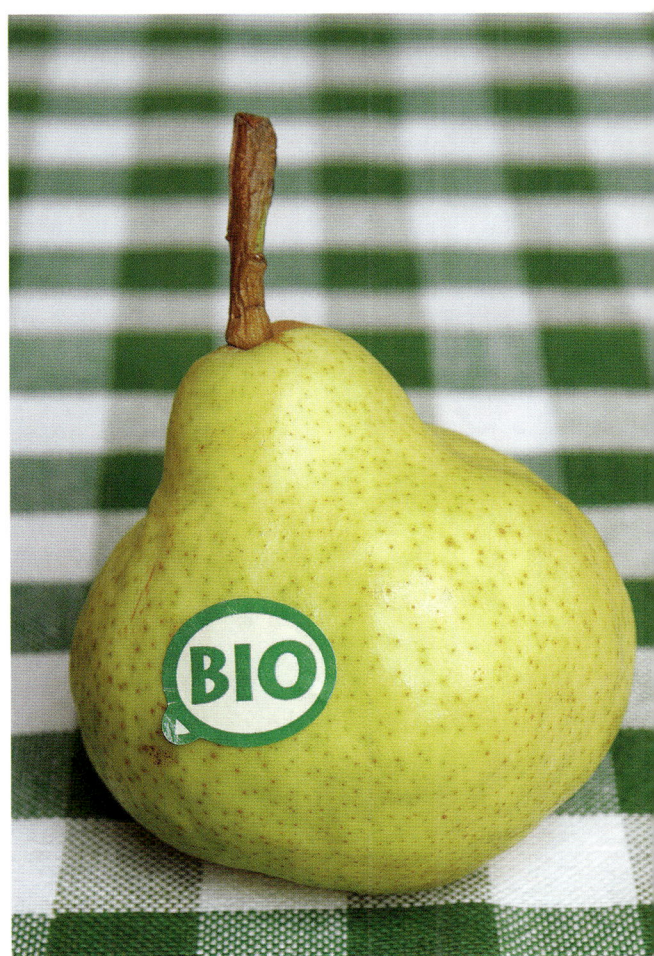

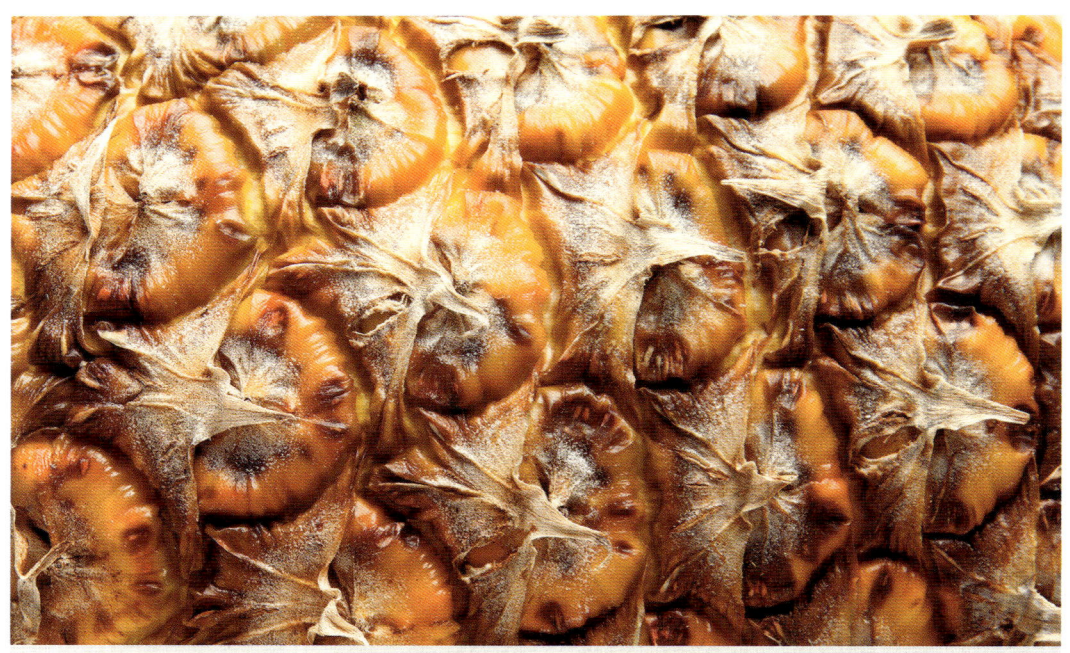

DAS KLEINGEDRUCKTE

– WAS SIE IN IHREM ROHKOST-
ABENTEUER ERWARTET –

Unabhängig davon, ob Sie kopfüber ins Roh-kost-Abenteuer springen oder sich allmählich vorantasten, bestimmte Erfahrungen, Erfolgsmo-mente und Hürden werden Sie auf jeden Fall be-gleiten. Die weiteren Kapitel dieses Buches bieten Ihnen noch viele detaillierte Anregungen. Hier aber zunächst ein paar wesentliche Blicke voraus auf das, was Sie erwarten könnte.

So viel gleich vorab: Viele Rohköstler berichten davon, dass sie seit der Ernährungsumstellung eine stärkere Verbundenheit mit den Menschen in ihrem Umfeld, ein wachsendes Umweltbe-wusstsein oder einen verbesserten Geruchssinn bemerken. Als ursprüngliche Ernährungsform hilft uns Rohkost dabei, zu unserer natürlichen Körperform und Wesensart zurückzukehren und zugleich die Einheit von Mensch und Natur stär-ker wahrzunehmen. Falls Sie also plötzlich den Impuls verspüren, fremde Menschen oder auch große Bäume zu umarmen, geben Sie ihm ein-fach nach, denn schlimmere Nebenwirkungen hat die Rohkost nicht zu bieten!

EIN VÖLLIG ANDERES SÄTTIGUNGSGEFÜHL

Viele fragen unsicher, wie sie denn von reiner oder überwiegend Rohkost satt werden sollten. Wir haben uns daran gewöhnt, erst dann mit dem Essen aufzuhören, wenn wir uns voll fühlen. Leider haben wir den Punkt der Sättigung damit bereits überschritten, denn Völlegefühl ist immer ein Zeichen dafür, dass wir über den eigentlichen Hunger hinaus gegessen haben.

Sättigung wird biochemisch als der Zustand definiert, bei dem kein Hunger mehr empfunden wird. Ein solches Verständnis von Sättigung als Deckung der Nahrungsbedürfnisse des Körpers liegt der Rohkost zugrunde. Damit geht jedoch auch einher, dass Sie sich daran gewöhnen müssen, bewusster auf Ihren Körper zu hören, um wahrzunehmen, wann Sie wirklich satt im Sinne von »nicht mehr hungrig« sind – denn »pappsatt« und kugelrund werden Sie mit Rohkost nicht, dafür aber rundum glücklich.

EIN NEUER RHYTHMUS

Rohkost bedeutet nicht nur, andere Dinge, sondern überhaupt anders zu essen. Es ist eine Umstellung, denn die hohe Vitalkraft von Rohkost wird sich stark darauf auswirken, was, wie viel, wie häufig und wann Sie etwas essen.

ÖFTER ESSEN UND SNACKEN

Wahrscheinlich wird sich zum Beispiel Ihr Essensrhythmus ändern: Aufgrund der kurzen Verdauungszeit von Obst und Gemüse verspüren Sie vielleicht regelmäßiger Hunger und werden öfter zu Früchten oder Nüssen als Snack zwischendurch greifen. Ähnlich sieht es mit den Portionsgrößen Ihrer Mahlzeiten aus, auch hier werden Sie wahrscheinlich feststellen, dass Sie größere Mengen verspeisen als sonst und sich häufiger den Teller nochmals auffüllen.

AUF DEN KÖRPER HÖREN LERNEN

Beides sind natürliche Zeichen der Umstellung Ihres Körpers auf mehr vitalstoffreiche Kost. Denn Obst und Gemüse sind zwar randvoll mit Vitaminen, Mineralien und Enzymen, die meisten Arten sind jedoch zugleich arm an Kalorien und schnell verdaut. Außerdem ist aufgrund des hohen Wassergehalts von Rohkost dieselbe Menge an Gemüse roh sehr viel voluminöser als gekocht, sodass Portionen größer erscheinen können, als sie wirklich sind. Deshalb lieber öfter mal zugreifen oder ein paar Salatköpfe mehr einkaufen, als zu schwer verdaulichen, kalorienreichen Sattmachern zu greifen. Mit der Zeit stellt sich der Körper auf diese neue Ernährungsform ein und signalisiert Ihnen klar und rechtzeitig, wann er satt und zufrieden ist.

EINE NEUE WELT AN ZUTATEN UND GERÄTEN

Ein erster Einblick in rohköstliche Zubereitungsarten kann leicht zu einem Gefühl von Überforderung führen. Da ist von stundenlangem Dehydrieren, Superfoods aus den Anden und Mixern für mehrere hundert Euro die Rede. Schnell wird dabei vergessen, dass Rohkost so einfach wie ein großes Früchtefrühstück, ein grüner Smoothie oder ein Riesensalat sein kann.

Etwas Neugier und Offenheit für ungewöhnliche Geschmacksnoten oder Zubereitungsformen ist gerade in den ersten Wochen sehr gesund. Sie werden wahrscheinlich schnell merken, was Ihnen an Rohkost schmeckt und Freude bereitet, und sollten das als Grundlage Ihrer Ernährung betrachten, egal wie viele unterschiedliche Meinungen es zur »perfekten« Rohkost-Ernährung gibt. Denn um sich rohköstlicher zu ernähren, benötigen Sie erst einmal nicht mehr als ein paar Messer, frisches Obst und Gemüse, ein paar Nüsse und Samen, etwas Öl, Essig und Gewürze. Alles andere kommt mit der Zeit dazu und bringt zwar mehr Abwechslung in Ihre Ernährung, ist aber keine Grundbedingung für einen gesunden Lifestyle.

Und falls Sie doch einmal beim Anblick unbekannter Inhaltsstoffe oder Gerätschaften in Panik geraten: Ab Seite 62 finden Sie die meisten dieser Besonderheiten rohköstlicher Ernährung genauer erklärt, ab Seite 82 werden außerdem viele der nützlichen Helfer vorgestellt.

KLEINE ANFANGSKRISEN

Jede Umstellung erfordert ein wenig Zeit und hält Momente der Hochstimmung ebenso wie kleine Tiefs bereit. Darauf vorbereitet zu sein, ist schon mal der wesentliche Punkt.

(SCHEINBAR) UNWIDER-STEHLICHE VERLOCKUNGEN

Es wird ab und zu Tage geben, da erscheint jeder Hamburger größer, jede Schokolade verlockender als Ihr Salat, und jedes Pastagericht wirkt wie ein Geschenk des Himmels. An solchen Tagen ist es schwer, das rohe Angebot auf dem eigenen Teller zu genießen und gut gelaunt in eine Möhre oder einen Apfel zu beißen.

Besinnen Sie sich in diesen Momenten einfach darauf, dass es bei der neuen Rohkost nicht nur um Vitalität, sondern auch um Lebensfreude geht. Gibt es eine Rohköstlichkeit, die Ihren momentanen Gelüsten entgegenkommt? Wenn dies nicht der Fall ist und Sie für sich auch geklärt haben, dass es sich nicht um ein rein emotionales Bedürfnis handelt, dann nutzen Sie die Zwei-Drittel-Regelung und gönnen Sie sich die eine oder andere Verlockung. Versuchen Sie dabei, die Portion möglichst klein zu halten und lieber um gesunde Alternativen, wie einen großen Salat zum Burger oder ein paar Trockenfrüchte zu den Schokokeksen, zu ergänzen.

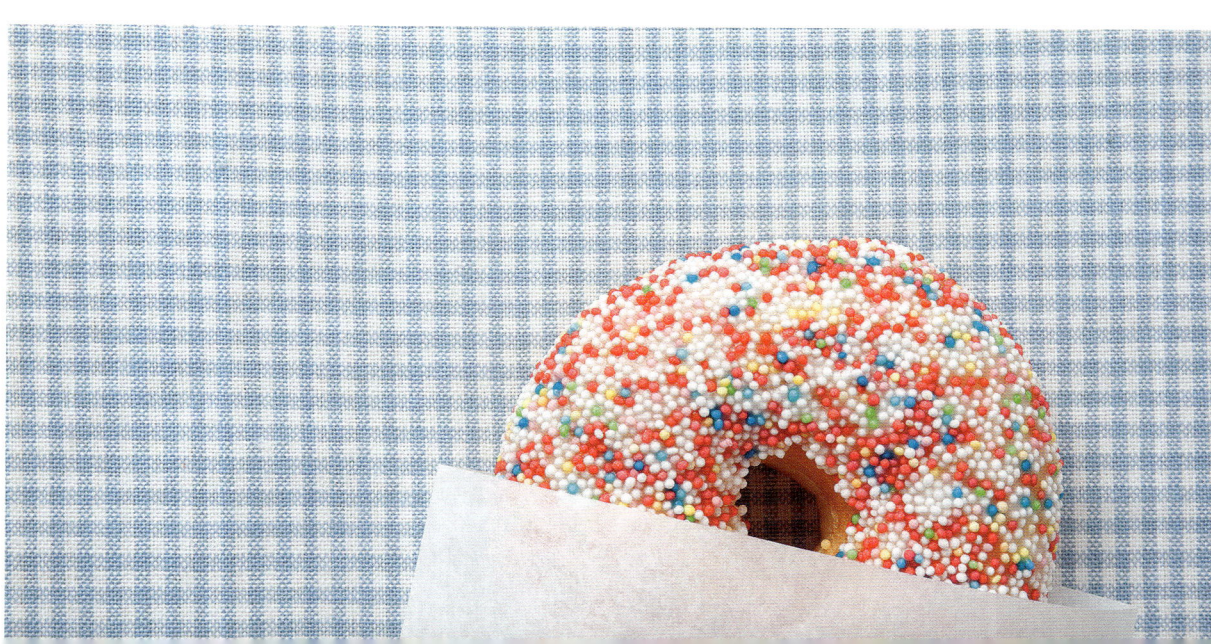

FRAGEN UND BEDENKEN

Die erste Zeit im Rohkost-Experiment kann eine Herausforderung sein: Sie müssen sich nicht nur mit den Fragezeichen in Ihrem eigenen Kopf beschäftigen, sondern auch mit denen in Ihrem Umfeld. Zu den meisten Fragen finden Sie in diesem Buch Antworten, sei es die ausreichende Nährstoffzufuhr (ab Seite 16) oder die befürchtete Eintönigkeit von Rohkost (Rezepte, die das Gegenteil beweisen, ab Seite 117).

Und manche Fragen beantworten Sie am besten dadurch, dass Sie diesen rohköstlichen Weg mit viel Freude begehen – die positiven Resultate werden dann jeden noch so großen Zweifler zum Verstummen bringen.

DETOX-KRISEN

Viele positive Ernährungsveränderungen haben anfangs oft erst mal ein paar negative Auswirkungen. Eine Hinwendung zu mehr Rohkost geht natürlicherweise meist mit einer Reduktion oder dem Verzicht auf Suchtstoffe einher. Deshalb wartet in den ersten Wochen nicht nur die Umgewöhnung an die neue Ernährungsweise auf Sie, sondern möglicherweise auch eine Reihe von Entzugssymptomen. Hinzu gesellen sich außerdem aufgrund des hohen Entgiftungspotenzials von Rohkost auch Detox-Anzeichen.

Während sich der Körper in den ersten Wochen von angesammelten Giftstoffen befreit, können Sie deshalb Übelkeit empfinden, zeitweilig unter Kopfschmerzen leiden oder das Gefühl bekommen, dass Sie sich eine Erkältung zugezogen haben. Das Gute: All dies ist nur temporär und ein Zeichen dafür, dass Ihr Körper für Ihre Gesundheit hart arbeitet. Bleiben Sie einfach dran, dann verschwinden die Symptome rasch.

JEDE MENGE POSITIVE EFFEKTE

Wenn die ersten Detox-Krisen überstanden sind, setzen weitere Veränderungen ein, die Sie positiv begrüßen werden: In der Regel nehmen Sie bei Rohkost ab, ohne Kalorien zählen oder hungern zu müssen. Stattdessen entdecken Sie neue Geschmackswelten und kommen näher mit Ihrem Körper und seinen Bedürfnissen in Verbindung. Außerdem beschert Rohkost Ihnen schier unbegrenzte Energie, die im Doppelpack mit mehr Lebensfreude geliefert wird. Falls sich also Ihr Körper oder Ihre Gemütslage plötzlich ändern, ist das ein Zeichen dafür, dass die Rohvolution gerade dabei ist, ihre volle Wirkkraft zu entfalten!

KLEINE KRISEN

Falls eine Krise auftaucht, akzeptieren Sie sie am besten als wesentlichen Bestandteil Ihrer Entgiftung. Unterstützend wirkt, möglichst viel Wasser zu trinken und sich ausreichend Ruhe zu gönnen. Die möglichen Symptome sind temporär und stellen somit kein Gesundheitsrisiko dar. Ganz im Gegenteil: Sie werden zukünftig weitaus weniger Gifte und Ablagerungen mit sich herumtragen, was sich sowohl körperlich als auch energetisch bemerkbar machen wird. Falls Ihnen die Symptome jedoch zu stark werden: Einfach etwas mehr gekochte Nahrung in Ihren Ernährungsplan integrieren, um den Entgiftungsprozess zu verlangsamen.

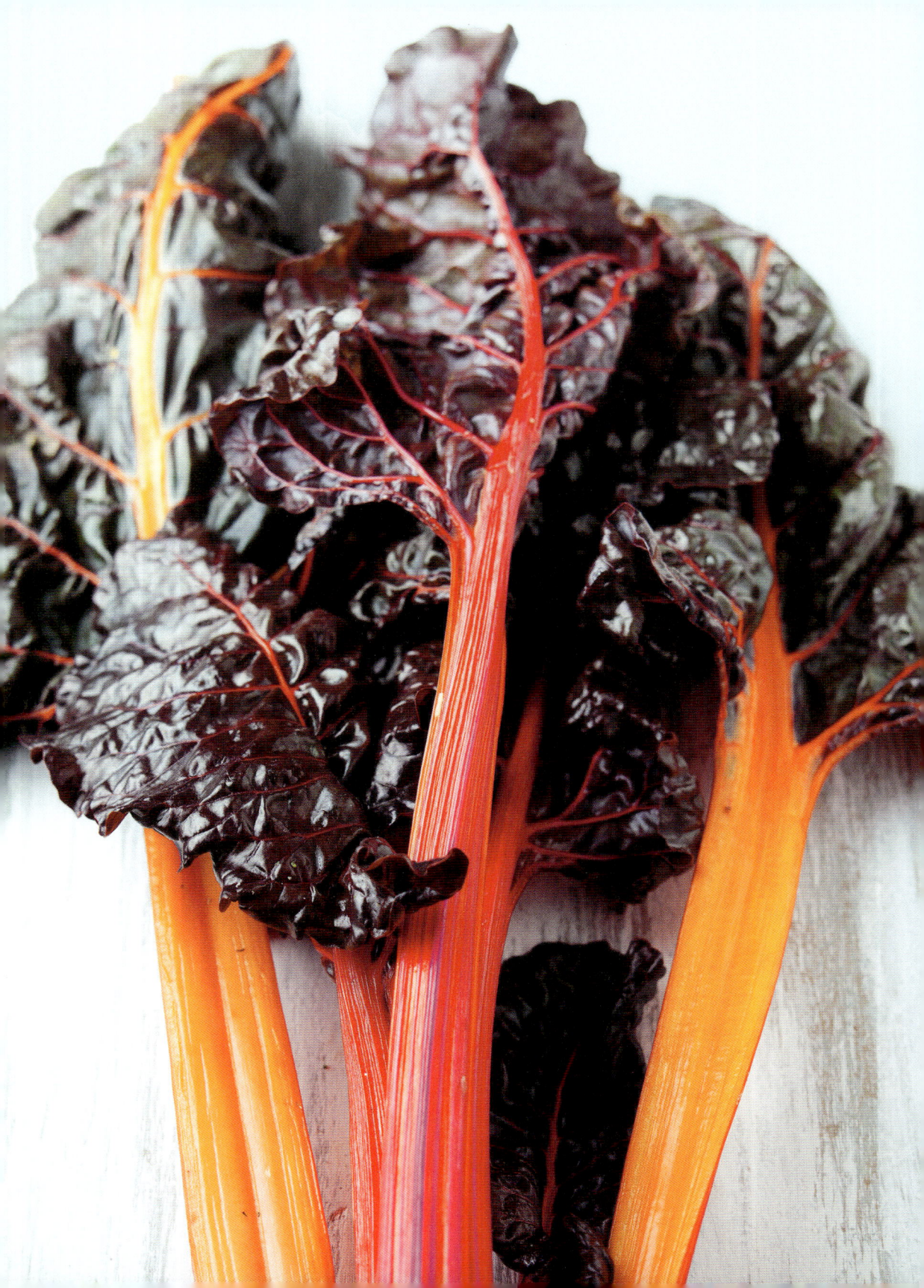

MAXIMALE VORTEILE

– SUPERHELDEN-NAHRUNG –

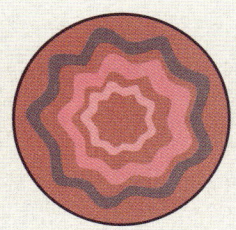

Rohkost hat eine solche Menge Vorteile, dass ihnen hier ein ganzes Kapitel gewidmet wird. Ob allgemeine Gesundheit, Säure-Basen-Balance, Vorbeugung oder Linderung von Beschwerden, Anti-Aging oder seelisches Wohlbefinden – Smoothies, Salate & Co. bewirken das Allerbeste für uns. Und auch Sportler profitieren davon, ebenso wie Abnehmwillige.

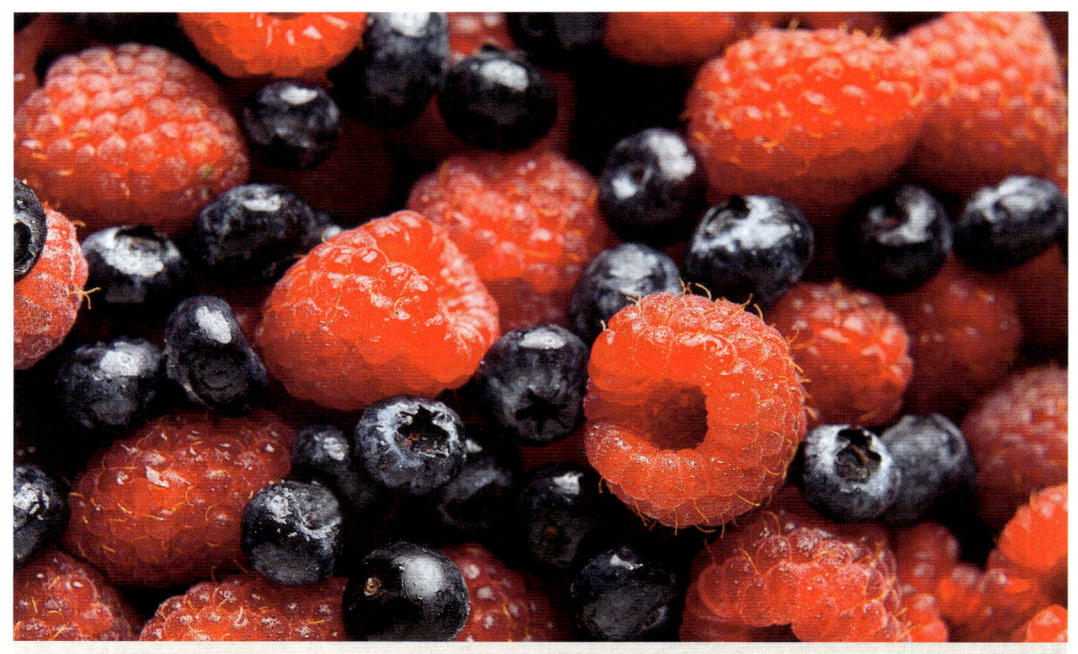

OBST AUF REZEPT?
– SELBSTHILFE EINMAL AUF GANZ ANDERE WEISE –

Heilung ist ein natürlicher Vorgang, der ausgelöst wird, sobald das Gleichgewicht unseres Körpers und die Harmonie seiner Prozesse wiederhergestellt wurden. Fortwährend heilt, regeneriert und repariert sich unser Körper selbst. Wir bemerken das vor allem, wenn wir uns mal in den Finger geschnitten haben – er heilt »von allein«.

Medizin kann in diesem Prozess nur die Rolle eines Katalysators übernehmen, die Heilung selbst ist jedoch stets Aufgabe unseres Organismus. Die Verantwortung für unser Wohlbefinden liegt damit zu großen Teilen in unseren Händen. Wie stark beispielsweise unser Immunsystem ist, hängt vor allem mit unserem Lebensstil zusammen. Zu viel Stress, unausgewogene Ernährung und zu wenig Bewegung können dazu führen, dass unsere innere Armee feindliche Übergriffe irgendwann nicht mehr abwehren kann. Eine stark auf Rohkost basierte Ernährung hingegen kann uns wirklich fit halten und sogar typischen Zivilisationsbeschwerden vorbeugen beziehungsweise kraftvoll entgegenwirken.

GESUND? ODER NUR MESO-GESUND?

Auch wenn unser Körper auf den ersten Blick kerngesund erscheint, können wir uns doch aufgrund einer schlechten Lebensführung bereits in einem Zustand von Meso-Gesundheit befinden. Aus dem Griechischen stammend bedeutet *meso* »Mitte«, es handelt sich also um einen Zustand irgendwo zwischen vollkommen krank und vollkommen gesund.

Die meisten Menschen befinden sich in genau diesem Schwebezustand. Sie sind überzeugt, dass es ihnen körperlich gut geht – abgesehen von den zwei, drei oder vier jährlichen Grippe- und Migräneanfällen und der beinahe schon chronischen Müdigkeit und Antriebsschwäche. Sie kennen es nicht anders und halten sich für normal gesund, da sie weitgehend leistungsfähig und funktionstüchtig sind. Tatsache ist bei den meisten jedoch, dass sie sich leider nur noch nie in einem besseren Gesundheitszustand befunden haben, der ihnen als Vergleich dienen könnte.

WAHRE GESUNDHEIT? LEIDER KAUM BEKANNT

Wir akzeptieren ein durchschnittliches Halbwegs-gesund-Sein, da wir es gewohnt sind. Aber auch dass wir heute älter werden als all unsere Ahnen, bedeutet nicht zwangsläufig mehr Gesundheit, sondern aufgrund des medizinischen Fortschritts häufig leider nur längere Krankheit und ein Plus an Einschränkungen.

Der deutsche Wissenschaftler Werner Kollath entdeckte den Zustand der Meso-Gesundheit bereits in den 1940er-Jahren durch ein Tierexperiment. Dabei erhielten Ratten nur chemisch behandelte Nahrungsmittel, denen fast alle Mineralien

und Vitamine entzogen waren. Zu Beginn entwickelten sich die Tiere wie ihre Altersgenossen in einer Vergleichsgruppe mit gesunder Nahrung, doch später häuften sich Degenerationserscheinungen wie Karies, Sterilität, Tumore und Kalziummangel in den Knochen – Symptome, die auch unsere heutige Gesellschaft in starkem Maße betreffen.

DIE NATÜRLICHE NAHRUNG MACHT'S

Aufgrund der denaturalisierten Nahrung waren die Ratten meso-gesund, und selbst die spätere künstliche Zufuhr von Vitaminen, ähnlich den Nahrungsergänzungsmitteln bei uns Menschen, änderte an diesem Zustand nichts. Allein vollwertiges Getreide und rohes Gemüse verbesserte den Zustand der Tiere. Kollaths Schlussfolgerung für unsere eigene Ernährung: Lasst die Nahrung so natürlich wie möglich!

Im Gegensatz zu Laborratten bestimmen Sie selbst, wie Sie sich ernähren. Seien Sie also nicht mit einem Mittelmaß an Gesundheit zufrieden. Nutzen Sie Rohkost, um den Superhelden in Ihnen hervorzulocken und Vitalität, Gesundheit und Lebensfreude auf einem neuen Niveau zu erleben.

PFLANZENKOST GEGEN KRANKHEITEN

Es ist an der Zeit, die natürlichen Heilkräfte der Pflanzenwelt ganz individuell wiederzuentdecken, denn sie ermöglichen es einem jeden von uns, optimale Gesundheit zu erreichen. Leider ist Rohkost noch immer das Stiefkind der Ernährungslehre und wird auch in der Wissenschaft stark vernachlässigt; Statistiken und Studien liegen nur wenige vor. Auch die häufig immer noch vorhandenen Vorbehalte vieler Menschen in Bezug auf Rohkost tun hier ihr Übriges. Um dennoch ein vertieftes Verständnis für die Wirkung dieser besonderen Ernährungsweise auf den Körper zu erhalten, wagen wir nun einen kurzen Blick auf die biologischen Zusammenhänge.

STICHWORT BLUTKREISLAUF

Der Blutkreislauf ist das Transportsystem unseres Körpers, quasi die Schnellbahn für die Versorgung des Gewebes mit Sauerstoff und Nährstoffen. Zugleich führt er Kohlendioxid und andere Stoffwechselabfallprodukte ab. Insgesamt ist der Blutkreislauf somit dafür verantwortlich, unsere innere Balance zu gewährleisten.

In einem gesunden Körper weist er eine hohe chemische und mikroelektrische Spannung zwischen den Zellen auf. Sie ist die Voraussetzung dafür, dass Zellen und Kapillaren diejenigen Substanzen anziehen, die sie benötigen, und alles abstoßen, was für sie unnötig oder gar schädlich ist. Nimmt die Spannung zwischen den Zellen ab, kommt es zu einer allmählichen Anhäufung von Abfall- und Nebenprodukten wie Lipiden oder fibrösem Gewebe in den Zwischenräumen. Das ist genauso unerwünscht, wie es sich anhört. Denn so werden die Degenerationsprozesse des Körpers angeheizt. Dieser Vorgang stört das Gleichgewicht des Körpers erheblich. Erkrankungen mögen zwar noch nicht vermehrt auftreten, wir befinden uns jedoch bereits in besagtem Zustand der Meso-Gesundheit.

DEGENERATIVE KRANKHEITEN

Fest steht nach neuesten Erkenntnissen, dass die meisten Krankheiten, von denen heute in Mitteleuropa erschreckend viele Menschen betroffen

sind, mit den eben beschriebenen biologischen Gegebenheiten zusammenhängen. Man hört in dieser Hinsicht oft von »degenerativen« Beeinträchtigungen, was heißt, dass sich Organe, Gewebe oder Funktionen über einen längeren Zeitraum nach und nach zurückgebildet haben. Mittlerweile gibt es in Deutschland beispielsweise 7,5 Millionen Diabetiker. Degenerative Herzkrankheiten sind inzwischen die häufigste Todesursache und könnten in vielen Fällen durch die Patienten selbst und einen gesünderen Lebensstil vermieden werden.

Ärzte sprechen von mangelnder Patient Compliance: von der fehlenden Bereitwilligkeit, die eigene Lebensweise im Sinne der Gesundheit zu überdenken und zu ändern.

★

BEI ALLERGIEN

Die Zahl derer, die an Gluten- oder Laktoseintoleranz leiden, nimmt stetig zu. Bei veganer Rohkost werden viele potenzielle Allergene automatisch ausgeschlossen, sodass sich der Gesundheitszustand häufig schlagartig verbessert. Die neue Rohkost beruht auf der Annahme, dass es für jedes Kochgericht mindestens eine rohköstliche Alternative gibt, die uns mindestens genauso viel Genuss, aber zugleich sehr viel mehr Gesundheit verspricht. Entsprechend ideal ist Rohkost für viele Allergiker: Sie steckt voller Ideen für Gerichte, die ohne die unverträglichen Zutaten auskommen (Rezepte ab Seite 117).

ES IST UNSERE WAHL

Viele der Einflussfaktoren liegen in unseren eigenen Händen: weniger Stress, mehr Bewegung, gesunde Ernährung. Natürlich können wir über andere Aspekte wie die industrielle Trinkwasserbeeinflussung nicht bestimmen. Essensgewohnheiten sind jedoch ein Faktor, der unsere Gesundheit wesentlich bestimmt und zugleich unsere ganz individuelle Verantwortung ist. Auf das Klima in Ihrer Firma haben Sie nur wenig Einfluss. Ob Sie in der Mittagspause aber einen Salat oder Currywurst mit Pommes bestellen, das ist Ihnen selbst überlassen.

Kleine Veränderungen haben dabei große Wirkung: ein Salat zu jeder Mahlzeit; Honig, Agavensirup oder Stevia statt Zucker. Auch Mahlzeiten nach dem 3:1-Prinzip lohnen: Rohes Gemüse sollte drei Viertel Ihres Tellers einnehmen, den Rest können Sie entweder mit Kohlenhydraten in Form von Pasta und Kartoffeln oder mit etwas stark proteinhaltiger Nahrung gestalten. Diese Kombination ist bezüglich der Verdaulichkeit zwar nicht vergleichbar mit einer rein rohköstlichen Mahlzeit, stellt aber dennoch eine wesentliche Verbesserung zu reiner Kochkost oder ungünstig kombinierten Mahlzeiten dar, bei denen protein- und stärkehaltige Nahrungsmittel gemischt werden.

KAROTTENKICK GEGEN DIE DEGENERATION

Aus all den Erfolgen von Rohkost in Heilungsprozessen stechen zwei Anwendungsgebiete hervor: Diabetes und Krebs, degenerative Krankheiten, die unsere Gesellschaft wie wenig andere bedrohen. Der 2008 erschienene Dokumentarfilm »Simply Raw« begleitet sechs Diabetiker über einen Monat dabei, wie sie durch die Umstellung auf rohköstliche Ernährung sowohl ihren Blutzuckerspiegel als auch ihren Insulinbedarf signifikant senken. Allein durch Rohkost-Ernährung über 30 Tage konnten einige von ihnen das Insulin sogar komplett absetzen.

Und auch Krebswucherungen sagt Rohkost den Kampf an. Gesunde Ernährung ist aus der sanften Behandlung von Krebs nicht mehr wegzudenken. Und zahlreiche Studien belegen zudem, dass Rohkost das Krebsrisiko senken kann. Es ist mittlerweile wissenschaftlich bewiesen, dass Kreuzblütler-Gemüse wie Kohl, Brokkoli und Kohlrabi das Wachstum von Tumoren eindämmt und die körpereigenen Anti-Krebs-Kräfte deutlich aktiviert und mobilisiert.

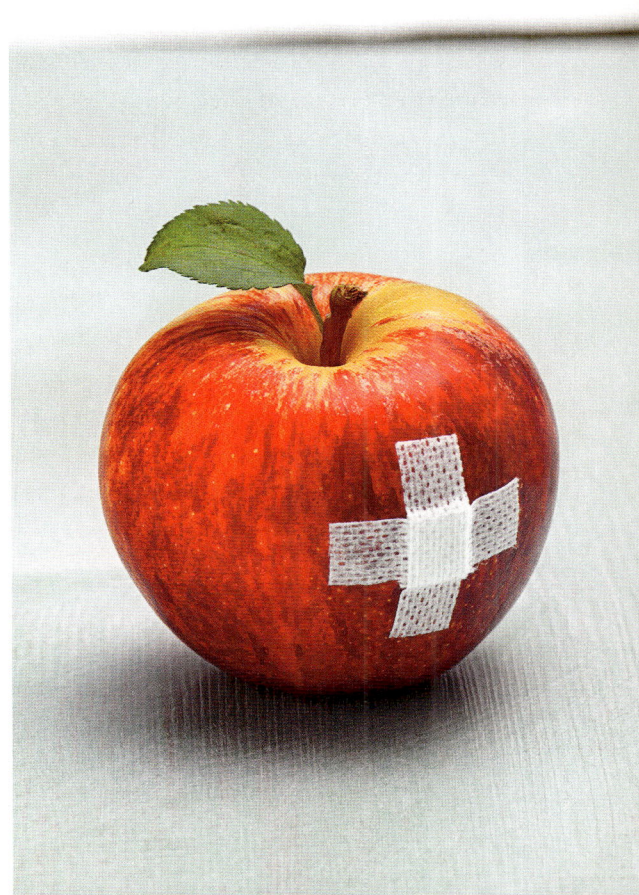

IM GLEICHGEWICHT
– DER WIRKLICH ENTSCHEIDENDE SÄURE-BASEN-HAUSHALT –

Viel Industrienahrung, Kaffee und Leistungsdruck, aber wenig Sonne, Bewegung und frische Kost – so sieht der Alltag vieler Menschen aus. Das bringt sie aus dem Gleichgewicht, und zwar nicht nur im metaphorischen Sinne, sondern auch auf der körperlichen, genauer auf der Zellebene: Ein solcher Lebensstil wirkt säurebildend, er verringert den pH-Wert des Blutes. Damit jedoch alle körperlichen Prozesse reibungslos funktionieren und ineinandergreifen, ist ein genau definiertes Säuren-Basen-Gleichgewicht notwendig, genauer ein pH-Wert von 7,35 auf einer Skala von 1 (sehr sauer) bis 14 (sehr basisch). Gerät der Säure-Basen-Haushalt aus dem Gleichgewicht, können auch wir nicht in unserer Mitte bleiben. Wir spüren dies oft in Wehwehchen oder Missstimmungen, ohne die Verknüpfung zur Zellgesundheit herzustellen. Dabei sorgen schon minimale Abweichungen vom Ideal für erhebliche Störungen der Balance. Zum Glück können wir durch die Ernährung – und hier möglichst einer auf Rohkost basierten – viel tun.

HILFERUFE DES KÖRPERS

Ein ausgewogenes Säure-Basen-Verhältnis ist von so lebenswichtiger Bedeutung für uns, dass der Körper alles daran setzt, einem Ungleichgewicht entgegenzuwirken. Dazu eliminiert er überschüssige Säure, indem er sie mit dem Urin ausscheidet. Ist er jedoch langfristig übersäuert, kommt er damit nicht mehr nach und ist gezwungen, zu anderen Mitteln zu greifen.

Um zu testen, inwieweit Sie im Gleichgewicht sind, können Sie sich Teststreifen für den Urin aus der Apotheke holen und an ein paar Testtagen mehrfach täglich messen. Anhand der Färbung sehen Sie, wie sauer oder basisch Sie sind.

SÄUREN WERDEN GEPARKT

Der Organismus verstaut die Säuren so, dass sie die vitalen Abläufe nicht stören. Fettzellen erfüllen diese Funktion leider hervorragend und werden so zum Lagerraum für zu viel Säure. Wachsende Fettpolster und Cellulite gelten als unschöne Folgen.

SÄUREN WERDEN NEUTRALISIERT

Um ein Zuviel an Säure auszugleichen, kann der Körper auch mit einem Mehr an Basen entgegenwirken. Hierzu stehen ihm vor allem vitale Mineralstoffe zur Verfügung. Diese Art der Neutralisierung von Säuren bedeutet jedoch auch, dass er diese stark basischen Stoffe aus anderen Prozessen abzieht, was zu einem Mangel an anderer Stelle führt. Aus diesem Grund wird Übersäuerung auch mit einer Reihe an Krankheiten wie Osteoporose (Kalziummangel in den Knochen) und Anämie (Eisenmangel), aber auch einer generellen Müdigkeit und Anfälligkeit für Infekte in Verbindung gebracht. Auf den Punkt gebracht: Übersäuerung macht dick und/oder krank.

Der über den Tag veränderliche optimale Urin-pH-Wert

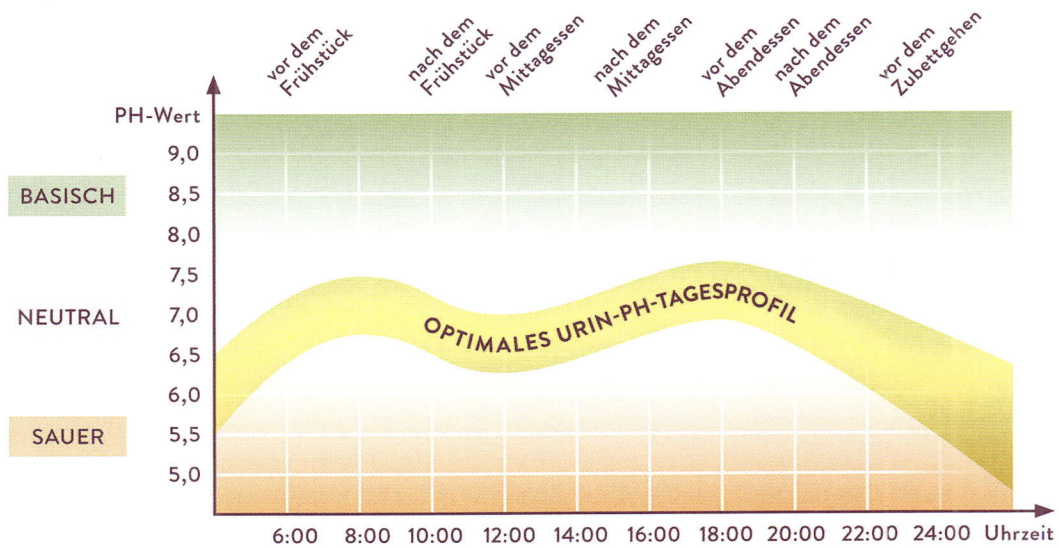

BASISCHE ERNÄHRUNG ALS BESTE PRÄVENTION

Indem wir unserem Körper durch eine optimierte Ernährung mehr Basen zuführen, entlasten wir ihn von der Bürde, Säuren abzulagern oder zu neutralisieren. Damit stärken wir nicht nur unser Immunsystem und unsere Vitalität ganz erheblich, wir ermöglichen es dem Körper auch, Fettzellendepots wieder zu verringern oder abzubauen, die er als Säurelager angelegt hat und nun nicht mehr benötigt. Dies bewirkt wie nebenbei eine automatische Gewichtsreduktion.

ROHKOST IST IMMER BASISCH

Das Gute an einer Hinwendung zu mehr Rohkost im Hinblick auf die Säure-Basen-Balance liegt auf der Hand: Diese Art der Ernährung macht es überflüssig, zwanghaft nach mehr Basenbildnern zu suchen. Es müssen keine Tabellen und Übersichten studiert werden, es braucht nicht immer bedacht werden, wie es gerade um die Balance steht. Denn eine obst- und gemüsereiche Vitalkost ist zugleich immer auch ganz automatisch

Basenkost. Eine Ernährung im Einklang mit der Natur bedeutet somit auch eine Ernährung im Einklang mit dem eigenen Körper und seinen Bedürfnissen. Wenn sie frei von starren, oftmals alltagsfremden Vorschriften praktiziert wird – wozu Sie dieses Buch anregt – kann sie uns auf allen Ebenen ins optimale Gleichgewicht bringen.

GANZ ENTSPANNT ZU MEHR GESUNDHEIT

Genauso wenig wie eine Umstellung auf 100 Prozent Rohkost für die Rundum-Gesundheit notwendig ist, müssen alle Mahlzeiten strikt aus ba-senbildenden Nahrungsmitteln bestehen. Auch hier gilt es, die Balance zwischen gesundheitsfördernder Ernährung, eigenem Lebensstil und individuellem Geschmack zu finden. Essen soll ja nicht zuletzt auch Freude bereiten, und solange zwei Drittel der Nahrung aus basischer Kost bestehen, kann der Körper eher säurebildende Festtagsgenüsse leicht neutralisieren. Sie sollten einfach nicht zu häufig sein. Und wenn Sie schlemmen, dann bewusst mit allen Sinnen.

Die Wirkung von Lebensmitteln auf die Säure-Basen-Balance

Stark basisch	Grünes Blattgemüse; Gemüse; frische Kräuter; Zitrusfrüchte; Mangos; Melonen; Sprossen
Basisch	Obst; Avocados; Stevia; stärkehaltiges Gemüse wie Süßkartoffeln oder Kürbis; viele Pflanzenöle; Apfelessig; Balsamico; Kräutertees
Neutral	Nüsse und Samen; Trockenfrüchte; Agavensirup; Getreide und Hülsenfrüchte (gekocht)
Säurebildend	Viele Fischsorten; Rohmilch
Stark säurebildend	Alle industriell verarbeiteten Lebensmittel wie Weißmehlprodukte, weißer Zucker und Süßigkeiten, Frühstückszerealien, Fertigmahlzeiten; künstlicher Süßstoff; die meisten Fleisch-, Wurst- und Milchprodukte; Eiweißshakes; Softdrinks; Kaffee; Alkohol

BASISCH LEBEN

WASSER: DIE BASIS BASISCHEN LEBENS

Der Genuss von reinem Wasser hat auf den Körper viele positive Auswirkungen. In Bezug auf den Säure-Basen-Haushalt hilft es überflüssige Säuren auszuscheiden. Zudem bedeutet jeder Griff zur Wasserflasche auch einen Griff weniger zu anderen Getränken wie Kaffee, Cola oder Limonade, die alle sehr stark zur Übersäuerung des Körpers beitragen. Frische Obst- und Gemüsesäfte sowie Kräutertees können gesunde und schmackhafte Alternativen darstellen.

OBST UND GEMÜSE ALS GRUNDLAGE

Gourmet-Rohkost, die sehr stark auf Nüssen und getrockneten Lebensmitteln aufbaut, reicht aufgrund ihrer neutralisierenden Ausrichtung nicht aus, um einen übersäuerten Körper zu harmonisieren. Viel frische Vitalkost ist als Grundlage unserer Ernährung notwendig, damit sich der Säure-Basen-Haushalt wieder reguliert und wir zu einem Gleichgewicht zurückkehren.

»KÜNSTLICH« GEHÖRT NICHT INS ESSEN

Alle künstlich hergestellten Zusatz-, Farb- und Süßstoffe wirken stark säurebildend. Dadurch tragen selbst Diätdrinks und Weightloss-Shakes zu überflüssigen Fettpölsterchen bei. Vermeiden wir Industrienahrung, so vermeiden wir auch die Aufnahme dieser Inhaltsstoffe – ganz einfach.

SAUER BEDEUTET NICHT SÄUREBILDEND

Zitrone und Essig schmecken zwar sauer, wirken jedoch basisch, sobald sie dem Körper zugeführt werden. Dahingegen entstehen bei der Verarbeitung von Industriezucker Säuren als Stoffwechselprodukt. »Sauer macht lustig« gewinnt damit eine ganz neue Relevanz: Auch saure Lebensmittel können uns helfen, ins Gleichgewicht zu gelangen und damit auch mehr Lebensfreude zu erfahren, und lustig wird man dabei ganz nebenher.

DAS ZENTRUM IST GRÜN

Natürliche grüne Lebensmittel sind mit das Beste, was wir unserem Körper durch Nahrung zuführen können. Chlorophyll kann selbst den säurebildenden Charakter von Eiweiß ausgleichen, sodass grüne, eiweißreiche Nahrungsmittel wie Hanfsamen oder Algen auch stark alkalisch wirken. Vor allem in akuten Stressphasen sollte daher möglichst viel grünes Gemüse konsumiert werden, beispielsweise in Smoothies.

DAS EIGENE GLEICH-GEWICHT HAT PRIORITÄT

Nicht nur die Ernährung zählt. Achten Sie zudem auf einen Lebensrhythmus, in dem es genügend Zeit für Entspannung gibt, sowie auf ausreichend Bewegung, frische Luft und Sonne, um in die Balance zu kommen und dort zu bleiben. Die Investition in das eigene Wohlbefinden ist die ertragreichste, die wir machen können.

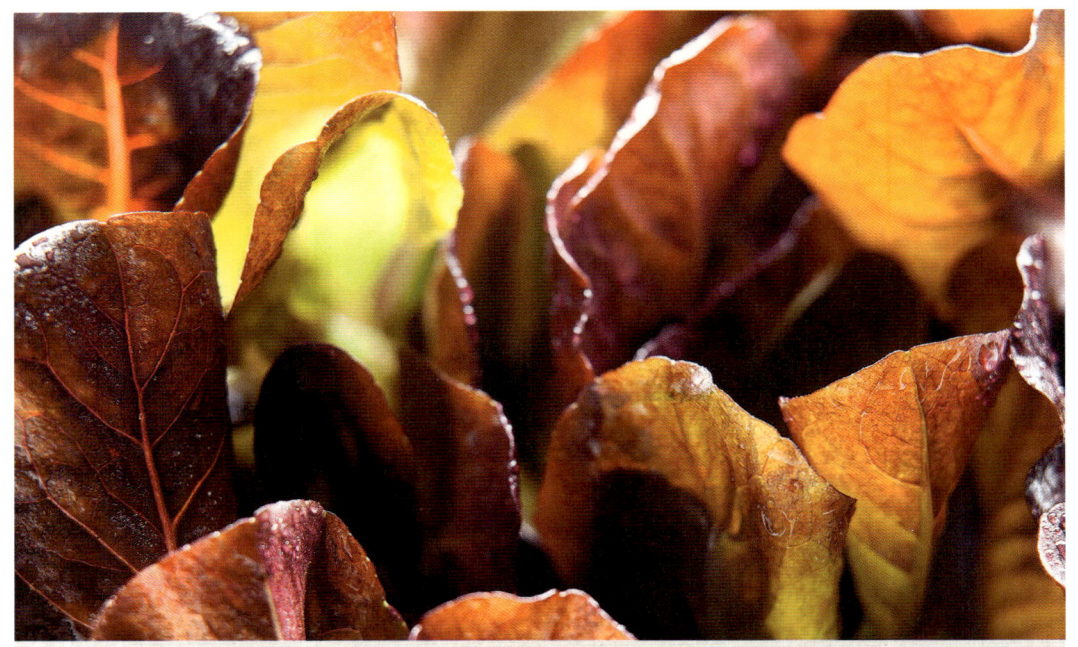

ANTI-AGING
– PFLANZENPOWER ALS WAHRER JUNGBRUNNEN –

Jugendlich frische, reine Haut wird uns in jeder Drogerie angeboten: Cremes mit Koffein zur Hautstraffung, Antioxidantien, um Zeichen des Alterns entgegenzuwirken, Vitamine zur optimalen »Verpflegung« unserer Haut. Dass diese Schönheitsversprechen eingelöst werden, erwarten wir meist selbst nicht. Ewige Schönheit oder Jugend ist einer dieser Mythen, der wohl nur auf Werbeplakaten wahr wird. Die Wirkung der beworbenen Mittelchen ähnelt der von Pflastern: Am Zustand darunter ändern sie nichts.

Denken Sie an Ihr Antlitz nach der letzten durchzechten Nacht. Ihr Gesicht nach der Geburtstagskuchen-Orgie. Die Poren des jugendlichen Mitarbeiters einer Burger-Braterei. Unsere Haut ist weit mehr als eine Kombination aus Schutz und Schönheit, sie ist unser sinnlichstes Organ – und auch unser größtes. Sie dient uns als Spiegel für unser Inneres. Gesunde Darmflora, Nieren und Leber, das ist wirklich sexy! Sind wir innerlich im Ungleichgewicht, lässt sich das früher oder später auch an unserem Äußeren ablesen.

BLICK AUF DIE URSACHEN

Der Schritt zu einem ganzheitlich jüngeren Selbst beginnt damit, Alterungsprozesse aus einer neuen Perspektive zu betrachten: Verlagern Sie Ihren Fokus von Symptomen auf Ursachen. Schlechte Haut und vorzeitige Alterserscheinungen sind Symptome, die mit Cremes und kosmetischen Behandlungen kurzfristig behoben, aber nicht langfristig beseitigt werden können.

Die wirkliche Ursache ist tief im Körperinnern zu finden und selbst eine Creme, die richtig gut einzieht, gelangt dort nicht hin. Es gilt deswegen, das Innere mit der gleichen Hingabe zu reinigen und zu pflegen, wie wir sie meist auch unserem Äußeren zukommen lassen.

REINIGUNG VON INNEN – SCHÖNHEIT VON AUSSEN

Innere Reinigung ist ein zweistufiger Prozess: Er beginnt damit, dass Abfallprodukte entsorgt werden müssen, die sich in unserem Körper über

★ ENTGIFTUNG

Unsere Haut ist eines der wichtigsten Ausscheidungsorgane des Körpers. Sind Darm und Nieren mit dem Abbau von Giftstoffen und der Ausscheidung von Abfallprodukten bereits überfordert, ist sie der letzte Ausweg, die Notfalllösung. Wenn sie weder Energie noch Lebensfreude widerspiegelt, ist das somit meist nur ein trauriges Zeichen dafür, dass der Körper mit zu vielen Schadstoffen zu kämpfen hat.

Jahrzehnte angesammelt haben. Anschließend müssen wir natürlich langfristig sicherstellen, dass wir unseren Körper nicht erneut in eine ausufernde Mülldeponie verwandeln, auf der zahllose Schlacken und Gifte lagern.

REINE ORGANE – REINE HAUT

Unsere Erscheinung und die Art, wie wir altern, hängt im Wesentlichen von zwei Faktoren ab: von Genetik und von unserem Lebensstil. Unser Erbgut können wir weder aussuchen noch ändern. Doch auf unsere Lebensweise haben wir einen großen Einfluss – leider in der gelebten Praxis oftmals einen eher negativen. Wer allerdings über die schwierigen Faktoren Bescheid weiß, kann die Weichen seines Lebens bewusst neu stellen. Altern müssen wir alle, doch wir müssen nicht vorzeitig alt aussehen und uns auch nicht zu früh schon zu alt fühlen.

Die drei größten Laster heißen wieder einmal: zu viel Stress, falsche Ernährung und zu wenig Bewegung. Schnelles Altern ist allein ein Symptom dafür, dass wir unseren Körper durch unseren ungünstigen Lebensstil mit der Zeit aus dem Gleichgewicht gebracht haben.

ENTGIFTUNGSPAUSE UND DANN NEUSTART

Die effektivste Entgiftungsmaßnahme ist es, dem Körper eine Pause zu gönnen, in der er sich vollkommen auf den Abbau von Ablagerungen konzentrieren kann. Fasten bietet ihm diese einmalige Gelegenheit, da er hierbei eine Zeit lang nicht mit der Verdauung von Nahrung und der ständigen Ausscheidung neu anfallender Abfallprodukte beschäftigt ist (ab Seite 91). Fasten kann Ihnen Jahre auf Ihrer biologischen Uhr zurückgeben, die Ihnen durch Fast Food, Rauchen, Stress, Bewegungsmangel oder Alkohol genommen wurden. Gönnen Sie Ihrem System danach einen gesunden, rohköstlicheren Neustart.

MIT ROHKOST FOREVER YOUNG

Rohkost setzt an der Wurzel des Übels an und reinigt den Körper von innen: Rohköstliche Ernährung minimiert die Faktoren, die unser inneres Gleichgewicht durch toxische Ablagerungen gefährden und lässt neue Müllhalden erst gar nicht entstehen. Chemische Zusatzstoffe, Konservierungsstoffe, krebsverursachende Substanzen und all die anderen wenig erfreulichen Bestandteile von industriell produzierter Nahrung werden bei einer vollwertigen, stark rohköstlichen Diät vermieden.

ZÜGIG DURCH DEN DARM

Gleichzeitig sorgt Rohkost mit ihrem hohen Ballaststoffanteil dafür, dass die Nahrung den Darm möglichst schnell passiert, was die Ablagerung von Substanzen weiter verringert. Ein frischer Obstsalat wird in weniger als einer Stunde verdaut, während ein Hackbraten mit Sahnetorte zum Nachtisch durchaus acht Stunden in unserem Körper verweilt.

RICHTIG KOMBINIERT

Wie bei einer Rohrverstopfung staut sich alles, was Sie im Anschluss an eine schwer verdauliche Mahlzeit essen. Der Körper kommt mit der Verdauung überhaupt nicht mehr hinterher, Ablagerungen sind die Folge. Das hat hässliche Auswirkungen – innerlich und letztendlich auch äußerlich. Im dritten Kapitel ab Seite 56 finden Sie deshalb auch

Regeln zur optimalen Lebensmittelkombination, damit Ihr Körper ein Maximum an Nährstoffen aufnimmt und sich ein Minimum an Nebenprodukten ansammelt.

Und maximale Nährstoffversorgung ist es auch, was Ihnen Rohkost geben wird. Nahrung, die voller Vitalstoffe steckt, schenkt Ihnen Vitalität. Je mehr frisches Obst und Gemüse Sie in Ihre Ernährung integrieren, desto mehr dieser vitalen Pflanzenkraft nehmen Sie auf.

DAS ALTERN MIT ANTIOXI-DANTIEN BESIEGEN!

Antioxidantien sind unsere körpereigene Abwehr gegen freie Radikale. Diese entstehen in Oxidationsprozessen und stellen insofern eine Gefahr für uns dar, als dass sie eine Kettenreaktion auslösen, bei der auch grundlegende zelluläre Komponenten wie DNA oder Zellmembranen beschädigt werden können. Freie Radikale sind damit unwillkürlich Motoren des Alterns auf Zellebene. Und die Gleichung ist leider unbeirrbar diese: Alte Zellen = alter Körper.

★
VERJÜNGUNG

Das ist Anti-Aging-Medizin auf dem Teller: Die wichtigsten Antioxidantien sind Vitamin E, Beta-Carotin und Vitamin C. Unser Körper kann diese ebenso wie andere Mikronährstoffe nicht selbst herstellen. Deshalb ist es unsere Aufgabe, möglichst viele dieser Stoffe durch eine vollwertige und/oder rohköstliche Ernährung zu uns zu nehmen.

SCHÖNHEIT KOMMT AUCH HIER VON INNEN

Genau wie bei Vitaminen in Cremes gilt auch bei Antioxidantien: Es gibt keine bessere Art, Ihren Körper zu verschönern, als von innen. Entgegen der großen Versprechungen auf all den bunten Verpackungen: Die adäquate Aufnahme von Antioxidantien über die Haut ist bisher noch nicht einmal wissenschaftlich bewiesen worden. Antioxidantien in ihrer natürlichen Form im täglichen Speiseplan zu genießen, das ist daher noch immer eine der besten – und günstigsten – Waffen gegen das vorzeitige Altern.

REICHE VORKOMMEN IN OBST UND GEMÜSE

Nirgends sind Antioxidantien in so hoher Vielfalt und Konzentration vorhanden wie in frischem Obst und Gemüse sowie in Nüssen, Samen, Getreide und Hülsenfrüchten – und das ist die Essenz rohköstlicher Ernährung.

Beeren sind dabei die ungeschlagenen Antioxidantien-Champions. Allein 20 Gramm getrocknete Goji-Beeren (oberes Bild), weniger als eine Handvoll, liefern die empfohlene tägliche Mindestmenge an Antioxidantien. Doch auch weniger exotische Früchte wie Pflaumen, Rosinen oder Blaubeeren schlagen jedes kosmetische Mittelchen in ihrer Anti-Aging-Wirkung.

Die bisher umfangreichste Studie des US-Landwirtschaftsministeriums (USDA) zu Antioxidantien in Lebensmitteln kam 2004 deshalb auch zu dem simpel scheinenden Befund: »Das Endergebnis ist: Essen Sie mehr Obst und Gemüse.« Genau das ist es, was Sie nach der Umstellung auf mehr Rohkost automatisch praktizieren. Schönheit, die man isst und dann sieht.

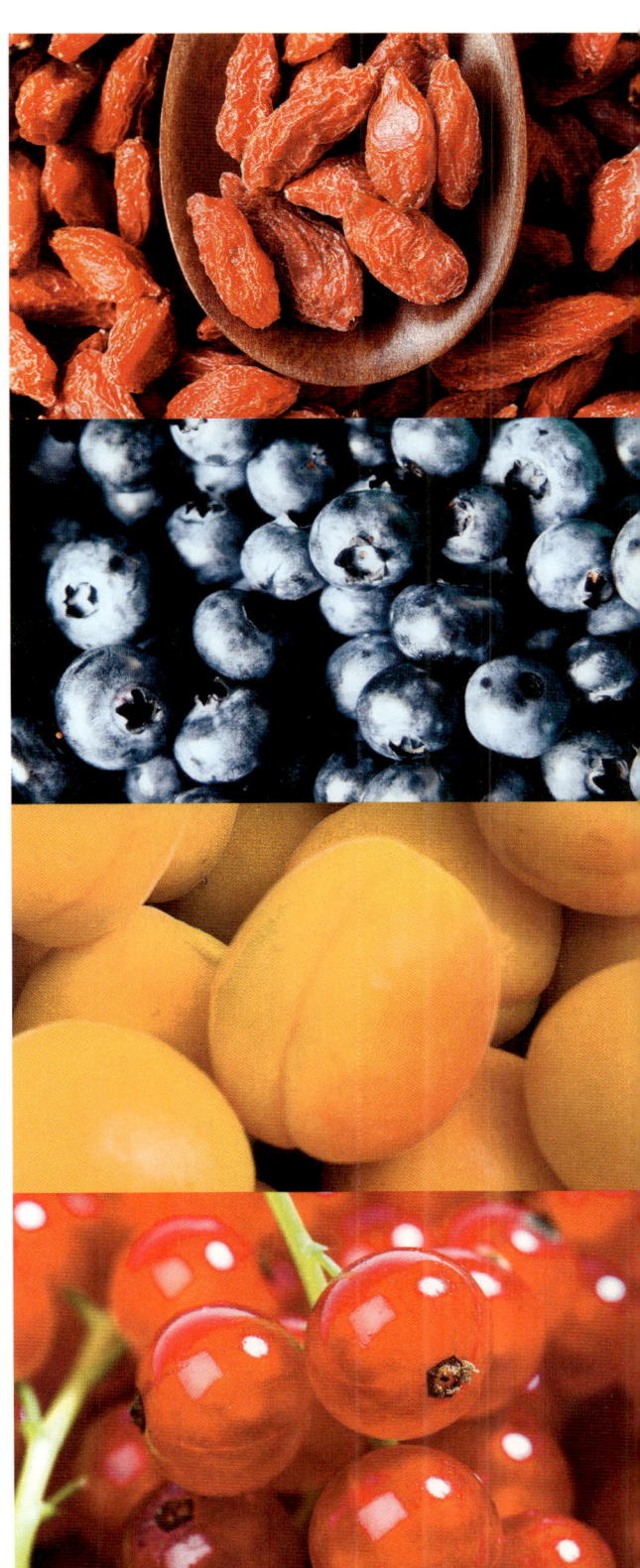

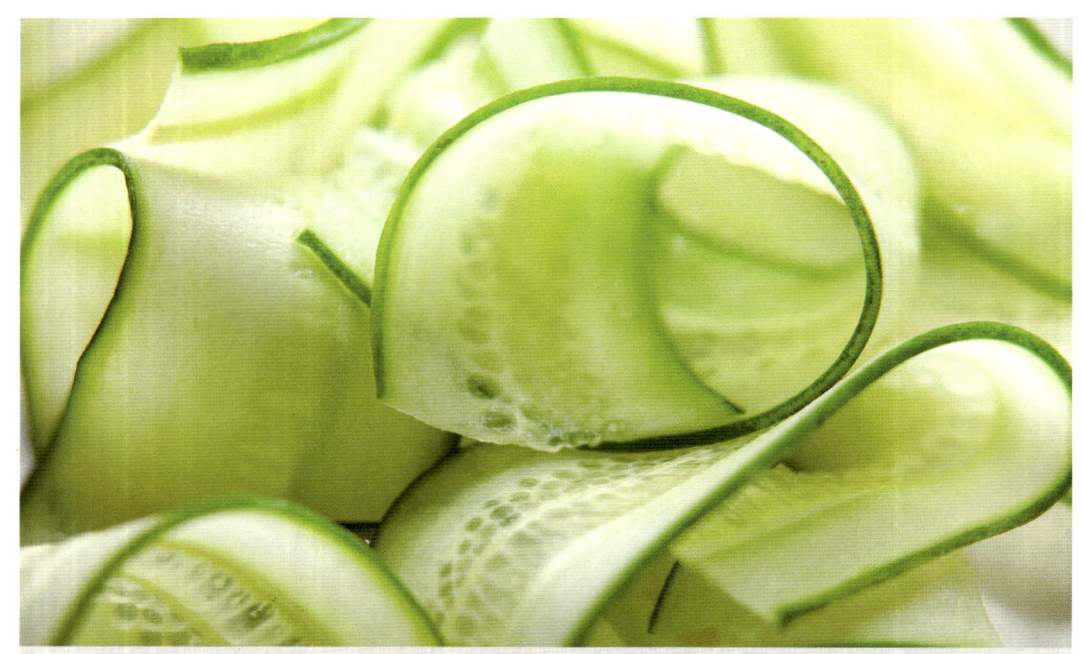

SEXY BUNNY

– ROHKOST MACHT RANK UND SCHLANK UND FIT –

Gehen Sie mit auf Safari in der Savanne Afrikas? Zu Ihrer Linken sehen Sie Giraffen, die ihre Hälse nach einem grünen Baumwipfel recken. In ihrer Nähe grast friedlich eine Zebraherde mit ein paar kleinen Fohlen. Zu ihrer Rechten einige Löwen, die das bunte Treiben aus etwas Entfernung interessiert verfolgen. Und hinten am Horizont: eine prächtige Elefantenherde, majestätisch, kraftvoll und stoisch zugleich.

Was auf diesem kleinen Ausflug deutlich wird: In der Wildnis gibt es kein Übergewicht! Der Kör-per jedes einzelnen Tieres ist auf seine ganz spezifischen Aufgaben abgestimmt. Die Giraffe unterscheidet sich vom Elefanten, doch halten sie beide ihr Idealgewicht. Was sie außerdem gemeinsam haben: Sie ernähren sich rein rohköstlich. Selbst der Löwe grillt sein Fleisch nicht, sondern genießt es englisch – richtig schön blutig. Das müssen wir nicht unbedingt nachmachen, aber in Sachen vitalstoffreicher Ernährung und Idealgewicht können wir uns sicher einiges von diesen Wildtieren abschauen.

ABNEHMEN MIT ROHKOST

Die einzigen Tiere, die leider häufig sowohl mit Degenerationskrankheiten als auch mit Übergewicht zu kämpfen haben, sind unsere geliebten Haustiere. Und ihre Ernährung gleicht eher der unseren als der ihrer wilden Artgenossen: erhitzte, industriell produzierte und chemisch behandelte Kost. In der Schweine- und Rindermast werden gekochte Nahrungsmittel sogar gezielt eingesetzt, da die Tiere auf diese Weise schneller zunehmen als bei Rohkost, ihrer natürlichen Kost.

DER WEG ZUM IDEALGEWICHT

Rohkost ist der natürliche Weg hin zum persönlichen Idealgewicht. Sie ermöglicht uns Gewichtsabnahme im Einklang mit unserem Körper und nicht im Kampf mit ihm. Denn je natürlicher wir uns ernähren, desto natürlicher ist die Form, die unser Körper annimmt. Und wie gesagt: In der Natur gibt es statt Über- nur Idealgewicht!

Mit rohköstlicher Ernährung verlieren wir überschüssige Pfunde ganz von allein. Kalorienzählen ist dabei nicht notwendig, denn es steht das, was mit Kalorien eigentlich gemessen werden soll, an erster Stelle: der Nährwert.

Gerade dieser kommt in gängigen Schlankheitsdiäten und bei unausgewogener Ernährung meist zu kurz. Denn sowohl Diäten, bei denen für kurze Zeit auf vieles verzichtet wird, als auch ein Übermaß an Junk-Food liefern unserem Körper nur ein Minimum an essenziellen – also lebensnotwendigen – Nährstoffen.

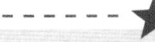

DREI ARGUMENTE FÜR ROHKOST-»DIÄT«

1. Wenig Kalorien, viel Energie: Wir zählen bei Rohkost keine Kalorien, weil es bei dieser Ernährung einfach überflüssig ist. Selbst die Diätindustrie konnte bisher nichts produzieren, das mit dem geringen Kaloriengehalt von rohem Grünzeug und Gemüse konkurrieren kann. Früchte besitzen zwar etwas mehr Kalorien, dafür aber auch einen sehr hohen Wassergehalt sowie viele Ballaststoffe, die auf natürliche Weise unseren Hunger regulieren. Und sie alle liefern ein Maximum an Mikronährstoffen, das unseren Körper auf Hochtouren bringt.

2. Wasser- statt Wabbelbauch: Nahrungsmittel mit hohem Wasseranteil wie Wassermelone und Gurke, Suppen und Smoothies können in Massen verzehrt werden, ohne Spuren zu hinterlassen – abgesehen vom gelegentlichen Wasserbauch, der aber schnell wieder verschwindet.

3. Ballaststoffe gegen Ballast auf den Hüften: Ballaststoffe sind entgegen der irreführenden Bezeichnung nicht überflüssig oder gar schädlich, sondern von essenzieller Bedeutung für unsere Gesundheit. Gerade bei der Gewichtsreduktion profitieren wir davon, dass pflanzliche Rohkost von Natur aus stark ballaststoffhaltig ist. Denn indem diese Stoffe im Magen aufquellen, fühlen wir uns schneller und länger gesättigt. Rohkost ist ein natürlicher Appetitzügler mit den Nebenwirkungen Energie und Lebensfreude.

NÄHRSTOFFMANGEL TROTZ ÜBERGEWICHT

Übergewicht ist oftmals ein Zeichen für Unterernährung. Schwer vorstellbar, doch schnell erklärt: Bei einer unausgewogenen Ernährung, die wenig frisches Obst und Gemüse beinhaltet, liegt zwar kein Nahrungsmangel vor, mit dem wir Unterernährung normalerweise in Verbindung bringen, aber ein Nährstoffmangel. Der Körper wird nicht mit genügend Mineralien, Vitaminen und anderen Mikronährstoffen versorgt, sodass er permanent nach diesen verlangt. Wir aber deuten seine Forderung für gewöhnlich als normalen Hunger und versorgen den Magen weiter fleißig mit überflüssigen Kalorien.

Und das sind in der Regel leider auch die völlig falschen: leere Kalorien von Fertiggerichten, Weißbrot und Zuckerware. Es entsteht ein unstillbarer Hunger, bei dem das, wonach der Körper eigentlich verlangt, nie geliefert wird, weswegen dieser Teufelskreis auch nicht so ganz einfach durchbrochen werden kann.

Rohkost hingegen reguliert automatisch den Appetit, indem sie unserem Körper alle wichtigen Nährstoffe zuführt, die er benötigt. Gleichzeitig wird unser System von den Giftstoffen befreit, die sich aufgrund des jahrelangen Zuviel (oder Zufalsch) an Nahrung angesammelt haben.

HUNGER NATÜRLICH REGULIEREN

Je mehr Rohkost Sie essen, desto weniger Hunger werden Sie bald verspüren, denn allmählich wird die Einheit zwischen Körper und Geist wieder hergestellt, oder besser: harmonisch ausbalanciert. Sie beginnen, die Signale Ihres Körpers wieder stärker zu empfangen und richtig zu deuten.

Sie lernen, wahren Hunger von Heißhunger oder emotionalen Gelüsten zu unterscheiden. Und gerade Heißhunger und emotionales Essen sind es häufig, die unsere guten Vorsätze in einem Meer aus Schokolade ertränken.

VERLOCKENDE VIELFALT

Keine Sorge: Das Rohvolutions-Programm bedeutet nicht nur Karottenstangen und Sellerie! Und es heißt auch nicht, dass Sie morgens, mittags und abends Salat essen müssten. Im Gegenteil: Sie werden wahrscheinlich staunen, wie viel Abwechslung mit Rohkost möglich ist. Sie können sich sogar an den rohköstlichen Eiscreme- oder Kuchenrezepten versuchen, Rohkost-Desserts sind auch beim Abnehmen erlaubt. Gerade mit ihnen beginnen Sie, natürliche Inhaltsstoffe schätzen zu lernen und zu genießen. Denn nur mit Genuss werden Sie auch stetig und dauerhaft überflüssige Kilos los.

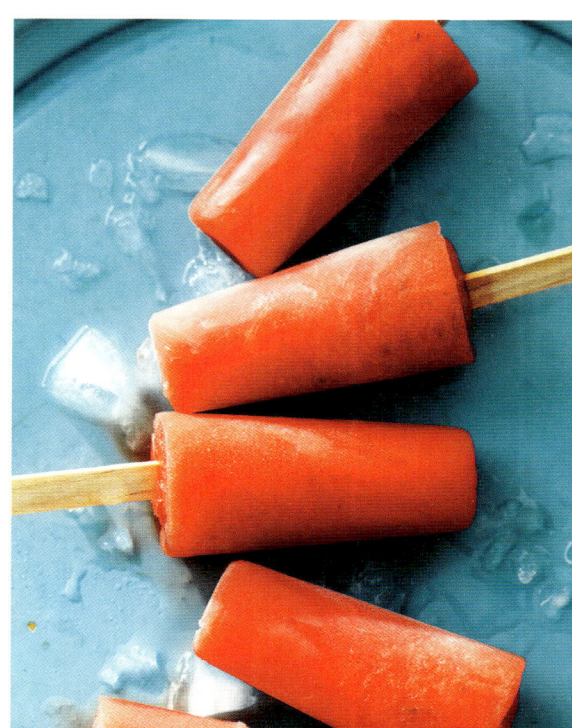

Der 21-tägige Superbunny-Plan (ab Seite 94) mit vielen Anregungen zur Gewichtsabnahme bildet die ideale Ausgangsposition, um nicht nur in kürzester Zeit Ergebnisse zu sehen und zu spüren, sondern auch um den Übergang zu einer stärker rohköstlichen Ernährung voller Freude und Erfolg zu gestalten.

Mit der Ernährungsumstellung auf mehr Rohkost gehen Sie gewissermaßen einen Eid gegen das akribische Kalorienzählen, gegen manisches Portionieren und den täglichen K(r)ampf mit der Waage ein. Sie entscheiden sich bewusst für Ihre Gesundheit, für Ihr Wohlbefinden und für Ihr schlankes und natürliches Ich.

ZEHN SCHRITTE ZUM SCHLANKEN ICH

1. Werden Sie zum Trinker

Allen Ernährungstipps voran steht die Aufforderung, Flüssigkeit als wichtigen Bestandteil Ihrer Ernährung zu begreifen und Trinken wo immer möglich in den Alltag zu integrieren. Natürlich sind damit Wasser, Früchte- und Kräutertees sowie frisch gepresste Säfte gemeint.

Kleinen Gelüsten kann häufig leicht entgegengewirkt werden: Wenn Sie seit mehr als einer Stunde nichts getrunken haben und Ihr Körper sich plötzlich mit einer Art Hunger meldet, trinken Sie ein großes Glas Wasser und beobachten Sie, wie er darauf reagiert. Oft reicht es schon aus.

2. Detox für einen frischen Start

Mit Rohkost abzunehmen ist weit mehr als strikter Verzicht über ein paar Tage oder Wochen. Es ist eine Ernährungsumstellung, die Ihnen mehr Energie und Gesundheit gibt. Ein Neuanfang ist dazu angebracht: Wir müssen unserem Körper Zeit geben, die toxischen Abfallprodukte abzubauen, die sich über die Jahre in ihm angesammelt haben. Ansonsten werden sie auch weiterhin unser Wohlbefinden stören und uns nicht zuletzt auch am Abnehmen hindern. Und dieser Neustart gelingt wie beschrieben am besten mit ein paar Fastentagen (ab Seite 91).

3. Säure-Basen-Gleichgewicht

Oftmals ist Übergewicht auch ein Zeichen von Übersäuerung. Ein übersäuerter Körper hält am (dabei wachsenden) Fett fest, um hier das Zuviel an Säuren abzulagern. Kehren wir zum Säure-Basen-Gleichgewicht zurück, kann unser Körper dieses Fett freisetzen, da es nicht mehr benötigt wird (Genaueres ab Seite 36).

4. Biologisch abnehmen

Bio-Produkte haben viele Vorteile für unsere Umwelt und unseren Organismus, einige wurden Ihnen bereits im ersten Kapitel ab Seite 24 vorgestellt. Wenn konventionelles Obst und Gemüse das Königspaar der Lebensmittel sind, dann sind ihre Gegenstücke mit dem Bio-Siegel Kaiser und Kaiserin. Sie weisen eine höhere Nährstoffdichte auf, und ein gut versorgter, aber giftstoffarmer Körper steuert naturgemäß unaufhaltsam auf sein Idealgewicht zu.

5. Allroundsnack Obst

Obst sättigt länger als Gemüse, da es etwas mehr Kalorien enthält und den Blutzuckerspiegel anhebt. Die Rolle, die es beim Abnehmen spielen kann, wurde mittlerweile in mehreren Studien belegt. Und durch die praktische Verpackung, in der es von Natur aus kommt, ist es zudem das perfekte Fast Food. Machen Sie Obst zu Ihrem

Allzeitsnack! Es liefert Ihnen einen sofortigen Energieschub und hilft Ihnen mit seinem hohen Ballaststoffanteil dabei, die Zeit bis zur nächsten Mahlzeit gut zu überbrücken.

6. Rohe statt erhitzte Fette

Trotz unseres hohen Fettkonsums ist unsere Ernährung arm an guten, ungesättigten Fettsäuren. Mit der Umstellung auf Rohkost entdecken Sie gesunde und wohlschmeckende Alternativen wie Nüsse, deren Fette Ihr Körper nicht nur benötigt, sondern die Sie, in Maßen verzehrt, sogar bei der Gewichtsabnahme unterstützen. Im Gegensatz zu erhitzten enthalten rohe Fette das Enzym Lipase, das bei Temperaturen über 40 Grad zerstört wird. Lipasen sind für die Verdauung von Fetten unabdingbar und erschließen die Fettreserven unseres Körpers zur Energieverbrennung.

7. Einen Salat vor jeder Mahlzeit

Die Gleichung Grünzeug = Superkraft wird Ihnen im Rohvolutions-Programm immer wieder begegnen. Auch wenn Sie weiterhin Gekochtes essen: Ein Salat nicht nur zu, sondern besser noch vor jeder gekochten Mahlzeit dient nicht nur dazu, möglichst viel Chlorophyll in die Ernährung zu integrieren. Grüner Salat macht auch satt.

8. Mit Ruhe und Gemütlichkeit

Bis zu zwanzig Minuten vergehen, bevor Ihr Gehirn das Signal erhält, dass der Magen voll ist. Doch in zwanzig Minuten lässt sich so einiges verdrücken. Das sind dann – vielleicht sogar leckere – Dinge, die wir aber eigentlich nicht mehr benötigen. Rohes Gemüse allerdings zwingt Sie geradezu zum gewissenhaften Kauen. Lassen Sie sich bewusst Zeit und genießen Sie Ihre Mahlzeit

DIE FRUCHTIGE TOP ELEVEN BEIM ABNEHMEN

1. Apfel: Neben dem Fettkiller Vitamin C enthält er Pektin, das verdauungsfördernd und sättigend wirkt.

2. Grapefruit: Sie kann den Insulinspiegel senken und damit bei täglichem Verzehr erheblich zur Gewichtsabnahme beitragen.

3. Zitrone: Nichts regt den Darm so an wie morgens ein Glas frisches Zitronenwasser.

4. Melone: Ein füllender Snack im Sommer. Am besten als Mono-Mahlzeit, also separat, verzehren, da sie schnell verdaut ist.

5. Kiwi: Sie besitzt viel Vitamin C, Magnesium und Phosphor und ist außerdem blutreinigend und harntreibend.

6. Beeren: Reich an Vitamin C und Magnesium, sie regen die Fettverbrennung an.

7. Papaya: Das in ihr enthaltende Enzym Papain fördert die Verdauung.

8. Ananas: Unterstützt die Verdauung eiweißreicher Mahlzeiten. Zudem wirkt sie auch harntreibend und entschlackend.

9. Trockenpflaume: Sie enthält nicht nur viele Antioxidantien, sondern besteht auch zu einem Zehntel aus Ballaststoffen.

10. Guave: Reich an Vitamin C, senkt zudem Blutdruck und Cholesterinwert.

11. Birne: Reich an Ballaststoffen, darunter auch verdauungsförderndes Pektin.

mit allen Ihren Sinnen. Essen ist so viel mehr als nur das Schmecken! Wie riecht es? Wie fühlen sich die einzelnen Zutaten auf Ihrer Zunge an? Was für ein Gefühl hinterlässt das Essen?

9. Das Auge isst mit

Gerade zu Beginn Ihrer rohköstlichen Erfahrung kann von der Gestaltung Ihrer Speisen der Erfolg tatsächlich mit abhängen. Achten Sie deswegen bewusst auf die verschiedenen Farben von Gemüse und Obst und kombinieren Sie auch einmal vor allem nach ästhetischen Gesichtspunkten: Reife gelbe Ananas, orangenes Mangofleisch und dazwischen ein paar pinke Himbeeren. Oder rohe Tomatensuppe mit Möhrchenstücken und frischer Petersilie, über die Sie mit Rote-Bete-Saft ein paar Spiralen ziehen. Mit Plätzchenformen

lassen sich wunderschöne Sternchen und Herzen aus Wassermelonen und Ananas schneiden. Und mithilfe eines Grillspießes können Sie sowohl Obst als auch Gemüse appetitlich und dipbereit anbieten.

10. Allzeit bereit

Nichts ist schlimmer, als nachmittags beim Bummeln in der Stadt vom kleinen Hunger übermannt zu werden. Da locken uns die verschiedensten Gerüche von Bratwurst bis Chinanudeln, und die Bäckersfrau erscheint plötzlich wie eine neudeutsche Sirene. Das Einzige, was Sie in dieser Situation noch retten kann: der Apfel in Ihrer Tasche! Machen Sie es sich zur Gewohnheit, stets etwas Obst und ein paar Nüsse einzustecken, bevor Sie aus dem Haus gehen.

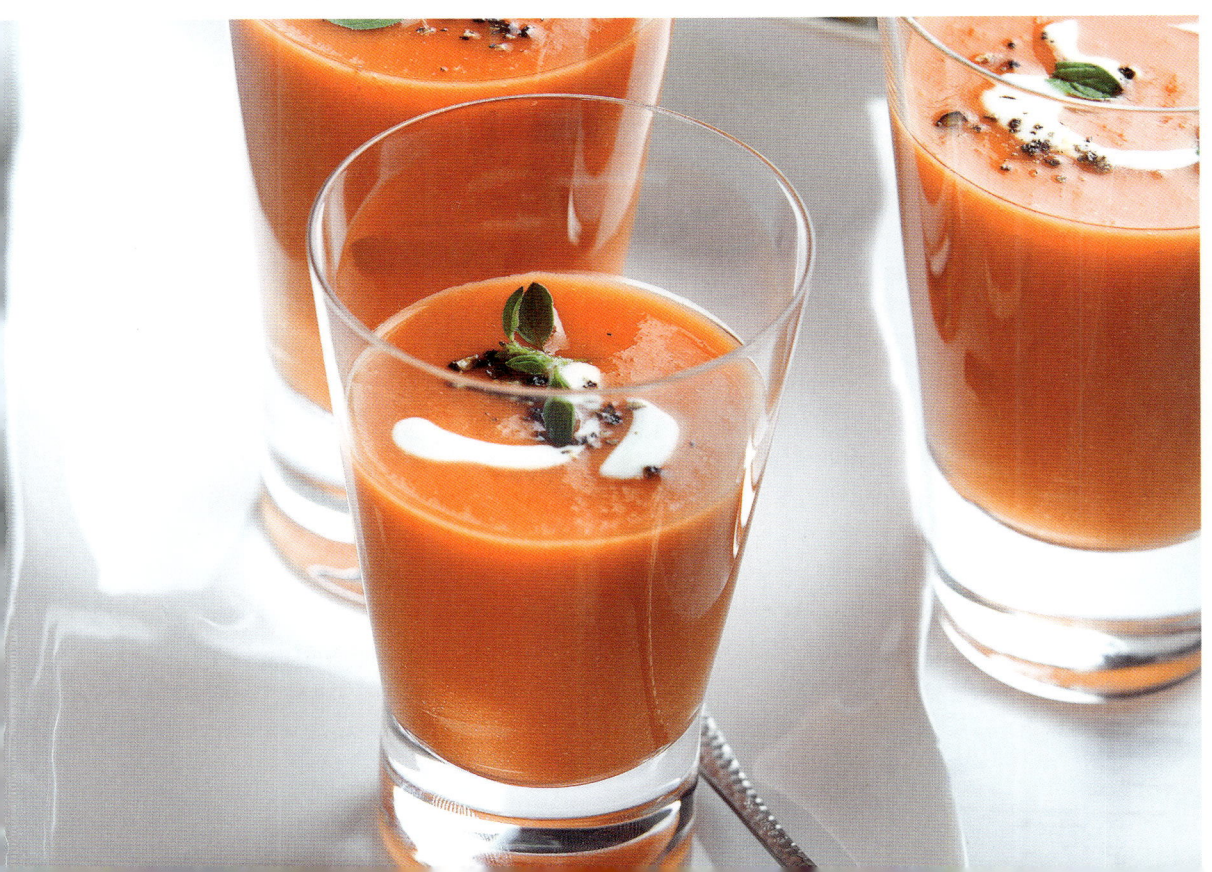

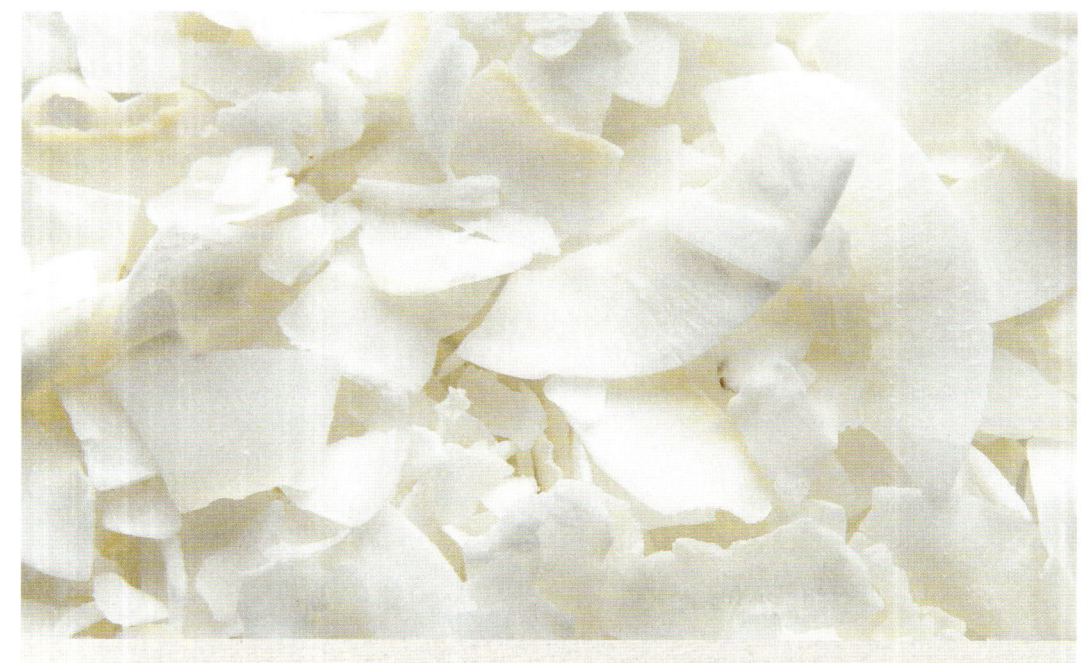

HAPPY GORILLA
– AUSGEGLICHEN, GLÜCKLICH UND ENORM FIT –

Wenn sich Rohköstler austauschen, geht es sehr oft um die emotionalen Veränderungen, die diese Lebensweise mit sich bringt. Von geistiger Klarheit ist da die Rede, von mehr Leichtigkeit im Alltag. Manche haben chronische Müdigkeit überwunden, andere Depressionen. Durchweg fühlen sich Menschen, die ihre Ernährung auf überwiegend Rohkost umstellen, gelassener, ausgeglichener und stärker im Einklang mit sich selbst.

Der positive Einfluss von Rohkost auf das Wohlbefinden ist sicherlich zu einem wesentlichen Teil auf die großzügige Versorgung mit Mikronährstoffen zurückzuführen. Die belebende und ausgleichende Wirkung ist zudem dem Effekt zuzuschreiben, den Rohkost auf unseren Blutzuckerspiegel hat. Hypoglykämie (niedriger Blutzucker) kann sowohl unsere Nachmittagsmüdigkeit, bei der wir schnell zu Kaffee, Zigarette oder Schokoriegel greifen, als auch Stimmungsschwankungen, Konzentrationsstörungen und Heißhunger verursachen. Die Ballaststoffe in der Rohkost aber stabilisieren uns wieder.

GUTE-LAUNE-SNACKS

Ein Faktor, der unser Wohlbefinden gefährden kann, ist Stress. Stress macht sauer – und sauer nicht zwangsläufig lustig. Die Verbindungen, die unser Körper bei Stress produziert, sind sauer und stören damit den Säure-Basen-Haushalt. Hinzu kommen säurebildende Lebensmittel, die gerade in stressigen Situationen so verlockend er-scheinen. Doch Schokolade, Zucker und Kaffee verschärfen nur die Übersäuerung. Und genau so unausgeglichen wie unser Körper dann ist, füh-len wir uns in solchen Momenten. Mit rohen ba-sischen Lebensmitteln, und hier vor allem grü-nem Gemüse, kehren wir zur inneren Balance zurück. In uns ruhend begegnen wir dann allem mit nahezu stoischer Gelassenheit.

ZEHN ROHKÖSTLICHE GLÜCKLICHMACHER

1. Rohe Schokolade: Eine Liebeserklärung der Natur an uns. Sie enthält viel Magnesi-um und Eisen sowie »natürliche Anti-De-pressiva« und Phenylethylamine, die sich positiv auf unseren Serotonin-Spiegel aus-wirken. Kurz: Sie macht uns einfach glück-lich. Rohe Schokolade besteht aus Kakao-bohnen, die kalt gepresst und nicht stark erhitzt werden. Erhältlich ist sie mittlerweile in einigen Bio-Läden sowie Online-Shops.

2. Avocados: Auch sie wirken sich positiv auf den Level unseres Serotonin aus, das als glücklich machender Neurotransmitter in unserem Gehirn fungiert.

3. Bananen: Mit ihrem hohen Magnesium- und Kaliumgehalt sowie ihrem hohen Anteil an Fruchtzucker und Tryptophan, das unser Körper in Serotonin umwandelt, sind sie der perfekte Snack bei Stress, Belastung und leichter Winterdepression.

4. Kokosnüsse: Sie sind reich an Fettarten, die unser Wohlbefinden fördern und sich positiv auf unsere Laune auswirken.

5. Grünkohl: Sicherlich nicht das beliebteste Nahrungsmittel bei Heißhunger, aber reich an Folsäure, die Depressionen entgegenwirkt.

6. Spinat: Auch Spinat entzückt selten, wenn uns eher nach einem Stück Kummerschoko-lade ist. Doch dieses Gemüse überzeugt unter anderem mit einem reichhaltigen Vor-kommen an Folsäure und sollte deshalb gerade in emotional belastenden oder über-fordernden Lebensphasen regelmäßig auf den Tisch und in den Magen kommen.

7. Spargel: Er enthält nicht nur ebenfalls viel Folsäure, sondern wie Bananen viel Tryptophan. Somit spricht für ihn weit mehr als seine entwässernden und entschlacken-den Eigenschaften.

8. Walnüsse: Sie sind reich an Omega-3-Fettsäuren, die einen positiven Effekt auf depressive Verstimmungen haben. Schon zwei oder drei Walnüsse am Tag können nachweislich die Stimmung heben.

9. Erdbeeren: Sie sind eine gute Quelle für Kalium, das für starke Nerven sorgt. Außer-dem fördert ihr Vitamin-C-Gehalt die Bildung von Endorphinen, also Glücklichmachern.

10. Orangen: Bekannt als perfekter Vita-min-C-Lieferant im Winter, fördern auch sie die Bildung von Endorphinen und wirken schlechter Laune und Nervosität entgegen.

ERFOLGE IM SPORT

---- ★ ----

Der Kanadier Brendan Brazier entschied sich mit 15 Jahren für eine außergewöhnliche Karriere: Er wollte professioneller Ironman-Triathlet werden. Knapp vier Kilometer Schwimmen, 180 Kilometer Radfahren plus ein regulärer Marathonlauf von gut 42 Kilometer bedeuten nicht nur hartes Training, sondern die permanente Überwindung der eigenen Grenzen.

Um seinen eigenen Trainingsplan zu optimieren, untersuchte er die Pläne anderer Athleten und kam dabei zu einem erstaunlichen Ergebnis: Ungeachtet ob Topathlet oder Schlusslicht, die Pläne der Sportler unterschieden sich nur in wenigen Details. Brazier schlussfolgerte daraus, dass es nicht das Training, sondern die Nutzung der Ruhephase ist, welche die Spreu vom Weizen trennt, und das obwohl sie in Theorie und Praxis nur eine Nebenrolle spielt.

DIE GLEICHUNG IST SIMPEL

Je schneller man sich von Work-outs erholt, desto häufiger kann man trainieren und desto eher verbessert sich die eigene Leistung. Je weniger Stress der Körper während der Ruhezeit ausgesetzt ist, desto schneller erholt er sich und ist wieder bereit, sein Maximum zu geben.

Eine der größten potenziellen Stressquellen stellt nun aber unsere Ernährung dar. Schwer Verdauliches und Nährstoffunterernährung belastet, während nährstoffreiche, leicht verdauliche Kost unseren Körper beim Umgang mit exogenen Stressquellen unterstützt.

ROHER MISTER IRONMAN

Zu dieser Erkenntnis kam auch Brendan Brazier, der daraufhin auf Basis einer primär rohköstlichen, veganen Ernährung 1998 mit 23 Jahren seinen Traum von einer professionellen Karriere als Ironman-Triathlet verwirklichen konnte.

Diese Ernährungsform ermöglicht es ihm, minimale Ruhezeiten maximal zu nutzen, da sie die Regenerierung des Körpers beschleunigt und das allgemeine Stresslevel reduziert. Heute ist er ein weltweit bekannter Triathlet und überdies ein Vorbild für viele Rohköstler, die mit (unsportlichen) Vorurteilen zu ringen haben.

★

KURZE PAUSEN

Verkürzte Ruhephasen sind einer der größten Vorteile, die Rohkost Athleten und Wochenendsportlern bietet. Je häufiger Sie mit einem kooperierenden und nicht rebellierenden Körper trainieren können, desto mehr holen Sie aus Ihrem Training heraus. Von einem gut erholten Körper profitieren Sie unabhängig davon, ob Sie professioneller Athlet sind, Ihre Fitness allgemein verbessern wollen oder fiesem Winterspeck davonlaufen möchten. Eine stark rohköstliche Ernährung bietet Ihnen genau das: ausreichend Nährstoffe und rasche Verdauung.

ROHKOST FÜR SPORTLER

Die Furcht vor einer zu geringen Proteinzufuhr lässt nämlich gerade sportlich aktive Menschen davor zurückschrecken, auf eine stärker pflanzliche Ernährung umzusteigen. Doch der Proteinmythos, dass nur tierisches Eiweiß vom Körper gut verwertet werden kann, wurde bereits wissenschaftlich widerlegt (Seite 17). Das Einzige, was Sie wirklich davon abhalten kann, Rohkost eine faire Chance zu geben, ist die Angst davor, neue persönliche Rekorde aufzustellen!

TIPPS FÜR SPORTLER-SNACKS

Smoothies eignen sich hervorragend als Mahlzeit oder Snack nach hartem Training: Zu diesem Zeitpunkt benötigt der Körper jegliches verfügbare Blut, um Milchsäure und Schlacken, die beim Sport entstanden sind, aus den Muskeln zu entfernen und damit Muskelkater als Folge der Übersäuerung zu vermeiden. Flüssige, nährstoffreiche Nahrung stellt sicher, dass keine zusätzliche Belastung durch den Verdauungsprozess entsteht. Und weniger Belastung bedeutet kürzere Ruhezeiten.

Kokosnusswasser ist von Natur aus reich an Elektrolyten und arm an Fetten, denn die stecken im Fleisch der Nuss. Mit dieser Alternative können Sie gar nicht falsch liegen: Brasilianische Fußballteams beispielsweise trinken *água de coco* schon seit Jahrzehnten. Es muss aber das Wasser von jungen grünen Kokosnüssen sein, die Sie frisch oft in Asia-Supermärkten erhalten. Isotonisches Kokosnusswasser ist mittlerweile jedoch in den meisten Bio-Läden und Reformhäusern auch in praktischen Trinkkartons für den Sofortgenuss erhältlich.

Sportgels sind herkömmlich oft voller Konservierungsstoffe und künstlicher Aromen. Doch auch sie lassen sich hochwertig und nährstoffreich selbst herstellen. Datteln und Agavensirup bilden dabei die vollwertige Grundlage. Sie können je nach Geschmack um einige Beeren, etwas Apfel oder Banane ergänzt werden. Im Mixer mit etwas Wasser pürieren und in kleine Tuben aus dem Laufshop umfüllen – fertig!

Die Kombination von Glukose (Datteln) und Fruktose (Agavensirup) bietet einen idealen Energieschub während des Trainings oder Wettkampfs. Als Brennstoff stellt Glukose dem Körper schnell Energie zur Verfügung, wird jedoch auch schnell verbrannt, während Fruktose geringere Energiemengen über einen längeren Zeitraum freisetzt. Besser geht's nicht.

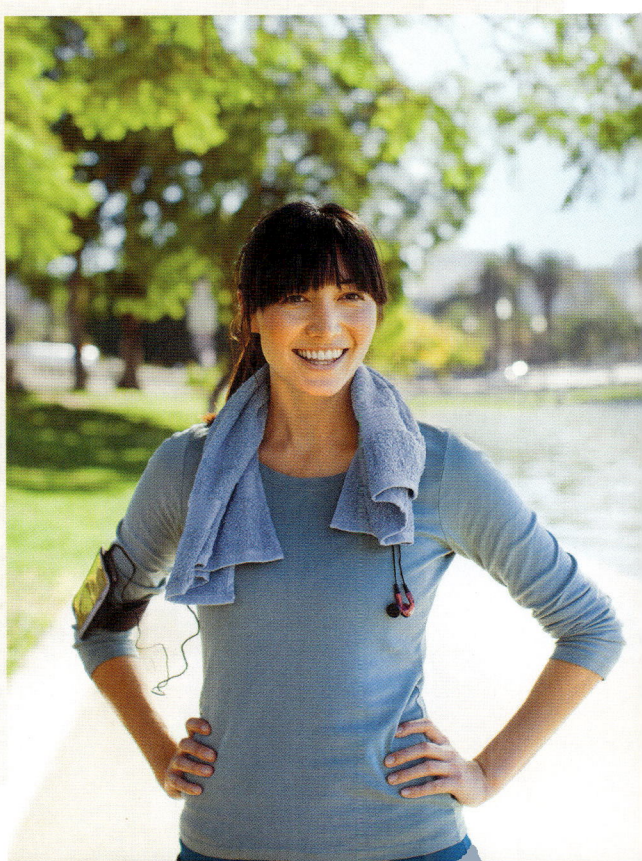

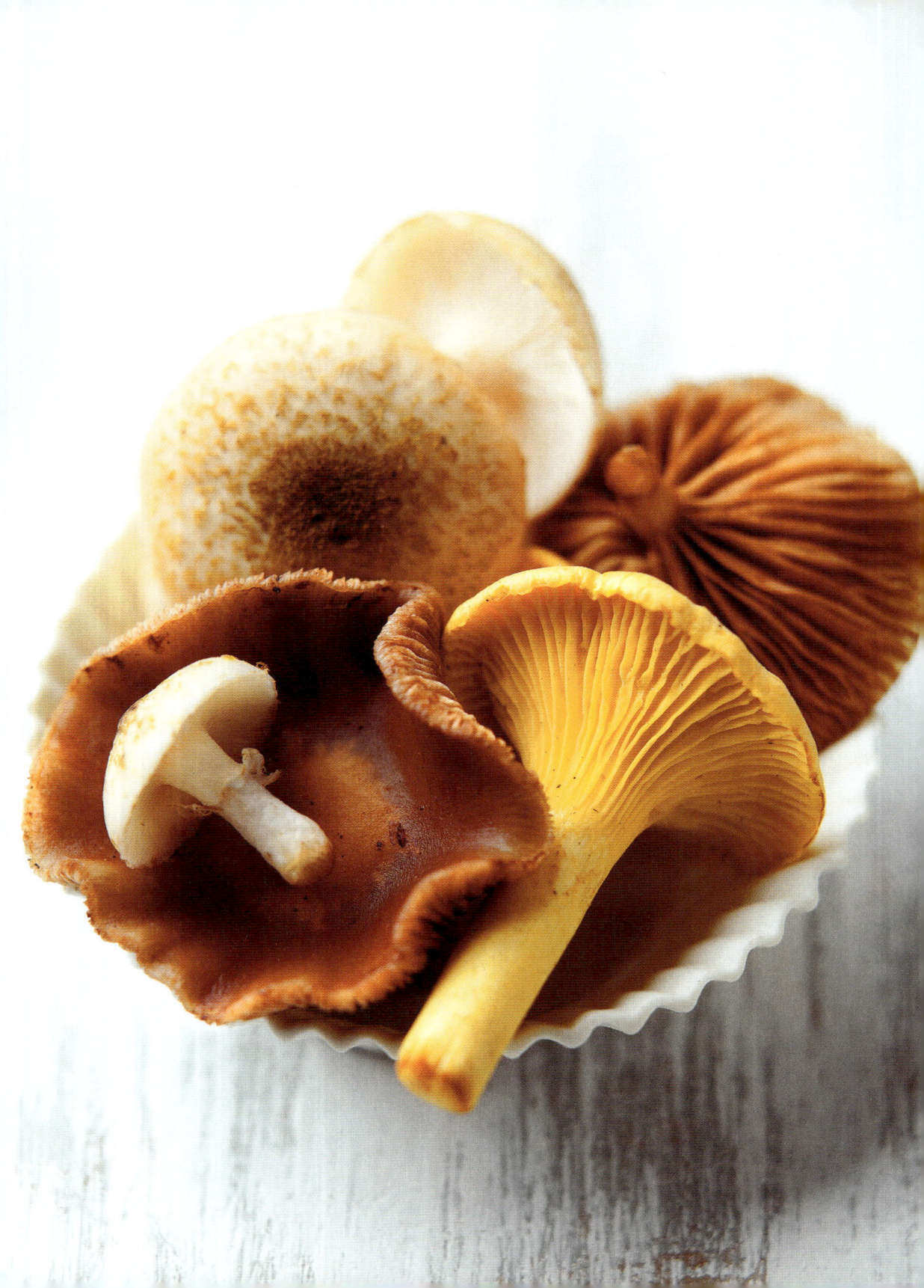

START THE ROHVOLUTION

– PRAKTISCHE TIPPS VORAB –

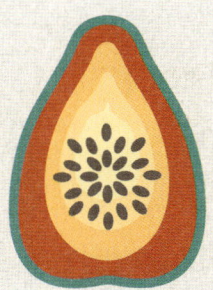

Dass Rohkost gesund und gut ist – akzeptiert. Was aber sollte im Detail beachtet werden, damit sie auch wirklich ihre überzeugenden Vorteile entfalten kann? In diesem Kapitel gehen wir ganz allmählich zur Praxis über. Es geht um die optimale Kombination der Nahrungsmittel, um die Lebensmittelgruppen und wo sie am besten zu bekommen sind. Außerdem empfiehlt sich die Anschaffung einiger Geräte, die die rohköstliche Ernährung leichter – und aufregender – machen.

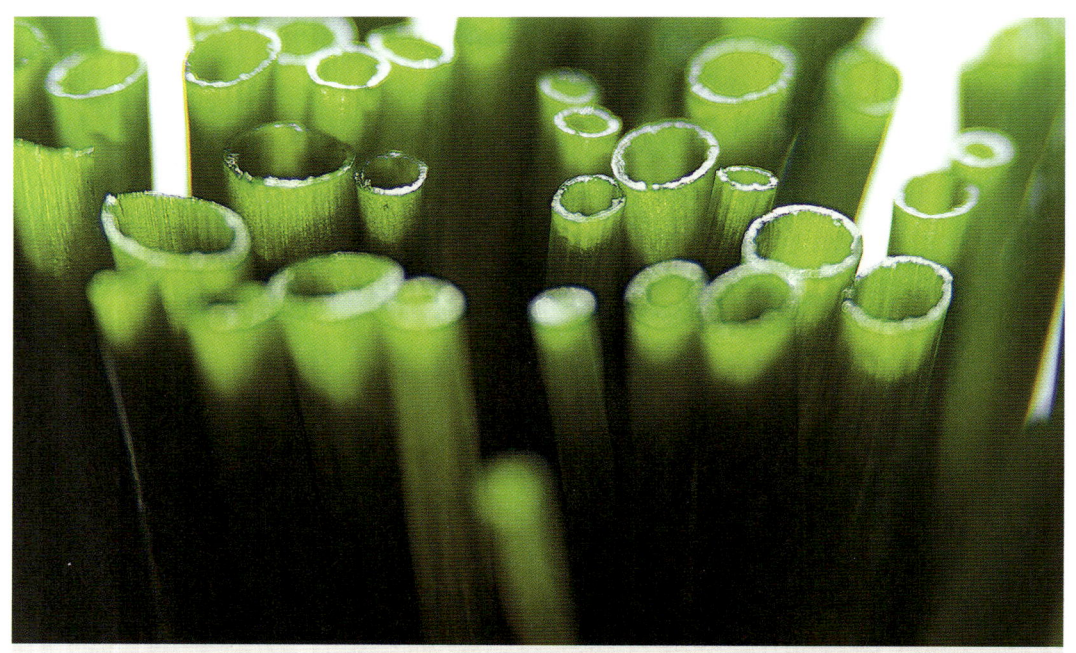

KUNST DES ESSENS
– WIE, WAS UND WANN VERSPEISEN? –

Erich Fromm schrieb über die Kunst des Liebens, dass man den »Vorgang der Erlernung einer Kunst« in zwei Teilen betrachten kann. Der eine ist die »Beherrschung der Kunst«, der andere die »Beherrschung der Praxis«. Das trifft aufs Essen gleichermaßen zu. Es ist eine Kunst, die uns in die Wiege gelegt wurde – und die wir zugleich dennoch neu und bewusst erlernen müssen. Und das oft erst als Erwachsene, wenn uns bewusst wird, dass es bessere Formen gibt als die, die wir von Familie und Umfeld übernommen haben.

Die Verbindung von Theorie und Praxis ist dabei unabdingbar. Erst aus internalisiertem Wissen erwächst bewusstes Handeln, und aus diesem entsteht über die Zeit eine alltägliche Praxis, die zur Gewohnheit wird. Um die Kunst der (weitgehend) rohköstlichen Ernährung zu erlernen, muss bei drei großen W-Fragen begonnen werden: Wie? Was? Wann? Später kommt dann eine weitere – nämlich: Warum? – hinzu, die sich in der Praxis und beim Erleben der ersten Erfolge selbst beantwortet.

WIE ESSE ICH AM BESTEN?

Die Frage, der wir uns vor allen anderen stellen müssen: Wie esse und trinke ich eigentlich richtig? Es ist eine Frage, die im Alltag nur selten aufkommt, denn essen, das tun wir alle, und wir tun es häufig. Aber gerade weil essen eine Lebensgrundlage ist, bedarf es besonderer Aufmerksamkeit. Essen brauchen wir wie Luft und Liebe zum Leben – und auch richtiges Atmen und Lieben will schließlich gelernt sein.

Egal, ob Rohkost oder eine andere Ernährungsform: Die bewusste Auseinandersetzung mit dem Essen beginnt damit, sich Zeit dafür zu nehmen. In unserer hektischen Epoche von Fast Food, Mikrowelle und Snacken während des Twitterns bedeutet das auch, sich gezielt Raum dafür zu schaffen. Keine Zeit fürs Essen zu haben bedeutet, keine Zeit dafür zu haben, sich selbst zu nähren und für die eigene Lebensgrundlage zu sorgen. Was aber könnte es Wichtigeres geben?

ANTWORT 1: IN RUHE

Egal, was Sie essen, räumen Sie dafür genügend Zeit ein. Betrachten Sie diese Zeit als Zeit für sich, eine Investition in die Auffüllung Ihrer eigenen Energiereserven. Finden Sie einen möglichst ruhigen Ort, gern auch draußen an der frischen Luft. Setzen Sie sich hin, nehmen Sie sich einen Moment Zeit, um tief durchzuatmen und damit bei sich und der Mahlzeit anzukommen, die Ihren Körper stärken und wann immer nötig auch von Beschwerden heilen soll.

Schieben Sie die Idee des Multitasking zur Seite und fokussieren Sie sich auf den Akt des Essens, darauf, die Nahrung mit allen Sinnen zu genießen. Und notieren Sie sich in sehr stressigen Zeiten einfach das Mittagessen als Mini-Retreat in Ihrem Terminkalender, denn es kann eine ähnlich entspannende und erfrischende Wirkung haben wie solch eine – ursprünglich eher spirituell orientierte – Auszeit vom Alltag. Wenn Sie sich nur ein wenig Zeit dafür nehmen!

ANTWORT 2: MIT VIELEN KLEINEN BISSEN

Verdauung beginnt im Mund, und allein hier können wir aktiv dazu beitragen. Wir können vor allem dafür sorgen, dass die Nahrung unserem Körper in möglichst leicht verwertbarer Form zugeführt wird. Es ist deshalb wichtig, das Kauen als wesentlichen Bestandteil des Verdauungsprozesses zu verstehen und ihm entsprechend Aufmerksamkeit zu schenken. Kauen Sie jeden Bissen so lange, bis er zu einem weichen Brei wird. »Schlucken statt schlingen«, das ist die Devise.

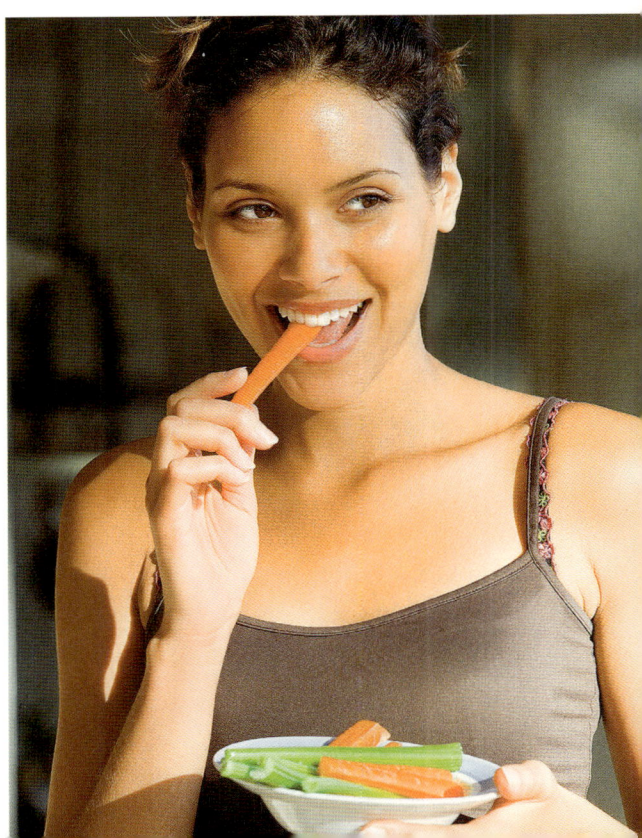

Dadurch nehmen Sie sich auch automatisch mehr Zeit beim Essen und merken so früher, wann Sie satt sind. Bei fester Nahrung sollten Sie 20 bis 30 Kaubewegungen einplanen. Und sich dabei vielleicht als Motivation vorstellen, wie schwer es dem Magen fällt, jede verpasste Kaubewegung wieder auszubügeln – so ganz ohne Zähne!

ANTWORT 3: MIT VIEL WASSER

Trinken Sie Wasser, viel Wasser. Es ist die Grundlage nicht nur des menschlichen Lebens. Jeder Prozess, der in unserem Organismus stattfindet, benötigt Wasser. Und unser Körper selbst besteht zu zwei Dritteln aus Wasser, beim Gehirn liegt der Anteil sogar bei mehr als 70 Prozent, bei den Lungen bei mehr als 90 Prozent.

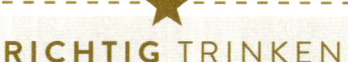

RICHTIG TRINKEN

Gerade bei schwerem Essen und in Gesellschaft scheint es Pflicht zu sein, alles mit ein paar Gläsern Cola oder Bier »herunterzuspülen«. Dem Magen erleichtert das seine Arbeit jedoch nicht. Ganz im Gegenteil: Wird zugleich gegessen und getrunken, werden die Magensäfte verdünnt und damit die ordentliche und zügige Verdauung erschwert. Besser ist es, nach einer Mahlzeit, je nachdem wie schwer oder leicht verdaulich diese ist, ein bis zwei Stunden zu warten, bevor man sich dem nächsten Glas zuwendet. Und wenn in diesem Glas dann statt Cola oder Bier reines Wasser ist, umso besser.

Trinken Sie mindestens zwei Liter über den Tag verteilt und konzentrieren Sie sich dabei auf möglichst natürliche Flüssigkeiten. Reines, stilles Wasser, frische Säfte und wasserreiche Früchte sind die besten Quellen, um alle Prozesse »im Fluss« zu halten.

WAS ESSE ICH AM BESTEN?

Nicht zu Unrecht werden Kalorien auch als Energie bezeichnet. Nahrungsaufnahme bedeutet Energiezufuhr, unabhängig davon, ob diese Nahrung aus drei Tafeln Schokolade oder dreizehn Bananen besteht. Wichtig ist jedoch, Essen auch als Energiequelle zu verstehen, die uns den Antrieb, die Lebensfreude und Kraft geben sollte, um alle großen und kleinen Abenteuer des Alltags gut zu überstehen.

Hierbei ist das Prinzip des Netto-Energiegewinns von entscheidender Bedeutung: Wie viel Energie führt uns unsere Nahrung zu und wie viel entzieht sie uns? Was ist also die Bilanz, wenn der Energie-Input einer Mahlzeit mit dem Energie-Output verglichen wird?

Dabei ist vor allem die Energie zu berücksichtigen, die der Organismus zur Verdauung als einem der energieintensivsten körperlichen Prozesse aufwenden muss. Mahlzeiten, die lange im Magen-Darm-Trakt verweilen, weil sie schwer verdaulich sind, benötigen sehr viel mehr an Energie als etwas, das schnell verdaut wird. Diese Energie könnte dem Körper sonst zur freien Verfügung stehen und an anderer Stelle beispielsweise bei der Stärkung des Immunsystems Verwendung finden. Alterungsprozessen, aber auch Krankheiten könnte der Körper mit einem Mehr an Energie leichter entgegenwirken. Der Fokus auf leicht verdauliche Nahrungsmittel und Lebensmittelkombinationen trägt somit wesentlich zum Netto-Energiegewinn bei. Damit sind wir wieder bei der Frage: Was also essen?

ANTWORT 1: MÖGLICHST HOHE ENERGIEBILANZ

Wenn unsere Ernährung zu großen Teilen aus nährstoffreicher, leicht verdaulicher Kost besteht, bedeutet das, dass wir mehr Energie für die wichtigen Dinge im Leben zur Verfügung haben und unseren Körper dazu befähigen, gesund und jung zu bleiben. Das ist leicht zu realisieren, wenn unsere Ernährung zu mindestens zwei Dritteln aus Energy Food, den Top 3 der Tabelle unten, besteht. Die dort angegebene Nährstoffdichte basiert auf dem sogenannten NuVal-Quotienten, der den Anteil von Mikronährstoffen im Vergleich zum Kaloriengehalt eines Nahrungsmittels betrachtet. Dieser Quotient macht zwar keine Unterscheidung zwischen gekochter und roher Kost. Fakt ist aber, dass der Nährstoffreichtum bei den »heißen« Verarbeitungsformen abnimmt.

Am höchsten fällt die Energiebilanz bei rohen Monomahlzeiten aus, die aus einer einzigen Obst- oder Gemüsesorte bestehen, beispielsweise einem Dutzend Bananen oder einem Kilo Äpfeln, wie es viele Rohköstler praktizieren. Das bereitet nicht immer Freude und ist auch im Alltag nicht ständig umsetzbar. Deshalb helfen Regeln zu optimaler Lebensmittelkombination, die unserem individuellen Lebensstil und Geschmack entsprechen – und wir kommen zu Antwort 2.

Verdauungszeiten und Energiebilanz

Nahrungsmittel	Verdauungszeit	Durchschnittliche Nährstoffdichte (1 – Minimum, 100 – Maximum)	Energiebilanz
Grünes Blattgemüse	30 Minuten	100	+++
Obst	30 Minuten	90	+++
Gemüse	1 Stunde	90	+++
Vollkorngetreide, Hülsenfrüchte, Nüsse	2 bis 3 Stunden	80	++
Eier, Milchprodukte wie Käse oder Butter	2 bis 3 Stunden	60	+
Fisch, Geflügel	3 bis 4 Stunden	50	0
Steak und anderes rotes Fleisch	4 bis 5 Stunden	30	–
Industriell hergestellte Nahrungsmittel (wie Chips oder Weißbrot)	Stark variierend	10	– – –

ANTWORT 2: GUT VERDAULICHE LEBENSMITTELKOMBINATIONEN

Proteine, Fette und Kohlenhydrate brauchen sehr unterschiedliche Bedingungen, um optimal verdaut zu werden. Stark proteinhaltige Lebensmittel benötigen beispielsweise ein eher saures Umfeld und werden deshalb primär im Magen zersetzt, während kohlenhydratreiche Nahrung nur in einer basischen Umgebung verdaut werden kann, also zu großen Teilen im Dünndarm. Bei einer Mahlzeit wie Putenbrust (Proteine) mit Pasta (Kohlenhydrate) verzögert sich deswegen die Verdauung beider Bestandteile stark, sodass es zu Gärungsprozessen im Magen kommt. Auch bei Rohkost sollten Fette, Kohlenhydrate und Proteine möglichst nicht wild in einer Mahlzeit gemischt werden.

Die Befolgung einiger weniger Regeln macht die Verdauung und das Leben deutlich leichter (siehe Kasten). Doch auch dabei gilt: Verlieren Sie die Freude nicht! Ab und an eine weniger ideale, jedoch leckere Kombination zu essen, schadet Ihnen weniger, als wenn Sie sich permanent um die perfekte Nahrungsform sorgen. Sind unsere Intentionen gut und werden sie in unserer Ernährung durch den Fokus auf gesunde Lebensmittel auch umgesetzt, kann der Körper gelegentliche Abweichungen problemlos ausgleichen.

WANN ESSE ICH AM BESTEN?

Es ist nicht nur wichtig, was wir essen und wie wir es kombinieren, sondern auch, wann wir es zu uns nehmen. Zur Gestaltung der Mahlzeiten über den Tag hinweg gibt es viele Ansätze und Überzeugungen. Ob Sie nun drei große Mahlzeiten oder mehrere kleine Snacks essen, sollte jedoch allein von zwei Faktoren entschieden werden: von den Signalen Ihres Körpers und der Ernährungsform, für die Sie sich entschieden haben. Essen Sie deutlich mehr Obst als fettreiche Nüsse oder Avocados, werden Sie wahrscheinlich meh-

REGELN FÜR DIE IDEALE ROHKOST

- Obst sollte möglichst allein oder in Kombination mit Avocado und Blattgemüse gegessen werden. Bei Tomaten, Gurken, Zucchini oder Paprika handelt es sich botanisch ebenfalls um Früchte, da sie Samen tragen. Deshalb sind sie gut mit Obst kombinierbar.
- Melonen sollten Sie aufgrund ihrer leichten Verdaulichkeit nie mit anderen Nahrungsmitteln kombinieren, sondern immer allein für sich essen.

- Obst nicht als Nachtisch essen, da es sonst im Magen zu gären beginnt, während die schwerere Mahlzeit noch verdaut wird. Im Idealfall werden Früchte auf leeren Magen gegessen.
- Bei stark proteinhaltigen Lebensmitteln wie Getreidesprossen sollte auf die Zugabe von Fetten möglichst verzichtet werden. Am besten verdaubar sind sowohl Fette als auch Proteine in Kombination mit rohem Gemüse.

rere kleine Mahlzeiten über den Tag bevorzugen. Ist Ihr Körper ein Schnellverbrenner, so muss auch regelmäßig Energie nachgeführt werden. Und nehmen Sie besonders viele Fette und Proteine zu sich, könnten Ihnen wenige, aber stark sättigende Mahlzeiten mehr zusagen.

ANTWORT 1: IM EINKLANG MIT DEM ENERGIEBEDARF

Geben Sie sich Zeit, Ihren Körper besser kennenzulernen und herauszufinden, wie er optimal ernährt werden kann. Ernähren Sie sich dafür testweise eine Woche lang primär von Obst in mehreren kleinen Portionen über den Tag verteilt, dann eine Woche lang mit kalorienreicherer, fetter Nahrung in zwei bis drei Mahlzeiten am Tag. So lernen Sie sich neu kennen.

Beginnen Sie jede Mahlzeit mit leichter Nahrung und gehen Sie dann zu schwer Verdaulichem über, um dem Körper die Arbeit zu erleichtern. Wenn Sie sich beim Essen genügend Zeit nehmen, vermischen sich die verschiedenen Gänge auch nicht im Magen und können optimal verdaut werden. Ein mehrgängiges Rohkost-Menü als Beispiel: Obstsalat, rohköstliche Gemüselasagne und eine nussbasierte Torte als Dessert. Eine Fülle an Rezepten gibt es ab Seite 117.

ANTWORT 2: IM EINKLANG MIT DEM TAGESABLAUF

Häufig wird in Nahrungsratgebern empfohlen, die schwerste Mahlzeit am Mittag zu essen. Verdauung benötigt jedoch Energie, und davon brauchen wir während des Tages selbst so viel wie möglich. Nach einem schweren Mittagessen haben wir als Erstes das Bedürfnis, uns hinzulegen. Es zwingt uns dazu, eine Verdauungspause zu ei-

ner Zeit einzulegen, zu der wir am produktivsten und aufmerksamsten sein könnten und sollten. Daher: Beginnen Sie den Tag mit energiereicher, aber schnell verdaulicher Kost in Form von Obst oder Smoothies. Essen Sie zum Mittag etwas kalorienreichere, jedoch noch gut verdauliche Kost wie einen großen Salat mit Avocados. Nachmittags können Sie bereits Nüsse als Snack essen, und schwerere Kost kann dann in einem frühen Abendessen genossen werden. So haben Sie über den Tag genug Energie für all die Dinge, die Ihr »übriges« Leben prägen.

Das Abendessen sollte allerdings mindestens vier bis fünf Stunden vor dem Schlafengehen liegen. Haben Sie noch kurz vor der Bettzeit Appetit, versuchen Sie nur leichte Nahrung wie Obst oder Smoothies zu konsumieren.

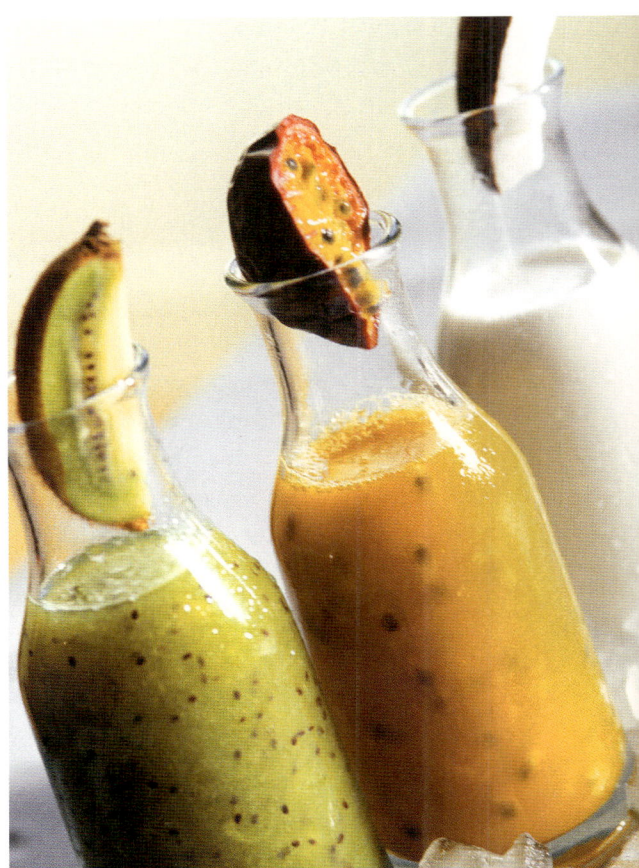

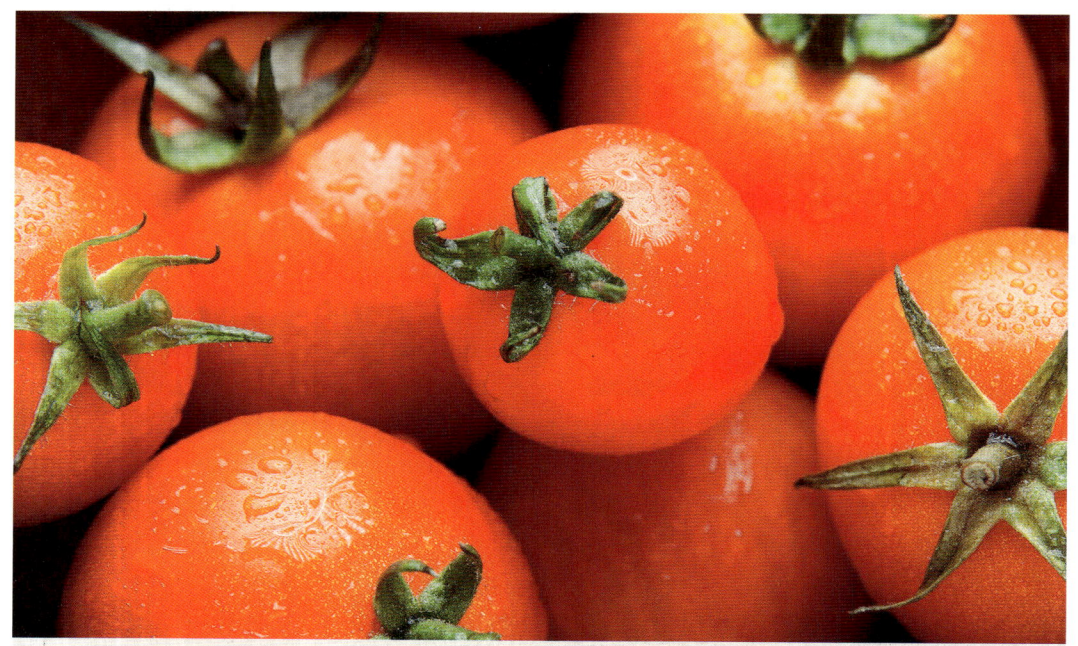

BUNT, VITAL, GESUND
– DIE ELEMENTE ROHKÖSTLICHER ERNÄHRUNG –

Wer die eigene Ernährung auf mehr Rohkost umstellen will, dem fehlt häufig eine brauchbare Orientierungshilfe. Klassische Ernährungspyramiden verdeutlichen auf einen Blick, wie die Mengenverhältnisse verschiedener Lebensmittelgruppen bei gesunder Ernährung aussehen sollten. Einziges Problem: Sie sind auf Rohkost nicht direkt anwendbar. Grund hierfür ist, dass stärkehaltige gekochte Lebensmittel wie Backwaren, Reis, Kartoffeln und Pasta die Basis bilden und auch tierische Produkte eine große Rolle spielen.

Bei rohköstlicher Ernährung ist deshalb ein Umstrukturieren dieses Modells notwendig: Der Fokus verschiebt sich bei Rohkost auf grünes Blattgemüse sowie andere Gemüsesorten und auf Obst. Und an die Stelle von tierischen Produkten, die reich an Proteinen und/oder Fetten sind, treten nun Nüsse, Samen und Sprossen als rohe Lieferanten. Die Elemente rohköstlicher Ernährung sind Ihnen somit wahrscheinlich sehr vertraut – bei der Gestaltung der Ernährungsumstellung ist nur etwas Umdenken gefragt.

DIE BASIS: GRÜNES BLATT-GEMÜSE

Mehr grünes Blattgemüse in die Ernährung zu integrieren, ist einer der einfachsten und effektivsten Schritte, die Gesundheit zu verbessern und auf allen Ebenen mehr ins Gleichgewicht zu gelangen. Mit einer auf Rohkost basierten Ernährung kommt fast automatisch mehr Grünes auf den Tisch.

Neben dem hohen Mineral- und Vitamingehalt liegt sein Geheimnis vor allem im Chlorophyll. Nehmen wir es mit unserem Essen auf, wirkt es vor allem entgiftend. Es unterstützt den Körper dabei, die Säure-Basen-Balance zu halten. Wie nebenbei versorgt uns grünes Blattgemüse mit reichlich Eisen, Kalzium und einer Vielzahl an Vitaminen. Und bei der konsumierten Menge sogar mit einer nennenswerten Menge an Protein.

WAS UND WIE VIEL SOLLTE KONSUMIERT WERDEN?

Es empfiehlt sich, täglich 300 bis 500 Gramm an grünem Blattgemüse zu verzehren. Das kann in Form von grünen Smoothies, Salaten oder auch rohen Energiesuppen geschehen. Grüne Säfte sind außerdem eine Möglichkeit, große Mengen an Vitalstoffen aus grünem Blattgemüse aufzunehmen, noch dazu eine sehr praktische.

Wenn Grünes bisher eine eher untergeordnete Rolle in Ihrer Ernährung gespielt hat, beginnen Sie am besten einfach in kleinen Schritten. Kreieren Sie einen fruchtigen Smoothie und fügen Sie nur einige Blätter Spinat hinzu. Erhöhen Sie die Menge über mehrere Wochen, bis sich Ihre Geschmacksnerven an einen tiefgrünen Smoothie gewöhnt haben. Gehen Sie ähnlich bei gemischten Salaten und Säften vor. Für Grünzeug-Beginner bieten sich zudem vor allem die milderen Sorten wie Spinat und Feldsalat an.

WORAUF SIE BEIM KAUF ACHTEN SOLLTEN

Grünes Blattgemüse sollte stets sehr frisch gekauft werden. Welken oder vergilben die Blätter schon beim Händler, ist ein Großteil der Nährstoffe bereits verloren, bevor das Grün auf Ihrem Teller landet. Grünes Blattgemüse nimmt bei konventionellem Anbau viele der verwendeten Pestizide auf, deshalb lohnt Bio-Qualität.

WORAUF SIE BEI DER LAGERUNG ACHTEN SOLLTEN

Frisches Grünzeug hält sich maximal eine Woche, deshalb kaufen Sie es am besten alle drei bis vier Tage in Mengen ein, die Sie innerhalb dieser Zeitspanne auch verbrauchen. Salat sollte erst kurz vor Gebrauch gewaschen werden, damit er frisch bleibt. Er wird Ihnen am längsten Freude bereiten, wenn Sie ihn im Gemüsefach des Kühlschranks aufbewahren, eingewickelt in feuchte Papier- oder Küchentücher.

★

CHLOROPHYLL

Dieses wertvolle Pigment ist für die Grünfärbung der Pflanzen verantwortlich. Es ermöglicht den Fotosyntheseprozess, bei dem Sonnenenergie in nährende Energie für die Pflanze verwandelt wird. Chlorophyll wird häufig als Pflanzenblut bezeichnet, es unterscheidet sich auf der Molekularebene nur minimal vom Hämoglobin in unserem Blut.

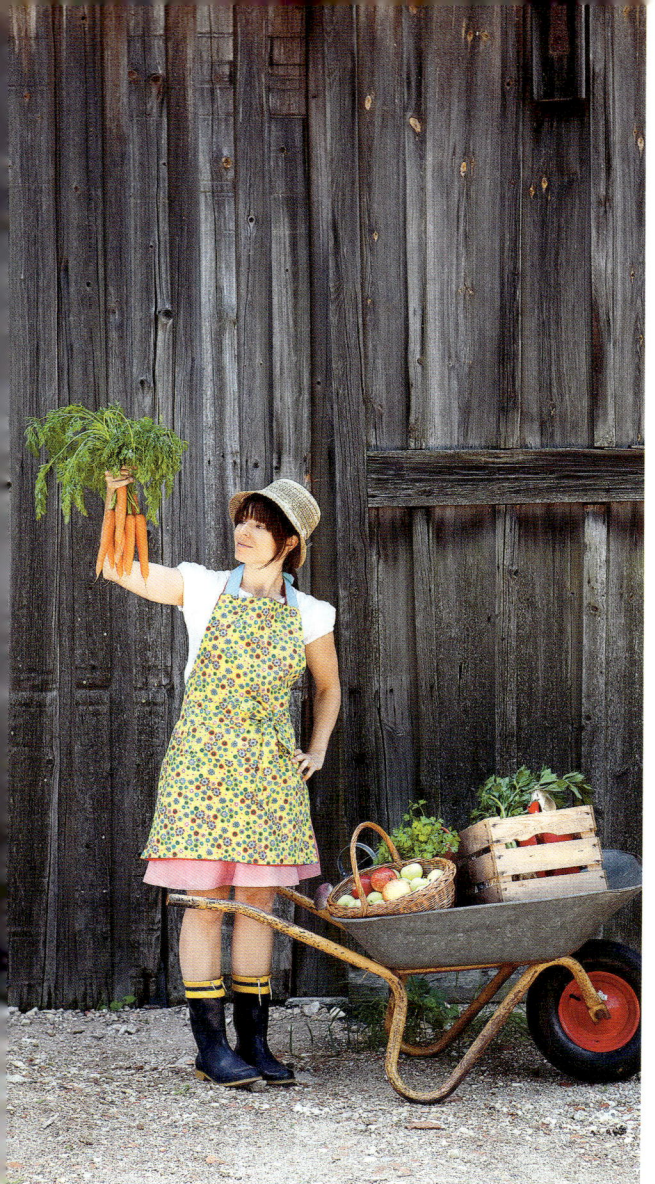

WAS UND WIE VIEL SOLLTE KONSUMIERT WERDEN?

Die Kategorie der unbegrenzten Möglichkeiten. Egal ob Sie eher auf regionales Wurzelgemüse oder tropische Früchte stehen, mit Rohkost können Sie dieses Element der Ernährung ganz nach Ihrem Geschmack gestalten. Sinnvoll ist es, sich an der Farbvielfalt des Regenbogens zu orientieren und zu versuchen, täglich Obst und Gemüse in verschiedenen Farben zu konsumieren, da mit der Färbung auch ein Spektrum an bestimmten Nährstoffen einhergeht.

Eine Mengenvorgabe ist für Obst und Gemüse bei einer stark rohköstlichen Ernährung nicht notwendig, da Sie während der Rohvolution automatisch viele frische Lebensmittel konsumieren werden. Insgesamt sollte diese Kategorie mindestens die Hälfte, im Idealfall zwei Drittel Ihrer Ernährung ausmachen. Wenn Sie bisher eher wenig

★ NICHT GENIESSBAR

Nicht alle Gemüsesorten können roh verzehrt werden. Roh ungenießbar und sogar schädlich sind Rhabarber und Kartoffeln. Süßkartoffeln sind dagegen roh essbar und können auch entsaftet werden. Einige Menschen haben Probleme mit der Verdauung von hartem Wurzelgemüse und Kreuzblütlern wie Brokkoli oder Kohl in roher Form. Hier hilft es, das Gemüse zu marinieren oder zu pürieren, da dadurch die feste Zellstruktur aufgebrochen wird. Das nimmt dem Verdauungstrakt bereits viel Arbeit ab.

IN GROSSER MENGE: OBST UND GEMÜSE

Frisches Obst und Gemüse, das ist essbare Lebenskraft in pflanzlicher Form. Deshalb stellt es auch die unabdingbare Mehrheit bei der rohvolutionären Ernährung dar. Je mehr aus dieser Rubrik unser Essen ausmacht, desto mehr Platz nehmen auch Gesundheit, Fitness und Wohlbefinden in unserem Leben ein.

Obst und Gemüse essen, versuchen Sie alle zwei bis drei Tage etwas Neues auszuprobieren, sei es eine unbekannte Apfel- oder Tomatensorte oder auch eine bisher gemiedene Gemüseart. So sorgen Sie zugleich für abwechslungsreichen und vielfältigen Genuss.

SONDERFALL TROCKENFRÜCHTE

Sie bilden die einzige Ausnahme vom regellosen Schlemmen. Da ihnen jegliches Wasser entzogen und damit ihr Volumen erheblich verringert wurde, ist es leicht, zu viel von diesen süßen Snacks zu naschen. Mehr als eine Handvoll am Tag sollten Sie nicht nehmen, sondern lieber häufiger zu frischen Früchten greifen, die nicht nur besser sättigen, sondern Ihren Körper obendrein auch mit Flüssigkeit versorgen.

WORAUF SIE BEIM KAUF ACHTEN SOLLTEN

Was fürs Dating gilt, trifft auch auf Obst zu: Achten Sie vor allem auf die inneren Werte! Große, stark glänzende Früchte mit perfekten Rundungen sind häufig wässriger als kleineres Obst, das mit einem vollen Aroma statt schöner Form trumpft. Bei vielen Früchten wie Mangos, Ananas und Melonen ist der Geruch ein guter Indikator für Aroma und Reife.

Ganz anders bei Gemüse: Gutes Gemüse ist selten am Geruch erkennbar, dafür umso mehr an einem frischen Äußeren. Karotten, die sich biegen lassen, matschige Tomaten und gelb blühender Brokkoli – nein danke! Einige Sorten wie Spargel, Auberginen und Zucchini sollten Sie nur jung kaufen, da sie alt oft zäh sind.

OBST UND GEMÜSE REINIGEN

Bei konventionellem Obst und Gemüse befinden sich meist Rückstände giftiger Pflanzenschutzmittel auf der Oberfläche. Aber auch frische Bio-Lebensmittel können mit Abgasen oder Bakterien belastet sein. Deshalb sollte alles vor dem Verzehr gründlich gewaschen werden. Dies trifft auch zu, wenn Sie die Schale nicht mitessen, zum Beispiel bei Melonen, da allein durch den Anschnitt Bakterien über das Messer von der Schale auf das Fruchtfleisch gelangen können. Anstatt Gemüse in Wasser einzuweichen und dabei wasserlösliche Vitamine zu verlieren, sollten Sie Rückstände mit einem selbst gemachten Reiniger entfernen. Diese Aktion am besten kurz vor dem Verzehr und nicht direkt nach dem Kauf durchführen, da auch die Schutzschicht der Pflanze entfernt wird und sie dadurch an Haltbarkeit verliert.

Hausgemachter Obst- und Gemüse-Reiniger
1 EL Apfelessig
1 EL frisch gepresster und gefilterter Zitronensaft
200 ml Wasser
Zutaten gründlich vermischen und in eine Sprühflasche füllen. Obst und Gemüse vor dem Verzehr komplett mit dem Reiniger besprühen. Lassen Sie ihn für ein paar Sekunden einwirken und spülen Sie ihn dann mit reichlich Wasser wieder ab.

Auch wenn das meiste Obst und Gemüse mittlerweile ganzjährig erhältlich ist, lohnt es, einen Blick in den Saisonkalender (hinten im Inneren des Buchumschlags) zu werfen: Obst und Gemüse nach Saison heißt, höchste Qualität zum kleinsten Preis und ökologisch sinnvoll.

WORAUF SIE BEI DER LAGERUNG ACHTEN SOLLTEN

Die richtige Lagerung von Obst und Gemüse kann Wunder wirken, was Haltbarkeit und andauernde Frische betrifft.

Die Temperatur bedenken

Ein guter Indikator dafür, bei welchen Temperaturen Früchte und Gemüse gelagert werden sollten, ist das Klima, in dem sie wachsen. Wurzelgemüse kann problemlos im Kühlschrank auch außerhalb des Gemüsefachs lagern. Gemüse, das aus wärmeren Gefilden kommt oder nur in der warmen Jahreszeit gedeiht, freut sich über die etwas höhere Temperatur im Gemüsefach oder sollte sogar außerhalb des Kühlschranks aufbewahrt werden. Hierunter fallen Gurken und Auberginen. Tomaten immer in der Küche lagern, so bewahren sie ihr Aroma.

Obst sollte im Kühlschrank aufbewahrt werden, wenn Sie den Reifeprozess verzögern möchten. Die Ausnahme hiervon sind Bananen, diese wie Tomaten am besten in der Küche lagern.

Sonnenlicht vermeiden

Bereits reifes Obst und Gemüse fängt im Sonnenlicht schneller an zu verderben oder zu keimen. Wollen Sie jedoch den Reifeprozess voranbringen, können Sie Früchte auch bewusst etwas Sonnenlicht aussetzen.

Schmutz hilft

Wurzelgemüse, von dem die Erde noch nicht vollständig entfernt wurde, hält sich länger als seine gründlich gereinigten Kollegen. Bio-Möhren werden deshalb oft auch ungewaschen angeboten. Lagern Sie das Gemüse deshalb »dreckig«.

Verdorbenes wegwerfen

Ein fauliger Apfel steckt schnell benachbarte Früchte an, verdorbenes Obst und Gemüse deshalb sofort entfernen. Bakterien bilden sich schnell bei Ware, deren Oberfläche Schnitte oder offene Stellen aufweisen. Diese Früchte als Erstes essen.

In einem Stück lagern

Sobald die schützende Oberfläche angeschnitten wird, verderben die Früchte deutlich schneller. Ein ganzer Apfel oder Kürbis hält sich länger, als wenn er schon lange vor Verwendung in Stücke geschnitten wird.

Weder zu viel noch zu wenig Feuchtigkeit

Für viele Gemüsesorten ist die Luft im Kühlschrank zu trocken, sodass sie konstant Feuchtigkeit verlieren und dadurch schneller verderben. Hierunter fallen Salat, Spinat oder Sellerie. Solche Gemüse am besten in Plastiktüten, festen Papiertüten oder Plastikboxen aufbewahren. Anderes Gemüse schwitzt dagegen schnell unter einer dichten Plastikoberfläche. Pilze beispielsweise sollten nie eingeschweißt im Kühlschrank liegen, lieber in Papiertüten umfüllen.

Auf Gase achten

Bananen, Äpfel, Physalis und Maracujas entwickeln beim Reifen viel Ethylengas, das den Reifeprozess von allem anregt, was sich in der Nähe befindet. Das kann genutzt werden, um zum Beispiel die Reifung von Avocados zu beschleunigen. Ansonsten diese Obstsorten getrennt und möglichst lose aufbewahren.

VOLLWERTIGE BEGLEITUNG: GEKEIMTES

In ihrer natürlichen Form sind sie gute Protein- und Mineralienlieferanten, und gekeimt vervielfältigt sich ihr Nährwert nochmals erheblich. Roh sind sowohl Hülsenfrüchte als auch alle Getreidesorten ungenießbar, das Keimen macht sie jedoch genießbar und erhöht ihre Verdaulichkeit (Infos zum Keimen ab Seite 69). Nur Kidneybohnen sind für die Rohkost tabu.

WAS UND WIE VIEL SOLLTE KONSUMIERT WERDEN?

Getreide und Hülsenfrüchten muss man genügend Zeit zum Keimen einräumen, um Blähungen und Unwohlsein zu vermeiden. Aufgrund des hohen Proteingehalts sollte außerdem auf die richtige Lebensmittelkombination geachtet werden (Seite 60), diese Nahrungsmittel sollten pri-

★

GUTE ALTERNATIVEN

Bei Glutenunverträglichkeit muss nicht vollständig auf Getreide verzichtet werden. Gekeimter Quinoa oder Wildreis sind hochwertige Alternativen zu Weizen und Co. Auch Pseudo-Getreide wie Buchweizen und Amaranth keimt sehr schnell und ist glutenfrei.

mär gemeinsam mit Gemüse zubereitet werden. So kann sie der Körper am besten verarbeiten. Getreide sollte nicht im Mittelpunkt stehen. Es spielt eine unabdingbare Rolle als Begleitung zu Gemüse, sollte das Gemüse selbst jedoch nicht aus dem Rampenlicht verdrängen. Eine Mahlzeit täglich, die zu einem Drittel aus Dinkelsprossen, gekeimtem Quinoa oder Kichererbsenkeimlingen besteht, ist ideal. Mehr wäre aber weder nötig noch bei einer überwiegend rohköstlichen Ernährung günstig. Die Schwerpunkte auf dem Speisezettel liegen einfach woanders, wie Sie mittlerweile wissen.

WORAUF SIE BEIM KAUF ACHTEN SOLLTEN

Getreide sollte stets als volles Korn gekauft werden, da es auf diese Weise nicht so schnell ranzig wird. Konventionelle Getreidesorten und Hülsenfrüchte sind häufig zu stark behandelt, um zu keimen. Daher auf Bio-Qualität achten.

Bei Reis sollten Sie wilden und nicht braunen Reis kaufen, da brauner Reis nicht ausreichend keimt. Reis braucht mindestens drei bis vier Tage, bevor er als Keimling genießbar ist. Alternativ kann Dinkel oder Kamut verwendet werden, deren Konsistenz an gekochten Reis erinnert.

WORAUF SIE BEI DER LAGERUNG ACHTEN SOLLTEN

Füllen Sie das Getreide direkt nach dem Kauf möglichst in dicht verschließbare Gläser, um es vor Ungeziefer zu schützen. Wird das Getreide nicht regelmäßig genutzt, sollten Sie es einmal pro Woche kurz umrühren, damit es bewegt und gelüftet wird. Dunkel und möglichst kühl gelagert hält es damit sehr lange.

★ EINWEICHEN

Nüsse und Samen besitzen Enzymhemmer, die ihre Verdaulichkeit erschweren. Erst beim Keimen hebt sich ihre Wirkung auf. Die Bedingungen dafür können jedoch simuliert werden: Weichen Sie Nüsse und Samen abends in der doppelten Menge Wasser ein. Am nächsten Morgen abgießen und gründlich durchspülen. Ausreichend trockene Nüsse halten sich danach mehrere Tage im Kühlschrank, falls sie nicht sofort verzehrt werden.

KLEINE KRAFTPAKETE: NÜSSE UND SAMEN

Ähnlich wie Getreide und Hülsenfrüchte enthalten sie viel Protein. Ihr höherer Gehalt an gesunden Fetten macht sie jedoch zu absoluten Kraftpaketen, die so viel Energie liefern, dass wir auch bei hoher Alltagsbelastung durchpowern können.

WAS UND WIE VIEL SOLLTE KONSUMIERT WERDEN?

Beim Nusskonsum sollte stets bedacht werden, dass es sich um sehr energiereiche Kost handelt – also nicht zu viel davon essen. Dennoch sind sie ein wesentlicher Bestandteil von ausgewogener Rohkost. Eine Handvoll Nüsse und Samen am Tag als Snack oder als Zutat eines rohköstlichen Desserts versorgt Sie mit ausreichend Kalorien und lebenswichtigen Vitalstoffen. Es lohnt sich, Nüsse und Samen vor dem Verzehr über Nacht einzuweichen. Das erhöht ihre Verdaulichkeit sowie die Bioverfügbarkeit der Nährstoffe.

WORAUF SIE BEIM KAUF ACHTEN SOLLTEN

Nüsse und Samen sollten zugunsten der Nährstoffe weder geröstet noch erhitzt oder gewürzt sein. Nüsse in der Schale halten sich länger als geschälte. Cashewkerne sind fast nie ganz roh, da sie zur Entfernung der giftigen Schale gedämpft oder in kochendes Öl gegeben werden. Wirklich rohe Cashews im Online-Handel sind sehr teuer.

WORAUF SIE BEI DER LAGERUNG ACHTEN SOLLTEN

In luftdicht verschlossenen Vorratsgläsern halten sich Nüsse und Samen meist mehrere Monate, ohne ranzig zu werden. Die folgenden Sorten sollten aber möglichst im Kühlschrank gelagert werden: Haselnüsse, Pinienkerne, Macadamianüsse, Paranüsse, Leinsamen und Hanfsamen.

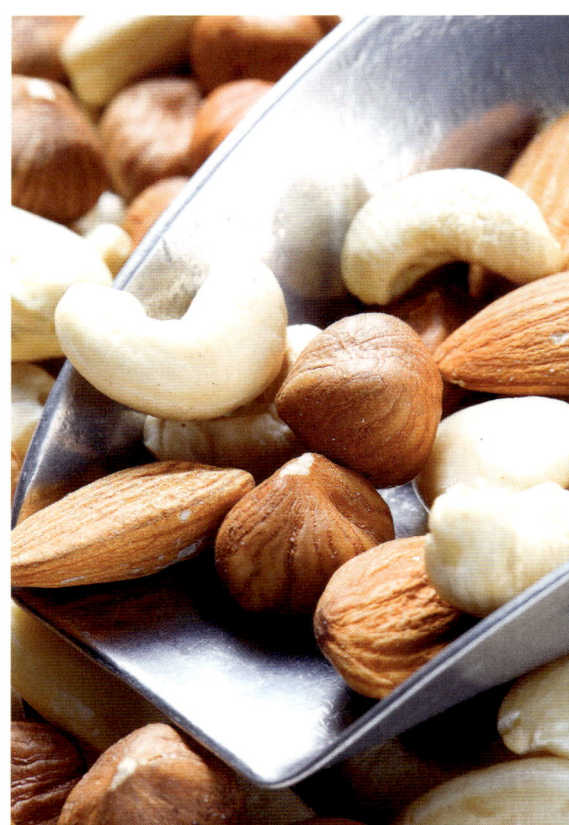

SPROSSEN UND KEIME

★

Der eigene Garten bleibt für viele ein Traum, selbst angebautes Obst und Gemüse zu essen ist gerade in der Großstadt ein Luxus, den wir uns meist nicht leisten können. Sprossen bieten uns daher eine kostengünstige, schnelle Möglichkeit, beim Entstehungsprozess des eigenen Essens live dabei zu sein. Sie sind nicht nur Lieferanten wertvoller Stoffe für unseren Organismus, sie erwecken in uns ein Bewusstsein dafür, wie viel Leben in einem scheinbar leblosen kleinen Samen eigentlich steckt. Im Lebenszyklus der Pflanze ist das Keimen eine Etappe, in der der Samen das ganze Potenzial der Pflanze in sich vereint. Er hat noch keine Wurzeln gebildet und kann somit noch nicht auf die Vitalstoffe aus der Erde zugreifen. Stattdessen stehen ihm allein die Nährstoffe zum Wachstum zur Verfügung, die sich bereits in ihm selbst befinden. Diese aber verdoppeln und verdreifachen sich beim Keimen in kürzester Zeit, einfach durch das Wachstum in Kontakt mit Wasser und Licht.

ENERGIEPAKETE

Keime und Sprossen sind reich an Vitaminen, Mineralien, Proteinen, Enzymen und Chlorophyll. Zugleich tragen sie dazu bei, den Säure-Basen-Haushalt des Körpers wieder in Einklang zu bringen. Sie besitzen Vorteile sowohl gegenüber ungekeimten, rohen Samen als auch gegenüber Gekochtem: In Sprossen sind die Nährstoffe in der höchsten bioverfügbaren Form vorhanden, das heißt, unser Körper kann die aufgenommenen Vitalstoffe optimal absorbieren und verwerten. Sprossen sind damit die Königsklasse an Samen, Getreide und Hülsenfrüchten. Sie sind Vitalnahrung in ihrer ursprünglichsten Form.

NÄHRSTOFFFABRIKEN IN DER EIGENEN KÜCHE

Sprossen sind eines der Nahrungsmittel mit dem höchsten Vitalstoffgehalt, den wir überhaupt zu uns nehmen können. Sie stellen die wohl zugänglichste Quelle für Vitamin C, Provitamin A und viele B-Vitamine dar, zu der wir ganzjährig Zugang haben.

VOLLER INNERER WERTE

Der Vitamin- und Mineralstoffgehalt von Keimsaat wächst exponentiell in der kurzen Wachstumsphase vom Samen zur Sprosse. Bei Mungobohnen verdoppelt sich beispielsweise der Kalzium- und Eisengehalt, das Vorkommen von Vitaminen wächst um 200 (Vitamin B1, Provitamin A) bis 500 Prozent (Vitamin B2). Vitamin C ist im rohen Zustand in den wenigsten Saaten und Hülsenfrüchten vorhanden, als Sprossen decken jedoch bereits 100 Gramm gut ein Viertel des täglichen Bedarfs.

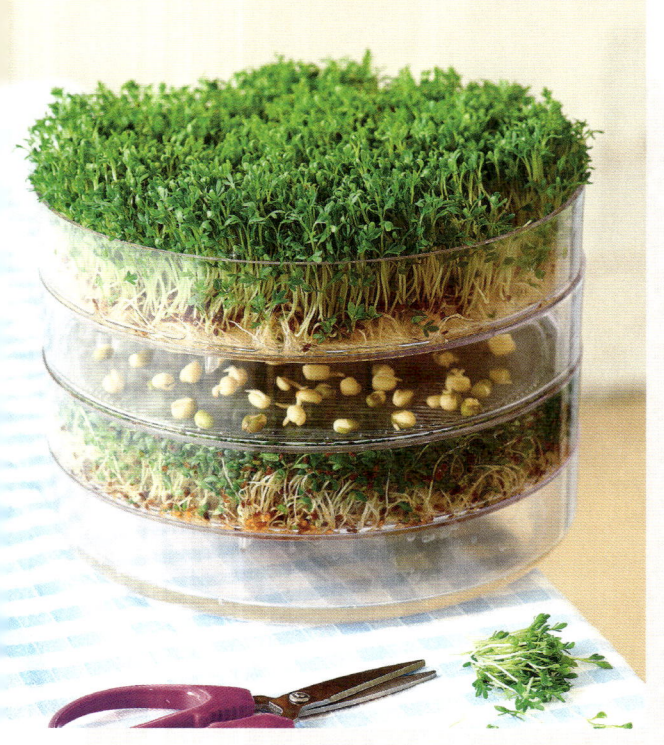

DIE EIGENE SPROSSEN-ZUCHT

Sprossen zu ziehen, ist kinderleicht und kostengünstig. Der Vielfalt ist dabei kaum eine Grenze gesetzt. Alles ist erlaubt von Sprossenklassikern wie Kresse und Alfalfa hin zu Sonnenblumenkernen und Rettich, von Hülsenfrüchten wie Linsen, Soja- und Mungobohnen bis zu Getreide wie Quinoa, Kamut und Weizen.

Durch einiges Ausprobieren können alsbald die Sprossen identifiziert werden, die Ihrem persönlichen Geschmack am meisten entsprechen, sei es pikant oder knackig, zart-mild oder auch nussig. An sich ist jeder Samen, jede Hülsenfrucht und jegliches Getreide keimbar, solange es in guter Qualität vorliegt.

SPROSSEN SIND KLEINE WUNDER!

Mit Sprossen ziehen Sie sich Nahrungsmittel heran, deren Vitamingehalt noch lange nach der Ernte weiter zunimmt. Gerade im Winter verlieren Obst und Gemüse einen beachtlichen Anteil ihrer Vitamine auf dem Weg in unsere Küche. Sprossen aus der heimischen Eigenzucht gewinnen auch noch nach der Ernte im Kühlschrank an Vitaminen, da sie ihren Wachstumsprozess noch nicht abgeschlossen haben.

Und sie sind richtige Muskelprotze! Die meisten Sprossen bestehen zu 20 bis 35 Prozent aus Protein und machen damit dem guten alten Steak ordentlich Konkurrenz. Sprossenprotein kann vom Körper leicht absorbiert werden, sodass eine optimale Eiweißaufnahme gewährleistet ist. Und das alles bei minimalem Kaloriengehalt, hoher Verdaulichkeit und guten Basenwerten. Was könnte man sich (auf dem Teller) mehr wünschen?

DAS KEIMGERÄT

Auch das Keimgerät kann ganz nach den eigenen Wünschen und dem Budget ausgewählt werden. Ein einfaches Einmachglas kann mithilfe eines Seihtuchs oder sauberen Baumwollgeschirrtuchs schnell und kostengünstig in eine kleine Keimfabrik umgewandelt werden. Im Bio-Fachgeschäft sind aber auch mehrstufige Keimgeräte erhältlich, die eine ästhetisch ansprechende Möglichkeit bieten, verschiedene Sprossen zur gleichen Zeit und für die großzügige Verwendung heranzuzüchten.

SPROSSEN SIND KEIN FAST FOOD

Ihre Heranzucht dauert im Durchschnitt drei bis vier Tage. Dafür ist der Aufwand so minimal, dass sie in jeden Zeitplan problemlos integriert werden können. Außer Keimsamen und einem Keimgerät benötigen Sie nur etwas Wasser, Aufmerksamkeit und Liebe fürs Gedeihen.

AUF ZUR KLEINSTEN FARM DER WELT

- Kleine Steinchen und einzelne aufgebrochene Samen entfernen.
- Samen in einem Glas mit der doppelten Menge an Wasser über Nacht quellen lassen. Das Glas dabei mit einem Seihtuch oder Baumwolltuch abdecken.
- Am nächsten Morgen die Samen entweder in das Keimgerät umfüllen oder das Seihtuch mit einem Gummiband am Glas befestigen und das Wasser abgießen. Samen anschließend sofort mit frischem Wasser bewässern. Bei kommerziellen Keimgeräten läuft das Wasser direkt ab, bei der Anzucht in Gläsern müssen diese anschließend umgedreht werden, sodass das Wasser vollständig durch das Tuch abfließen kann. Wichtig ist hierbei nur, das Seihtuch nicht abzunehmen, sondern die Samen stets durch das Tuch hindurch – morgens und abends – zu bewässern.
- Das Keimgerät oder -glas an einem warmen Platz fernab von direktem Sonnenlicht positionieren, regelmäßig wässern.

- Nach ein oder zwei Tagen sollten erste Veränderungen sichtbar werden. Die Keimlinge können nun bereits benutzt werden. Wenn noch etwas Geduld vorhanden ist, dann sollten sie ruhig noch einige Tage zum Wachsen erhalten. Am Ende des Keimprozesses ist es auch möglich, sie für einige Stunden direktem Sonnenlicht auszusetzen, um die Bildung von Chlorophyll zu begünstigen.

ZEIT FÜR ERNTE UND GENUSS

Nach drei bis vier Tagen ist der perfekte Zeitpunkt zur Ernte erreicht, die Sprossen haben ihr maximales Potenzial an Vitalstoffen und Geschmack entwickelt. Getreidekeimlinge wie wilder Reis oder Weizen können meist noch ein, zwei Tage länger gekeimt werden, das erhöht ihre Verdaulichkeit noch weiter.

Integrieren Sie die Sprossen einfach in Salate, Obst- und Gemüsegerichte oder lassen Sie sich vom Rezeptteil (ab Seite 117) inspirieren. Sprossen können zudem für bis zu drei Tage im Kühlschrank in einer geschlossenen Dose gelagert werden, dürfen hierzu aber nicht feucht sein.

HYGIENEMASSNAHMEN BEI DER SPROSSENZUCHT

- Keimgefäße vor dem Gebrauch gründlich mit heißem Wasser reinigen.
- Auf eine gute Luftzufuhr achten, Sprossen niemals in komplett geschlossenen Gefäßen heranzüchten.
- Regelmäßige Wasserzufuhr. Das Wasser muss bei der Pflege der Saat stets vollständig abfließen können.

- Senf- oder Rettichsamen können zu anderen Sorten hinzugefügt werden, sie wirken mit ihrer nachweislich antibakteriellen Wirkung möglichem Bakterienwachstum entgegen.
- Keimgefäße nach dem Keimen mit etwas Essig ausspülen und alle Wurzelhärchen sorgfältig entfernen.

ÖL, ESSIG, NATÜRLICHE WÜRZ- UND SÜSSSTOFFE

Sie verleihen den Mahlzeiten das gewisse Etwas, verfeinern Salate und bringen die perfekte Süße in jeden rohköstlichen Kuchen oder Nachtisch. Öle, frische und getrocknete Kräuter, Gewürze und Süßungsmittel sind die kleinen Helferlein auch in der Rohkost-Küche, die sicherstellen, dass Ihre Gerichte nicht nach Einheitsessen, sondern schlichtweg gut schmecken.

WAS UND WIE VIEL SOLLTE KONSUMIERT WERDEN?

Beim Abschmecken gibt es natürlich keine festen Regeln. Ein jedes Gericht benötigt genau so viel Essig, Öl, Salz, Chili, Ingwer, Agavendicksaft oder Petersilie, wie es Ihr Geschmack vorschreibt. Für manche gehört eine kleine Knoblauchzehe in den Rohkost-Dip, für andere kann es gern eine halbe Knolle sein.

WORAUF SIE BEI KAUF UND LAGERUNG ACHTEN SOLLTEN

In Gewürzmischungen verstecken sich oft künstliche Zusatzstoffe wie der als umstritten geltende Geschmacksverstärker Monosodium-Glutamat. Außerdem werden häufig unnötige Verarbeitungsprozesse angewandt, zum Beispiel starkes Erhitzen bei verschiedenen Ölen. Deshalb sollten Sie auch hier immer sehr genau darauf achten, was Sie in Ihren Einkaufskorb – und damit auch auf Ihren Teller – legen.

ESSIG

Die meisten gesundheitlichen Vorteile bietet Apfelessig, er ist meist auch der einzige, der wirklich roh ist. Durch die Fermentation von Apfelwein

★ APFELESSIG

Um bereits am Morgen den Stoffwechsel und die Entgiftung anzuregen, können Sie einen Monat lang nach dem Aufstehen verdünnten Apfelessig trinken: 2 TL Apfelessig und 1 TL Honig (optional) in 0,3 Liter Wasser einrühren und auf leeren Magen trinken.

entsteht ein Essig, der mit all den Nährstoffen trumpfen kann, die auch Äpfel besitzen. Darüber hinaus wird ihm eine stark heilende Wirkung nachgesagt. Er hilft nicht nur gegen Akne, sondern unterstützt den Körper auch bei der Entgiftung. Getrübter Apfelessig enthält mehr Vitalstoffe als heller, gefilterter.

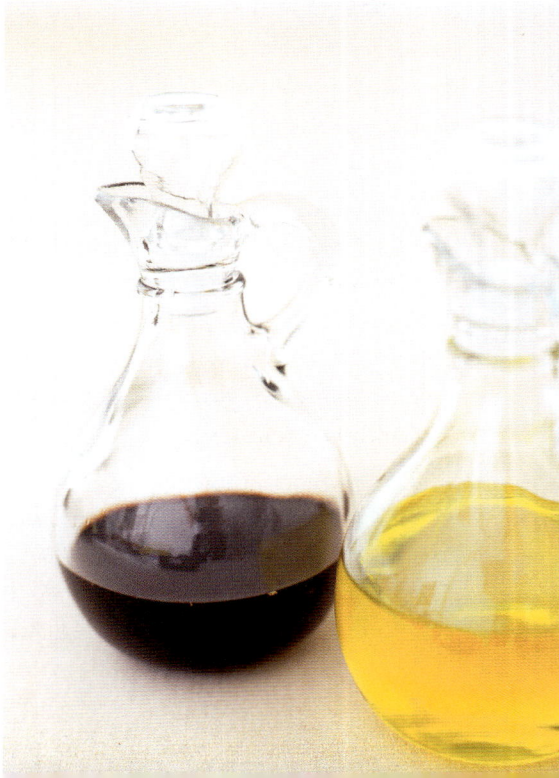

DIE FETTIGEN STARS DER ROHKOST-KÜCHE

- **Olivenöl:** Ein Klassiker in (fast) jeder Küche, ob beim Rohköstler oder der Liebhaberin mediterraner Speisen. Es enthält viele einfach ungesättigte Fettsäuren, die den Cholesterinspiegel senken können. Sie sollten stets dunkle Flaschen kaufen, damit es sich länger hält. Außerdem sollten Sie darauf achten, dass es sich um extra natives Olivenöl handelt.

- **Kokosnussöl:** Dieses Öl ist eine der besten Quellen für mittelkettige Fettsäuren, während die meisten Fettsäuren, die wir konsumieren, langkettiger Natur sind. Kokosöl senkt damit das Risiko für Herzerkrankungen und den Cholesterinspiegel. Außerdem weist es eine hohe Verdaubarkeit auf und ist auch für Menschen mit eingeschränkter Fettverdauung bekömmlich.

  Bei Temperaturen unter 20 Grad wird das Öl fest, es verflüssigt sich jedoch bei Wärme wieder, zum Beispiel im Wasserbad oder in der Sonne. Natives Kokosnussöl ist in Bio-Läden erhältlich.

- **Hanf- und Leinsamenöl:** Reich an Omega-3- und Omega-6-Fettsäuren liefern diese zwei Öle essenzielle Fette, die in unserer Ernährung häufig zu kurz kommen. Hanföl hat einen angenehm nussigen Geschmack, während Leinsamenöl leicht bitter sein kann. Hanföl besitzt eine Haltbarkeit von sechs bis neun Monaten nach Öffnung, Leinsamenöl hält sich nur vier bis acht Wochen. Beide Öle sollten in dunklen Flaschen im Kühlschrank aufbewahrt werden, um Frische zu gewährleisten. Sie sind sowohl online als auch in den meisten Bio-Läden erhältlich.

ÖLE

Raffinierte Öle werden bei hohen Temperaturen von häufig über 200 Grad oder mithilfe von Chemikalien gereinigt, während bei kalt gepressten Ölen durch eine sorgfältige Entfernung von Schalen und Kernen vor dem Pressen eine solche Reinigung nicht notwendig ist. Dadurch bleibt nicht nur ein Mehr an Vitaminen und sekundären Pflanzenstoffen erhalten, sondern auch an Geschmack.

KRÄUTER UND GEWÜRZE

Bei Gewürzen sollten Sie besonderen Wert auf natürliche Inhaltsstoffe legen. Geschmacksverstärker und künstliche Aromen sind unnötig, wenn auf hochwertige Ware gesetzt wird. Wenn Sie die Wahl zwischen getrockneten und frischen Kräutern haben, sollten Sie sich für den frischen Bund entscheiden. Petersilie, Basilikum, Thymian oder Dill können in Töpfen oder Kästen auch auf jedem Küchensims angebaut und dann immer frisch geerntet werden.

SALZ

Um Rohkost zu würzen, ist nicht immer Salz notwendig. Wenn es aber Salz sein soll, sollten Sie unbedingt Meersalz oder Himalaja-Salz verwenden. Herkömmliches Speise- oder Tafelsalz wird in Salzbergwerken abgebaut und raffiniert. Dabei wird es bei über 600 Grad gereinigt, wodurch seine chemische Zusammensetzung verändert wird und zudem die in ihm natürlich enthaltenen Mineralien entfernt oder reduziert werden. Meersalz ist dahingegen natürlich, wird schonend getrocknet und enthält mehr als 70 Spurenelemente, ähnlich wie das beliebte Himalaja-Salz.

Es gibt zudem Alternativen: Nama Shoyu, gewissermaßen die Königin unter den Soja-Saucen,

wäre eine sehr gute Wahl. Sie ist weder pasteurisiert noch erhitzt. Dadurch enthält sie viele Enzyme und Milchsäurebakterien. Sie ist übers Internet sowie in gut sortierten Bio-Läden erhältlich. Alternativ kann aber auch Sojasauce verwendet werden, wobei diese keine Farb- oder Zusatzstoffe enthalten sollte.

Miso-Paste wird aus fermentierten Sojabohnen, Weizen oder Reis gewonnen. Unpasteurisiert ist

ALTERNATIVEN ZU ZUCKER

- **Datteln:** Sie sind ein Paradebeispiel dafür, dass Süßstoffe eine Bereicherung für unsere Ernährung darstellen können. Sie enthalten neben vielen Ballaststoffen auch Eisen, Magnesium, Vitamin B6 und eine Reihe weiterer Vitamine und Mineralien.
- **Rosinen:** Wie Datteln können auch sie als Süßstoff in Rezepten Verwendung finden, bei dem die Zutaten mit Küchenmaschine oder Mixer verarbeitet werden.
- **Agavendicksaft:** Äußerlich ähnelt dieser Extrakt eines mexikanischen Kaktusgewächses flüssigem Honig. Es handelt sich jedoch um ein rein pflanzliches Süßungsmittel mit sehr niedrigem glykämischem Index und somit einer geringeren Auswirkung auf den Blutzuckerspiegel. Da er bei der Gewinnung leicht erhitzt wird, ist Agavensirup nicht zu 100 Prozent roh. Roher Agavendicksaft kann aber bei einigen Rohkost-Anbietern online bestellt werden.
- **Ahornsirup:** Er wird bei der Herstellung weit stärker erhitzt als Agavensirup und ist

gar nicht in roher Qualität erhältlich. Einigen Rezepten gibt er jedoch einen Extra-Kick an Süße und Aroma. Er wird aus dem Saft von Zuckerahorn hergestellt und ist in einigen Supermärkten und Drogerien sowie den meisten Bio-Läden erhältlich.
- **Honig:** Honig ist das einzige tierische Beiprodukt, das auch von einigen Veganern genutzt wird. Er besitzt nicht nur eine ganz eigene Süße, sondern außerdem antibakterielle Eigenschaften, und er stärkt das Immunsystem.
- **Stevia:** Seit seiner EU-Zulassung als Süßstoff Ende 2011 ist Stevia auf seinem Siegeszug nicht aufzuhalten. Die Pflanze wird auch als Honigkraut bezeichnet, denn ihre Blätter besitzen eine ungewöhnlich starke, lakritzartige Süßkraft. Stevia enthält Antioxidantien, aber nahezu keine Kalorien. Darüber hinaus fördert es nicht wie Zucker die Kariesbildung, sondern wirkt antibakteriell im Mund – Süße ohne schlechtes Gewissen in ihrer natürlichsten Form.

sie in Asia- oder Bio-Läden erhältlich. Hefeflocken schließlich geben Gerichten nicht nur eine aromatische Würze, sondern sind darüber hinaus auch Nahrungsergänzungsmittel, da reich an B-Vitaminen, Folsäure, Mineralien und leicht verwertbarem Eiweiß. Erhältlich sind sie in Reformhäusern und Bio-Läden, oft auch als Nährhefe bezeichnet, jedoch nicht mit Bier- oder Fertighefe oder Hefeextrakt zu verwechseln.

SÜSSSTOFFE

Dass Rohkost nicht mit Verzicht gleichgesetzt werden muss, beweist die Fülle an rohköstlichen Desserts und süßen Drinks. Statt Hüftspeck bietet die Rohvolution schamloses Schlemmen voll mit Antioxidantien und Vitaminen. Auch wenn auf Zucker – und ebenso den nicht wirklich rohen Rohrohrzucker – verzichtet wird, gibt es eine Reihe an natürlichen Alternativen (siehe Kasten links).

DIE ELITE: SUPERFOODS

Wäre Superman real, er würde sich von diesen Lebensmitteln ernähren! Superfoods sind pflanzliche Zutaten, die in ihrer natürlichen Form weitaus mehr Vitalstoffe beinhalten als herkömmliche Nahrungsmittel. Es handelt sich bei ihnen um Gesundheitskonzentrate, bei denen Antioxidantien, Vitamine, Mineralien, Aminosäuren und andere gesundheitsfördernde Stoffe in ungewöhnlich hoher Dichte vorkommen. Das macht sie zu einem ganz besonderen Support-Team für Immunsystem und Körper.

WAS UND WIE VIEL SOLLTE KONSUMIERT WERDEN?

Superfoods sind, wie der Name schon suggeriert, kein Alltagsessen. Sie können zwar täglich in den Ernährungsplan eingebaut werden, bilden dabei jedoch nicht die Basis, sondern besser die goldene Spitze. Ein oder zwei Teelöffel eines Superfoods als natürliche Nahrungsergänzung am Tag sind in der Regel ausreichend, um auf lange Sicht alle positiven Effekte dieser Pflanzen auf das Wohlbefinden zu genießen.

ROHER KAKAO

Der ungekrönte Superstar der Rohkost-Szene! Sein einzigartiger Mix an Mineralien, Omega-6-Fettsäuren, Ballaststoffen und weit mehr Antioxidantien als Rotwein oder Grüner Tee ist regelrecht Balsam für Körper und Seele. Der Großteil dieser wertvollen Stoffe geht bei der üblichen Verarbeitung zu herkömmlicher Schokolade jedoch leider verloren.

Ganze Bücher wurden über die außergewöhnliche Wirkung von roher Schokolade auf unser Wohlbefinden geschrieben, als »Nahrung der Götter« wird sie gar bezeichnet. Zu Recht: Die in der Kakaobohne enthaltenen Phenylethylamine, zudem Anadamid und Tryptophan, wirken im Körper ähnlich wie Amphetamine. Und das heißt

---

★

AUCH OHNE KOFFEIN

Als koffeinfreie Alternative zu Kakao kann in Rezepten auch Carobpulver verwendet werden. Während roher Kakao sehr bitter ist, besitzt Carob von Natur aus eine natürliche Süße. Carob wird aus Johannisbrot gewonnen und ist reich an Mineralien. Erhältlich ist es in Bio-Läden und Reformhäusern.

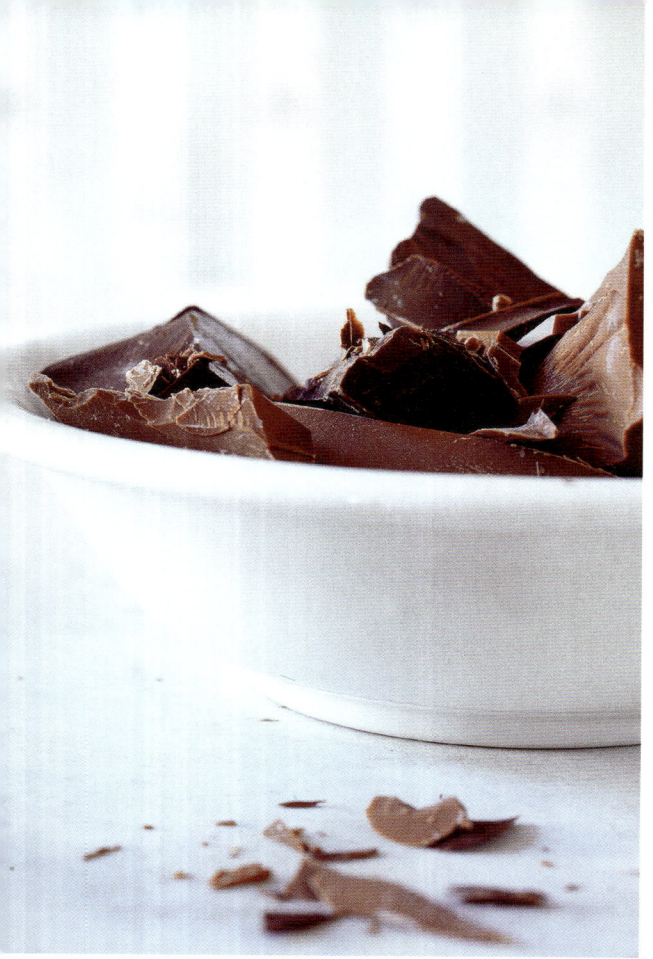

ber bis voller Teelöffel am Tag reichen aus, um herauszufinden, wie Maca auf den Körper wirkt. Bisher ist es nur online erhältlich (Seite 172).

GOJI-BEEREN

Klein, aber oho! Diese Beeren haben aufgrund ihrer Fülle an Nährstoffen und sekundären Pflanzenstoffen einen festen Platz in der Traditionellen Chinesischen Medizin. Die »Frucht des Wohlbefindens« ist reich an Antioxidantien, B-Vitaminen und Vitamin C. Außerdem liefert sie alle essenziellen Aminosäuren und besteht zu etwa 10 Prozent aus Protein. Insgesamt wirkt ihr Vitalstoffmix positiv auf unser Aussehen und unser Immunsystem. Gojis sind in Bio-Läden und Reformhäusern erhältlich.

WEIZEN- UND GERSTENGRAS

Getreidegräser befinden sich in einem Zwischenstadium zwischen Keimling und Ähre. In dieser Form besitzen sie den höchsten Chlorophyll- und Enzymanteil. Forscher haben mehr als 100 Vitalstoffe, Vitamine, Antioxidantien, Enzyme und sekundäre Pflanzenstoffe im Weizengras identifiziert, die unserem Körper zugutekommen. Das Gras besteht außerdem zu gut 20 Prozent aus vollwertigem Protein.

Konsumiert wird es in den meisten Fällen in Form von Saft, da auf diese Weise die kostbaren Inhaltsstoffe am besten vom Körper aufgenommen werden können. Hierzu kann Weizen- oder Gerstengras zu Hause angebaut und anschließend mit einem speziellen Entsafter ausgepresst werden (siehe Kasten).

Man kann aber auch auf pulverisierten Weizen- oder Gerstengrassaft zurückgreifen oder frische Shots in einer Saftbar genießen. Täglich so ein

vor allem eines: Sie steigern unser Glücksempfinden. Der Koffein- und Theobromingehalt wirkt zudem anregend und konzentrationssteigernd, ebenfalls oft wünschenswerte Effekte. Roher Kakao ist in Form von Pulver, ganzen Bohnen und Splittern erhältlich, bisher leider fast nur über das Internet (Seite 172).

MACA

In Pulverform erreicht uns dieses interessante Superfood aus den Anden. Maca ist das perfekte Anti-Stress-Mittel: Es fördert die Regeneration der Nebenniere, des Ortes im Körper, an dem Adrenalin produziert wird. Außerdem wird ihm eine aphrodisische Wirkung nachgesagt. Ein hal-

EIGENE VITALZUCHT

Getreidegräser können leider nicht in Sprossengeräten oder Keimgläsern herangezogen werden, da sie zum Wachstum mehr Nährstoffe benötigen. Im Anbau ähneln sie Katzengras, etwas hochwertige Erde genügt.

Und wer nicht sofort in einen speziellen Entsafter investieren möchte, kann die Gräser auch in einem Standmixer mit etwas Wasser pürieren und anschließend mit einem feinen Seihtuch oder Baumwolltuch den Saft auspressen.

Shot von 2 bis 4 cl beziehungsweise ein Esslöffel Pulver in etwas Wasser aufgelöst, das ist eine ganz besonders gute Alltagskur zur Entgiftung und Revitalisierung des Körpers.

ALGEN

In anderen Kulturen wird die Kraft des Meeres in Algenform seit Jahrhunderten konsumiert. Hierzulande setzen sich Chlorella, Spirulina, AFA-Algen und andere trotz ihres Gesundheitspotenzials nur langsam durch. Sie bestehen zu mindestens 60 Prozent aus vollwertigem Protein und versorgen uns mit allen essenziellen Aminosäuren. Darüber hinaus fungieren sie unter Wasser als Universalreiniger – und steuern diese stark entgiftenden Fähigkeiten auch zu unserer Ernährung bei.

Algen werden meist in Pulverform angeboten. Ein Teelöffel täglich genügt als präventives Mittel, um eine Regeneration auf der Zellebene und Entgiftung von schädlichen Umwelteinflüssen zu ge-

währleisten. Mischen Sie pulverisiertes Spirulina und Co. in ein Glas frisch gepressten Orangensaft, wenn Sie den Eigengeschmack etwas mildern wollen. Erhältlich in vielen Bio-Läden und Reformhäusern sowie auf darauf spezialisierten Websites (Seite 172).

POLLEN UND PROPOLIS

Genau wie Honig sind diese beiden Produkte nicht vegan, besitzen jedoch eine Fülle an gesundheitlichen Vorteilen, die genossen werden können, wenn man das möchte.

Propolis wird auch als Bienen- oder Kittharz bezeichnet. Bienen nutzen es zum Abdichten des Bienenstocks und zur Abtötung von Bakterien und Pilzen. Diese antibakterielle Wirkung hat Propolis auch, wenn wir es äußerlich auftragen, zum Beispiel bei Pickeln oder Wunden, oder innerlich nutzen, zum Beispiel bei Erkältungen oder Darminfektionen. Außerdem stärkt es insbesondere unser Immunsystem.

Blütenpollen sind kleine goldene Körnchen, randvoll mit Energie, Enzymen und Vitaminen. Sie bestehen zu 35 Prozent aus vollwertigem Protein und sind aufgrund ihres hohen Nährwerts die perfekte Begleitung auf Reisen, wenn es schwierig ist, konstant eine nährstoffreiche Ernährung beizubehalten.

Beide Produkte gibt es in vielen Bio-Läden und Reformhäusern. Propolis ist als Pulver, Granulat und Tinktur erhältlich und sollte anfangs gemäß der Packungsinformation genutzt werden. Die Dosierung kann mit der Zeit allerdings langsam gesteigert werden. Gleiches gilt für Blütenpollen, hier können Sie mit einem Teelöffel täglich beginnen. Pollen bitte für die optimale Haltbarkeit im Kühlschrank aufbewahren.

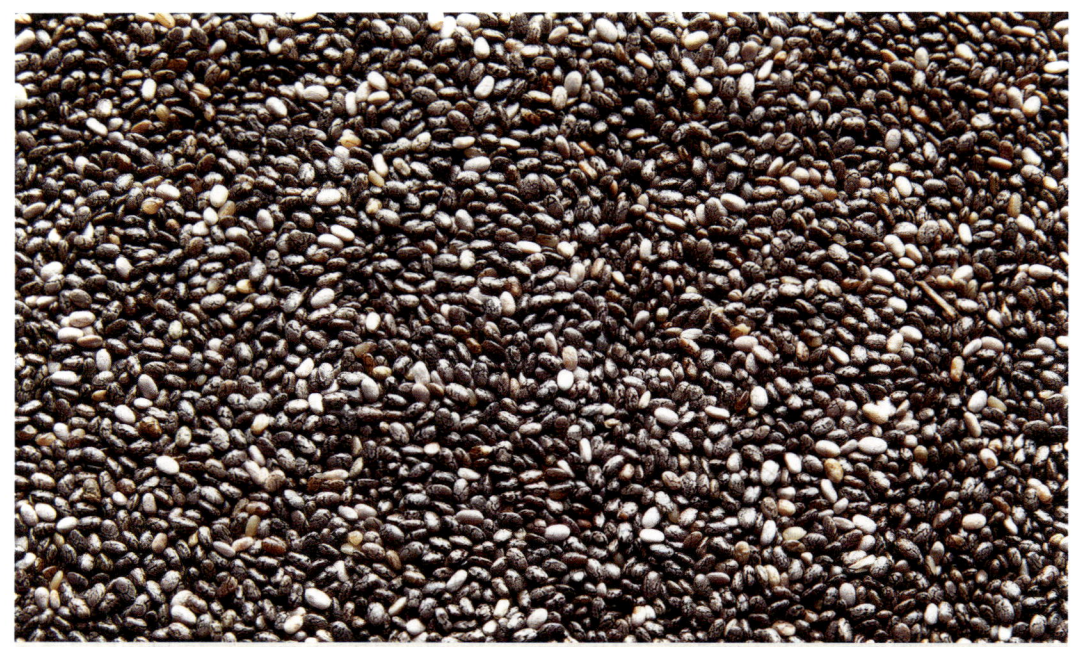

ZEIT ZUM SHOPPEN

– BEZUGSQUELLEN FÜR ROHKOST-LEBENSMITTEL –

Mit der Veränderung Ihrer Ernährung geht natürlich auch ein sich wandelndes Kaufverhalten einher. 80 Prozent der Verkaufsfläche in einem herkömmlichen Supermarkt werden Sie als Rohköstler oder Überwiegend-Rohköstler fortan nicht mehr locken. Darunter fallen die Gänge voller Konserven genauso wie die Süßwarenabteilung. Stattdessen werden Sie Ihren Einkaufswagen vor allem mit Lebensmitteln wie Obst und Gemüse, Nüssen und Samen, Ölen und Kräutern füllen. Doch auch das muss gesagt sein: In vielen Supermärkten ist die Qualität an frischem Obst und Gemüse leider eher unbefriedigend, den Ansprüchen vollwertiger Rohkost wird sie häufig nicht gerecht. Denn unsere Ernährung beruht auf dem Vorhaben, dem Körper die allerbeste und natürlichste Nahrung zukommen zu lassen, damit er sich optimal regenerieren und stärken kann. Deshalb ist bei rohköstlicher Lebensweise die Qualität von Lebensmitteln ja auch so wichtig. Ihr Körper kann nur auf dem aufbauen, was Sie ihm zur Verfügung stellen.

DIE BESTEN ADRESSEN FÜR ROHKOST

Natürlich wissen Sie, wo Sie Ihre Lebensmittel kaufen. Mit der Umstellung auf Rohkost oder zumindest ein deutliches Mehr an Rohkost könnten aber noch einige Adressen interessant für Sie werden, die Sie bislang kaum beachtet hatten.

GEMÜSEHÄNDLER

Hier gibt es zwar primär konventionelles Obst und Gemüse, es ist aber der beste Ort für saisonale Erzeugnisse zum günstigen Preis.

Tipp: Häufig gibt es hier auch arabische und türkische Produkte wie Tahin (Sesammus) oder getrocknete Feigen in guter Qualität.

WOCHENMARKT

Er bietet die Möglichkeit, die Qualität von unterschiedlichen Anbietern direkt zu vergleichen. Oft kann die Ware auch probiert werden.

Tipp: Kurz vor Marktende lassen sich viele Schnäppchen bei konventionellen Produkten wie auch bei Bio-Ware machen.

BIO-LADEN

Meist gibt es hier eine große und frische Auswahl an unbehandeltem Obst und Gemüse, hochwertigem Getreide, Nüssen und Samen. Fast alle Geschäfte bieten eine Vielzahl an regionalen und saisonalen Produkten.

Tipp: Viele Bio-Läden haben wöchentlich wechselnde Angebote an Obst und Gemüse, die sich erheblich auf das Budget auswirken können.

SUPERMARKT, DISCOUNTER

Häufig sind sie die nächstgelegene Einkaufsmöglichkeit und in vielen Fällen auch bei Rohkost für Obst und Gemüse sowie Nüsse und Samen eine sichere und zudem preiswerte Anlaufstelle.

Tipp: Herkömmliche Supermärkte und Drogerien führen immer häufiger auch Bio- und Fairtrade-Produkte zu erschwinglichen Preisen. Sie bieten damit eine gute Möglichkeit, um auch bei kleinem Budget nicht völlig auf Bio-Qualität verzichten zu müssen.

FOOD-COOP

Unter diesem Oberbegriff werden eine Reihe von Gemeinschaftsinitiativen gebündelt, die ähnlich wie eine Genossenschaft strukturiert sind. Ob Mitgliederladen, Selbstversorger-Kooperative oder Einkaufsgemeinschaft, die Teilnehmer werden hier stärker involviert, als man es vom herkömmlichen Einkaufen gewohnt ist.

Obst und Gemüse wird entweder selbst angebaut oder direkt von regionalen Bauernhöfen bezogen und an die Mitglieder verteilt. Coops sind dabei

---

★ NEUSTART

Der erste große Einkauf für die Umstellung auf (mehr) Rohkost kann prima mit dem Ausmisten der Küchenschränke verbunden werden. Wenn es in Ihrem Haushalt niemanden gibt, der Einwand erhebt, stellen Sie die größten Kochverführer in die Speisekammer. Noch besser ist es, sie außer Haus zu verstauen, zum Beispiel an Freunde zu verschenken, die sich darüber freuen. Damit verringert sich die Gefahr, plötzlichen alten Gelüsten nachzugeben.

stets an ökologischen und fairen Herstellungsprozessen interessiert und fördern den sozialen Austausch zwischen den Mitgliedern durch regelmäßige Treffen oder auch die Mitarbeit bei Ernte und Transport.

Tipp: Coops gibt es mittlerweile in allen Regionen. Vergleichen Sie das Gestaltungsprinzip verschiedener Initiativen, um die zu finden, die am besten zu Ihnen passt.

GEMÜSEABO

Ähnlich der Coop wird Ihnen hier wöchentlich eine Zusammenstellung von meist saisonalem Obst und Gemüse geliefert oder zur Abholung bereitgestellt. Häufig werden verschiedene Größen von Gemüsekisten angeboten, sodass vom Single-Haushalt bis zur Großfamilie oder WG jeder ein passendes Angebot findet.

Es entfällt jedoch der soziale Aspekt der Kooperative. Die Produkte werden meist direkt von regionalen Bio-Höfen zusammengestellt, ohne dass der Kunde die Auswahl speziell beeinflussen kann. Es gibt aber mittlerweile auch viele Gärtnereien und Höfe, bei denen man sich detailliert genau das aus dem aktuellen Angebot bestellen kann, was man gerade möchte.

Tipp: Achten Sie darauf, ein Gemüseabo direkt vom Produzenten zu finden, da häufig auch Großhändler online den Versand von Obst und Gemüse bewerben.

HOFLÄDEN UND PFLÜCKFELDER

Ob Sie auf dem Land leben oder ab und zu einen Ausflug ins Grüne planen, Erdbeeren an einem schönen Sommertag direkt vom Feld zu pflücken, ist ein besonderer Spaß für die ganze Familie.

Und wenn die Zeit zum Pflücken fehlt, bieten Hofläden und Direktverkauf eine Alternative, um regionale Produkte direkt vor Ort zu erwerben, während man ein wenig Landluft schnuppert.

Tipp: Landwirtschaft ist trotz aller Technisierung sehr arbeits- und zeitintensiv. Entsprechend haben viele kleinere Bauernhöfe keine Online-Präsenz. In landwirtschaftlich genutzten Regionen lassen sie sich am besten finden, wenn Sie auf Schilder bei Hofeinfahrten achten oder Tipps von Bekannten lauschen.

SPEZIELLE ROHKOST-GESCHÄFTE

In den meisten Großstädten von Berlin bis München etablieren sich zunehmend Unternehmen, die sich allein auf den Verkauf rohköstlicher Genüsse spezialisiert haben oder ihr Sortiment aufgrund der steigenden Nachfrage um eine Rohkost-Abteilung erweitern.

Tipp: Die meisten der ohnehin sehr jungen Rohkost-Geschäfte besitzen eine Website und können leicht online gefunden werden. Häufig können Sie auch über Online-Netzwerke und -Foren nach Tipps für Ihre Region fragen (erste Adressen hier im Buch auf Seite 172).

ONLINEVERSAND

Spezielle Rohkost-Zutaten wie roher Kakao, Maca-Pulver oder Spirulina, aber auch rohe Snacks und Süßwaren sowie ganz spezielle Obst-Exoten können in den meisten Regionen leider nur online bestellt werden.

Tipp: Hier lohnt es, ein wenig Zeit in den Vergleich von Preis und Qualität zu investieren. Erste Anlaufstellen finden Sie auch zu dieser Rubrik im Anhang auf Seite 172.

EIGENANBAU

Mitunter ist es gar nicht nötig, aus dem Haus zu treten, um frische Lebensmittel auf den Tisch zu bringen. Kräuter und Tomaten können in der kleinsten Wohnung angebaut werden, und mit dem Prinzip von Containergärten wird jeder Balkon zu einer Mini-Farm. Und wenn Sie doch mehr Platz benötigen Gemeinschaftsgärten sprießen überall aus dem großstädtischen Boden.

Tipp: Es ist leicht, mit ein paar Kräutersamen und Blumenkästen zu beginnen und sich an Containergärten heranzuwagen, sobald der Gärtnergeist erweckt ist. Gemeinschaftsgärten haben häufig zwei- bis dreistellige Wartelisten, daher sollten Sie hierzu etwas Geduld mitbringen.

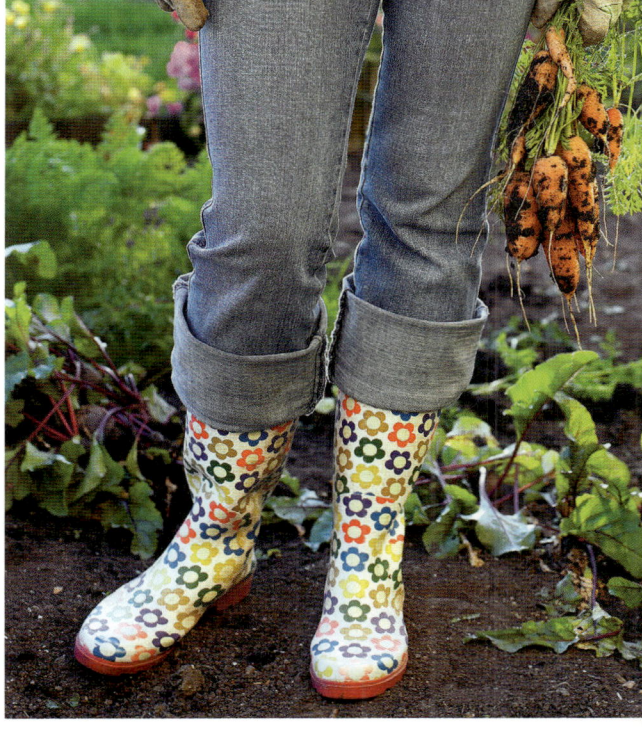

GRATISFOOD: WILDKRÄUTER UND FALLOBSTWIESEN

Vieles, was frei in der Natur wächst, ist nicht nur kostenlos, sondern auch sehr gesund. Selbst vermeintliches Unkraut wie Brennnesseln und Löwenzahn bersten vor Vitalstoffen. Außerdem gibt es selbst in Großstadtnähe verwilderte Streuobstwiesen, Obstalleen und süße Beerenhecken.

Tipp: Die Chance, Ihre Umgebung mit neuen Augen wahrzunehmen! Mittlerweile gibt es auch Websites, auf denen Adressen für die wilde Ernte ausgetauscht werden (Seite 172).

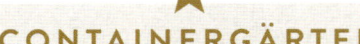

★ CONTAINERGÄRTEN

Bei Containergärten werden Pflanzensamen nur in Gefäßen gesät und nicht direkt in den Boden. Mit dieser Methode können sowohl an Orten, an deren der Boden nicht genügend Nährstoffe enthält, als auch bei Platzmangel die verschiedensten Kräuter- und Gemüsesorten angebaut werden. Auch bei Blumenkästen handelt es sich bereits um eine bewährte Form des Containergärtnerns. Häufig ist jedoch Kreativität gefragt, um vorhandenen Platz optimal zu nutzen. Aus alten Reifen werden dann Spinatboxen, aus ausrangierten Böllerwagen mobile Gemüsekisten und selbst Gummistiefel können zu Kräutertöpfen umarrangiert werden. Wichtig ist nur, die Pflanzen entsprechend ihren jeweiligen Platzbedürfnissen zu pflanzen, auf hochwertige Erde zu setzen und nicht zuletzt Löcher in die Gefäße zu bohren, damit das Wasser ablaufen kann.

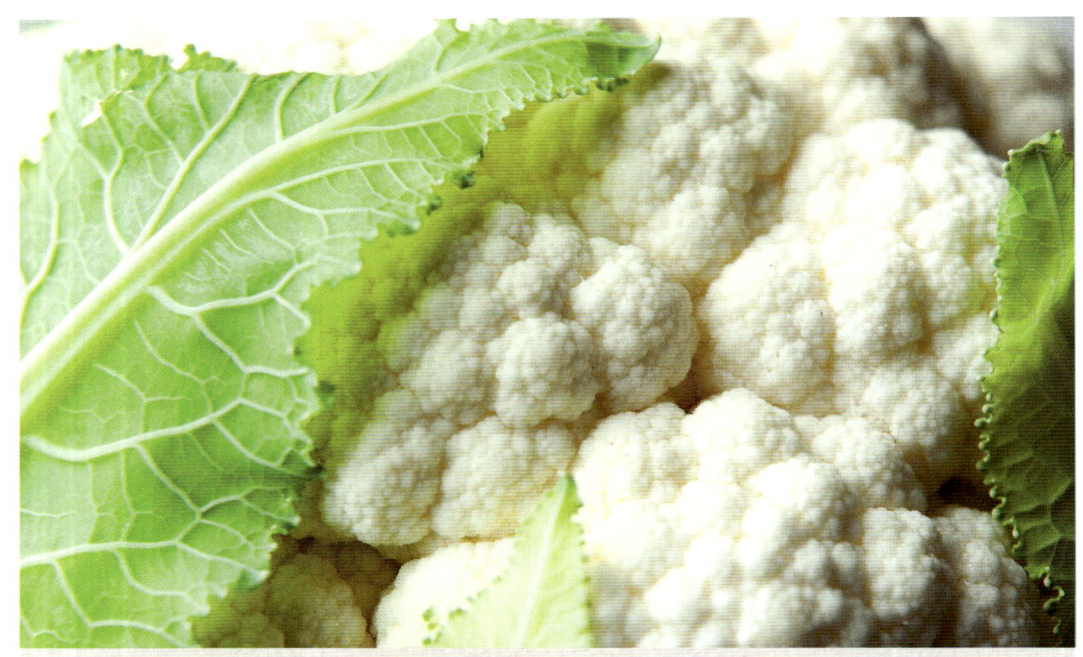

MESSER, MIXER & CO.
– ROHKOST-EQUIPMENT UND -GERÄTSCHAFTEN –

An sich benötigen Sie für Rohkost nur zwei Hände, eine Schüssel, ein Brett und ein gutes Messer. Mit diesen Utensilien allein könnten Sie sich problemlos wochenlang ernähren und eine Fülle an Salaten und einfachen Mahlzeiten gestalten. Aber mit etwas mehr Geräten kommen natürlich auch mehr Freude und Genuss.

Es gibt nicht das »einzig wahre Rohkost-Paradies«, in dem diese Ernährungsform gut praktiziert werden kann. Ein jedes Rohkost-Reich sollte nach den eigenen Wünschen und dem persönlichen Budget gestaltet werden – mit genau den Geräten und kleinen Helfern, die Sie nutzen möchten. Es ist bei der Umstellung überhaupt nicht notwendig, die bisher gebrauchte Küche komplett zu entsorgen. Zeitweilig unbenutzte Küchenutensilien wie Mikrowelle oder auch Waffeleisen können einfach weggeräumt werden. Oftmals erhalten Sie auf diese Weise neue Arbeitsfläche, die es gerade auch in kleinen Küchen ermöglicht, sich ausgiebig den vielfältigsten Rohkost-Zubereitungen zu widmen.

DIE STARS DER ROHKOST-WELT

Es gibt einige Küchengeräte, die nicht nur für viele Rezepte unabdingbar sind, sondern Ihr Leben auch erheblich erleichtern. Gerade hochwertige Geräte halten meist jahrelang, sodass ältere, funktionstüchtige Modelle häufig sogar aus zweiter Hand zum kleinen Preis über Bekannte oder Online-Auktionen bezogen werden können.

KÜCHENMASCHINE

Das vielseitigste Instrument der Rohkost-Küche. Sie schneidet, zerkleinert, vermischt und püriert Obst und Gemüse, verarbeitet Nüsse zu Mus oder Mehl und hackt Kräuter. Ein wahres Allround-Wunder und bei der regelmäßigen Zubereitung von Frischem kaum wegzudenken!

Beim Kauf zu beachten: Wichtig ist vor allem, dass die Maschine robust ist und einen starken Motor besitzt. Halten Sie sich am besten von Küchenmaschinen mit schwer reinigbaren Einzelteilen oder Motoren unter 500 Watt fern.

STANDMIXER

Auch ohne ihn kommt die Rohvolution nur selten aus. Er ist ideal für eher flüssige Zubereitungen wie (grüne oder rein fruchtige) Smoothies, Shakes, Dips, Dressings und Suppen.

Beim Kauf zu beachten: Auch hier gilt es auf einen starken Motor und gute Verarbeitung zu setzen, da Standmixern bei Rohkost mehr abverlangt wird als im Normalgebrauch. Ein geeigneter Standmixer sollte deshalb mindestens 700 Watt und ein Volumen von nicht weniger als einem Liter aufweisen. Wichtig ist, dass er einen Regler besitzt, mit dem verschiedene Geschwindigkeiten eingestellt werden können.

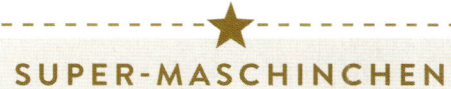

SUPER-MASCHINCHEN

Mit Motoren von etwa 1500 Watt ausgestattet bieten Power-Blender maximale Energie und Lebensdauer. Sie pürieren auch sehr hartes Gemüse wie Rote Bete oder Süßkartoffeln problemlos und verwandeln gefrorenes Obst innerhalb von Sekunden zu cremigen Sorbets. Diese hohe Kraft hat mit rund 600 Euro jedoch auch ihren stolzen Preis.

MESSER UND SCHNEIDEBRETTER

Gerade bei Rohkost können gut geschliffene und perfekt für die jeweilige Aufgabe ausgewählte Messer brillieren. Dabei ist es nicht nötig, einen ganzen Block an Messern zur Verfügung zu haben, zwei bis drei hochwertige Stücke unterschiedlicher Art genügen vollkommen.

Schneidebretter bilden das hölzerne Pendant zum Messer und sollten nur für Obst oder Gemüse verwendet werden, um Bakterienbildung und Geruchsübertragung zu vermeiden.

Beim Kauf zu beachten: Ob Ganzstahl oder Keramik, asiatische oder europäische Machart – die Vorlieben beim Messerkauf sind genauso individuell wie beim Schuh-Shopping. Sinnvoll ist es, mit einem Kochmesser sowie einem großen oder kleinen Gemüsemesser zu beginnen.

Bei Schneidebrettern hat es sich bewährt, auf Holz oder Bambus zu setzen. Da es ein recht weiches Material ist, werden die Messer nicht so stark abgenutzt wie bei Glas und Stein. Außerdem verhindert die im Holz natürlich enthaltene Gerbsäure Bakterienbildung.

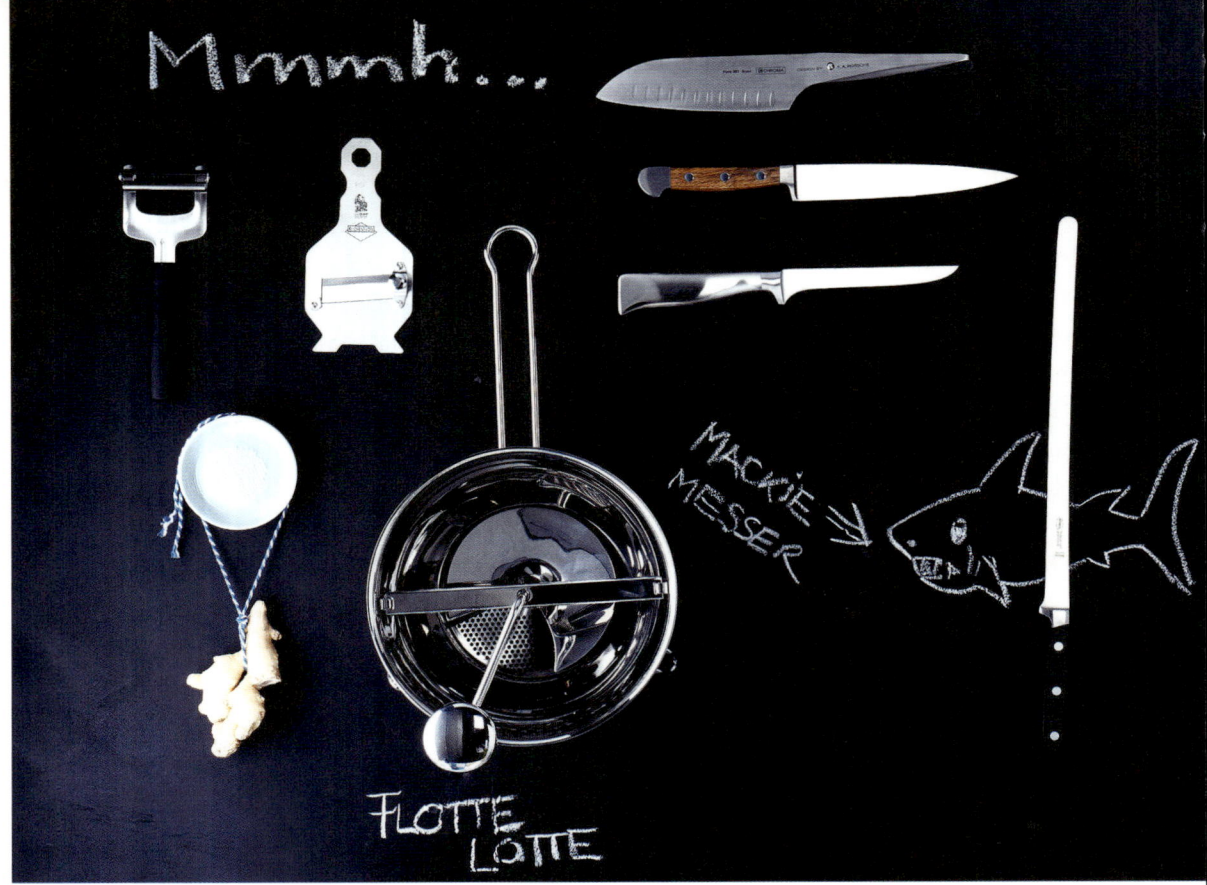

NÜTZLICHE HELFER

Neben dem unbedingt Nötigen gibt es ein paar hilfreiche Utensilien, die die Arbeit in der Rohkost-Küche leichter und kreativer machen können.

STABMIXER ODER PÜRIERSTAB

Günstig in der Anschaffung bietet sich der Pürierstab gerade bei kleinen Mengen für Dips und Dressings sowie bei weicherem Obst und Gemüse zum Zerkleinern an.

Beim Kauf zu beachten: Stufenregelung und Metallkopf zeichnen hochwertige Stabmixer aus.

ENTSAFTER

Er zieht die flüssige Essenz aus Obst, Gemüse und Grünzeug und versorgt Sie im Handumdrehen mit einem vollwertigen Nährstoff-Cocktail.

Beim Kauf zu beachten: Ein guter Entsafter besteht aus wenigen, hochwertig verarbeiteten Einzelteilen, die relativ leicht zu reinigen sind. Er verfügt außerdem über einen starken Motor mit mindestens 700 Watt. Wer nicht sofort in einen Entsafter investieren möchte, kann Obst und Gemüse auch im Standmixer mit etwas Wasser pürieren und anschließend durch ein Seihtuch oder Baumwolltuch pressen.

JULIENNE-SCHNEIDER, SPARSCHÄLER UND GEMÜSEHOBEL

Mit ihnen können Sie dünne Gemüsestreifen unterschiedlicher Breite herstellen.

Beim Kauf zu beachten: Gute Verarbeitung zählt auch hier, nehmen Sie Produkte ohne billiges Plastik oder angeklebte Griffe.

ZITRUSPRESSE

Eine Zitrone fürs Dressing oder eine Limette für das Dessert können leicht mit der Hand ausgepresst werden. Bei größeren Mengen lohnt sich die Anschaffung einer Zitruspresse.

Beim Kauf zu beachten: In der Regel reichen günstige Pressen aus Plastik. Ästhetischer und effektiver, aber auch teurer sind jedoch Pressen aus Stahl. Elektronische Varianten sind höchstens in großen Haushalten angebracht.

MÜHLE ODER MAHLAUFSATZ

Eine der zahlreichen Möglichkeiten, um Nüsse und Samen zu mahlen, ist eine Getreidemühle. Alternativ können Kaffeemühlen beziehungsweise ein Mahlaufsatz für Küchenmaschinen oder Mixer genutzt werden.

Beim Kauf zu beachten: Prüfen Sie zuerst, ob es einen Zusatz für Ihren Mixer oder Ihre Küchenmaschine gibt.

KEIMGERÄT

Mit ihm lassen sich selbst im Winter vitalstoffreiche Sprossen züchten (mehr Info ab Seite 69).

DEHYDRATOR

Er ist das Sinnbild von Gourmet-Rohkost. In seiner Form häufig einem kleinen Ofen ähnelnd, ermöglicht er es, auf mehreren Gittern oder Blechen Obst, Gemüse, aber auch ganze Gerichte schonend zu erwärmen und zu trocknen. Dadurch eröffnet er Rohköstlern eine größere Spannbreite an Zubereitungsmöglichkeiten und erleichtert den Einstieg in die Rohkost, da sowohl Konsistenz als auch Temperatur von gekochter Nahrung hiermit recht gut imitiert werden können. Rohköstliches Brot, Trockenfrüchte, Kekse,

KEIN DÖRRGERÄT?

Sie können zum Trocknen auch eine der folgenden Methoden nutzen.

Backofen oder Mini-Ofen: Stellen Sie den Backofen auf die niedrigste Stufe und lassen Sie die Backofentür eine Handbreit offen. Umluft ist dabei das beste »Backprogramm« zum Dörren, da es die Dehydrierzeit verkürzt. Überprüfen Sie daher regelmäßig den Zustand der trocknenden Nahrungsmittel.

Sonnengetrocknet: Die energieeffizienteste Art des Dörrens. Im Sommer können Sie Ihr Brot einfach in der Sonne dehydrieren. Bei dieser Methode am besten eine feinmaschige Unterlage oder ein Backblech verwenden, damit die Luft gut zirkulieren kann. Legen Sie ein Seihtuch darüber, falls Insekten nahen.

Cracker und Chips – mit diesem Gerät ist allerhand Leckeres möglich.

Beim Kauf zu beachten: Wichtig ist, dass die Temperatur geregelt werden kann und man bei maximal 42 Grad trocknen kann.

EISCREMEMASCHINE

Mit ihr wird Rohkost-Eis besonders cremig und die Herstellung dieses ebenso gesunden und leckeren Desserts zu einem Riesenspaß!

Beim Kauf zu beachten: Achten Sie darauf, dass die Gefrierschüssel vor der Benutzung nicht für mehrere Stunden im Gefrierfach vorgekühlt werden muss. So bleiben Sie spontan.

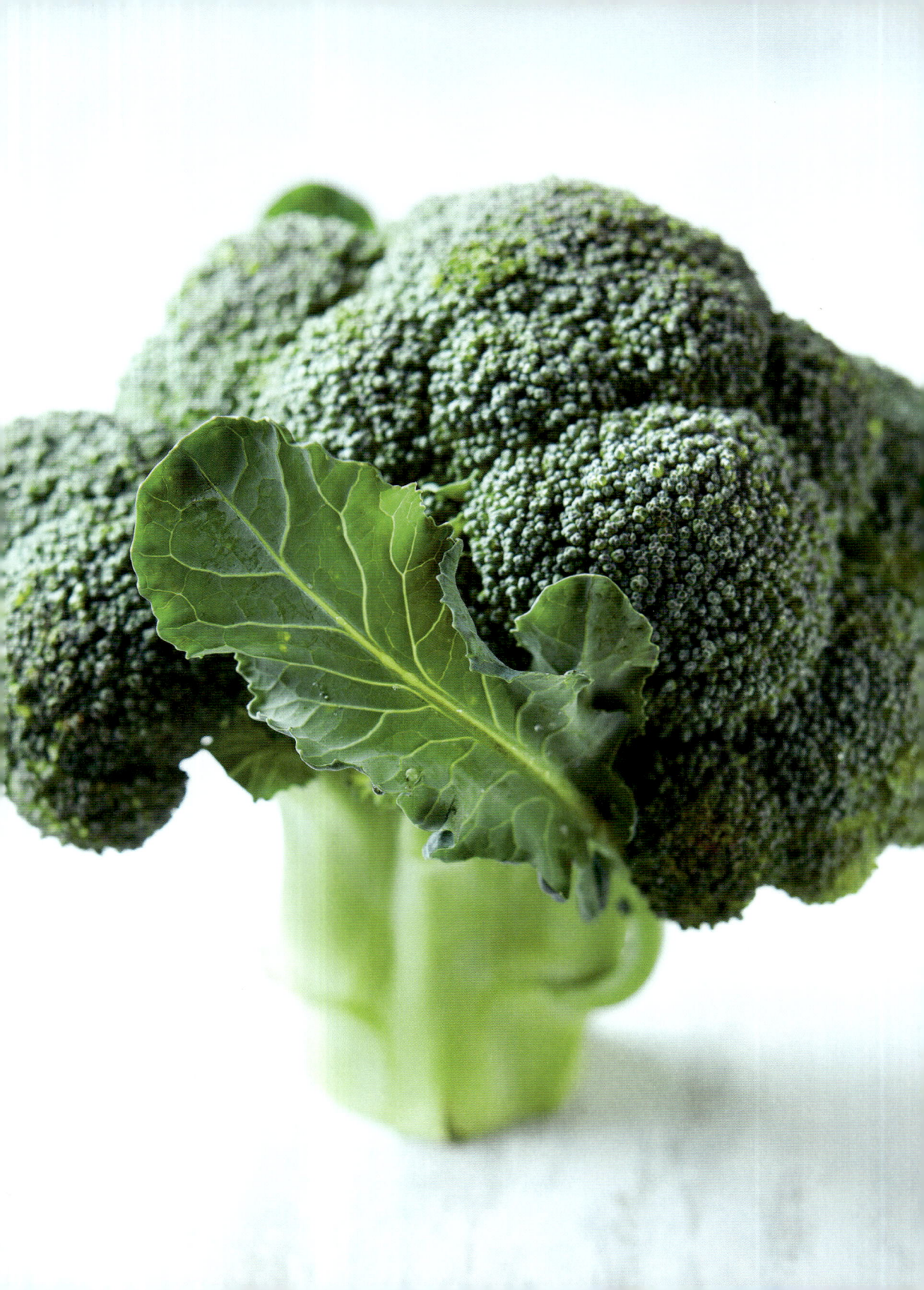

DER SELBST-VERSUCH

– EINSTIEGSPROGRAMME –

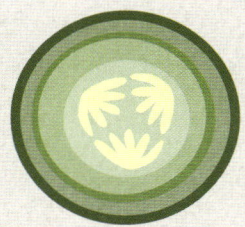

Viele Wege führen nach Rom – und ebenso zur Rohkost. Es gibt weder einen Standardeinstieg noch eine einzige und absolut allgemeingültige Gestaltungsart rohköstlicher Ernährung. Stattdessen gibt es viele unterschiedliche Ansätze, die Sie hin zu mehr Gesundheit, Wohlbefinden und Vitalität führen können. In diesem Kapitel finden Sie die Fahrpläne für einen besonders sanften und genussvollen Einstieg.

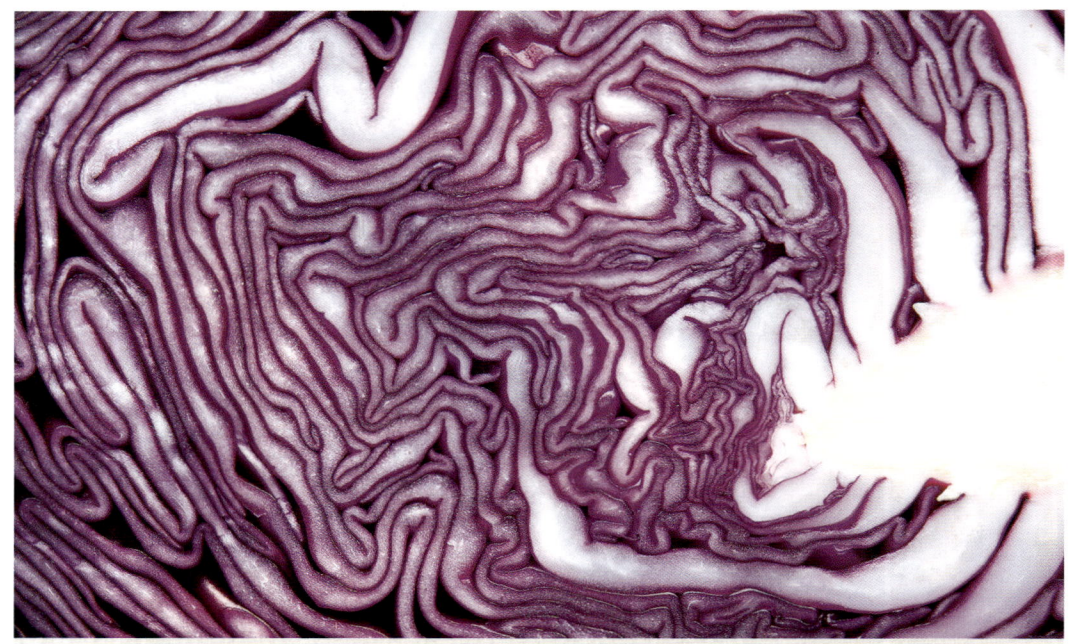

OPTIMALER EINSTIEG
– GLEICH ROH VON NULL AUF HUNDERT? –

Eines zur Entspannung gleich vorweg: Von null auf hundert, das ist nicht unser Herangehen hier. Auf dem ganzheitlichen Weg der Rohvolution sind Extreme nicht nötig. Für einige Rohkost-Interessierte ist zwar ein absoluter Bruch mit bisherigen Lebens- und Ernährungsgewohnheiten die einzige Möglichkeit, sich von destruktiven Verhaltensmustern zu lösen. In der Regel ist es aber wie beim Rauchen: Die absolute Mehrheit ehemaliger Raucher hat sich das Laster graduell abgewöhnt, indem sie ihren Nikotinkonsum all-

mählich reduziert hat. Genau so verhält es sich auch bei Rohkost: Plötzlich zu 100 Prozent roh zu leben, funktioniert nur für die wenigsten. Darüber hinaus wäre ein solch abrupter Übergang auch eine extrem große Herausforderung für den Körper. Schlechte Essgewohnheiten über Jahre, das hinterlässt nun mal Spuren. Häufig kämpft unser Körper aufgrund solcher Essenssünden mit Übersäuerung und Ablagerungen. Die beste Möglichkeit, um ihn dabei zu unterstützen, ist ein allmählicher Übergang zu mehr Rohkost.

DER SANFTE ÜBERGANG

Viele, die sich mittlerweile ganz oder zu großen Teilen rohköstlich ernähren, sind schrittweise dorthin gelangt. Viele haben eine Detoxkur als Ausgangspunkt genommen, um anschließend ihre Ernährung stärker an gesundheitlichen Aspekten als an kurzfristigem Genuss und Gewohnheit zu orientieren. Insgesamt wird hier von vornherein versucht, Gesundheitsentscheidungen mit Freude zu mischen. Da Rohkost so vielfältig gestaltet werden kann, gibt es eine gute Lösung für jeden. Die Rohvolution hilft Ihnen, genau die Variante zu finden, die auf Sie zugeschnitten ist, sei es eine halbe Wassermelone gefolgt von zwei Avocados zum Mittagessen oder ein exklusives Drei-Gänge-Menü aus veganer Rohkost.

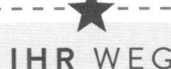

IHR WEG

Eine ausgewogene rohköstliche Ernährung, wie sie mit dem Rohvolutions-Programm praktiziert wird, hält sich von Dogmen fern. Statt starrer Vorgaben betont sie die Rolle individueller Bedürfnisse und Geschmäcker. Dementsprechend gibt es nichts, das per se verboten ist. Bedenken Sie bei jeder Ernährungsentscheidung aber, welche Wirkung sie auf Ihren Körper haben kann. Wer statt des im Programm vorgeschlagenen Salats lieber eine große Portion Pommes und Chicken Wings essen möchte, muss dies allein mit sich selbst und der Verantwortung dem eigenen Körper gegenüber vereinbaren.

NEUE EINSTELLUNG, NEUES ESSENSGEFÜHL

Mehr als alles andere fordert uns Rohkost dazu heraus, uns mit unseren Ernährungsmustern auseinanderzusetzen. Die Entscheidung für eine stark rohköstliche Ernährung geht gegen viele Essensprinzipien, nach denen wir oft seit Jahrzehnten oder gar seit mehreren Generationen leben. Darunter fallen starre Essenszeiten und Portionsgrößen, aber auch die Gestaltung unserer Mahlzeiten, die gesellschaftlich oder familiär etabliert sind. Die Annahme, dass wir immer mindestens eine warme Mahlzeit am Tag brauchen, ist einer dieser Grundsätze, der uns davon abhält, Rohkost eine richtige Chance zu geben.

JA ZU ROHKOST!

Jede unserer Entscheidungen findet ihren Ursprung in einem einfachen Gedanken. Solange Vorbehalte gegenüber Rohkost Ihre Gedanken prägen, werden sie Ihren Einstieg behindern. Statt solche Ängste einfach auszublenden, ist es deshalb wichtig, sich umfassend über Rohkost zu informieren, um ihnen auf diese Weise fundiertes Wissen entgegenstellen zu können – was Sie mit dem Lesen dieses Buches ja bereits tun. Von hier ist es nur noch ein halber Schritt hin zur aktiven Entscheidung. Rohkost sollte dabei als ein Geschenk an uns selbst und unser Wohlbefinden verstanden werden, anstatt sie als eine Form des Verzichts zu missdeuten.

VERÄNDERUNG LEBT VON UNTERSTÜTZUNG

Genauso wenig wie wir im Vakuum leben, findet Essen im luftleeren Raum statt. Beides geschieht im Kontakt mit anderen Menschen, in der Familie, im Freundes- und Kollegenkreis. Dazu kommen verschiedenen Settings, die uns prägen, seien es Arbeit, Geburtstagsfeier oder Sportverein. Entsprechend wichtig ist es, ein fruchtbares Umfeld für Ihre Umstellung zu schaffen.

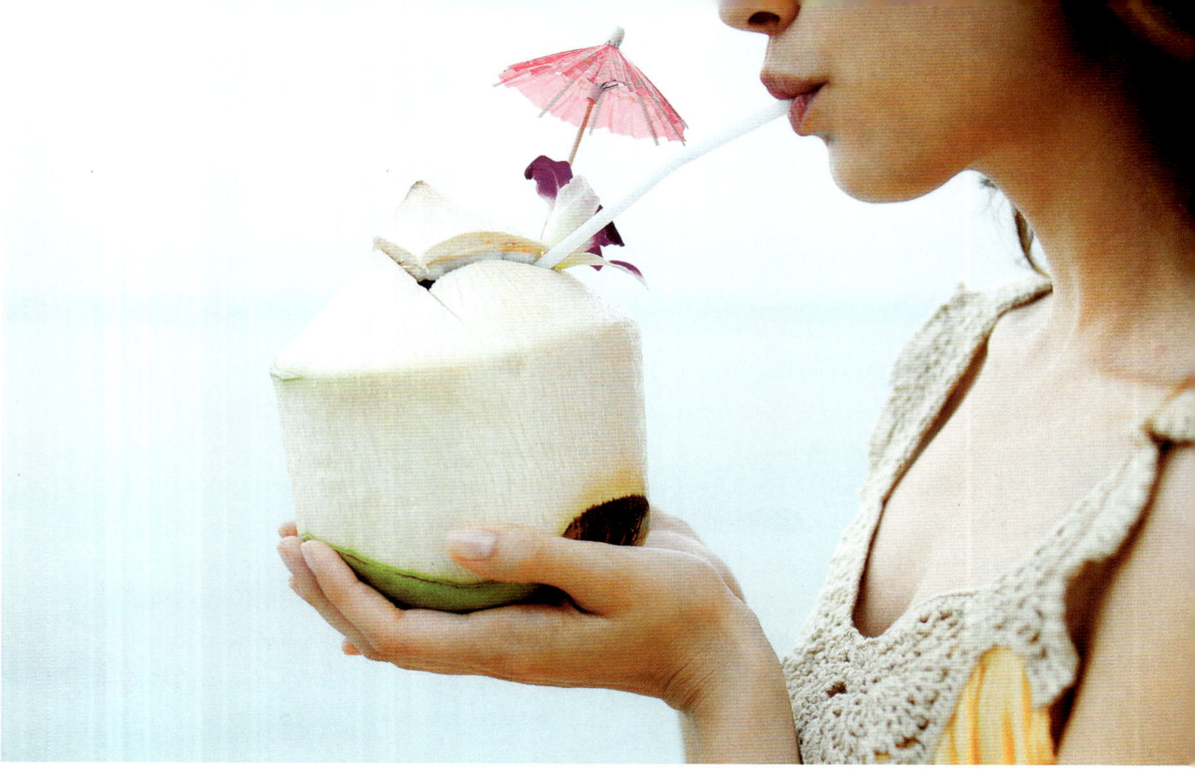

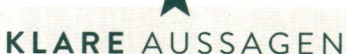

★ KLARE AUSSAGEN

Transparenz und Ehrlichkeit wirken Wunder. Teilen Sie anderen mit, dass Sie sich jetzt stärker rohköstlich ernähren. Geben Sie es auch vor Partys oder Einladungen bekannt. Und bieten Sie im gleichen Atemzug an, einen Rohkost-Kuchen oder -Snack mitzubringen, das macht neugierig und öffnet auch Türen für ungezwungene Gespräche über diesen neuen Lifestyle.

Sie sollten sich bewusst machen, dass die Menschen, die Ihnen nahe sind, alle Ihr Bestes im Sinn haben. Doch nur Sie wissen oder können herausfinden, was genau »Ihr Bestes« eigentlich ist. Wenn Sie klar kommunizieren, dass Sie sich für einen Rohkost-Versuch entschieden haben, dann werden Sie sicherlich die meisten Menschen in Ihrem Umfeld mit Freude und Elan dabei unterstützen.

IST DIE ZEIT JETZT REIF?

Oftmals scheitern Veränderungen in unserem Leben nicht am fehlenden Willen oder Wissen, sondern am falschen Zeitpunkt. Der rohköstliche Start sollte mit Bedacht gewählt werden. Das Rohkost-Experiment in einen bereits zu vollen Terminkalender zu quetschen, kann weiteren Stress verursachen, für die Psyche, unser Zeitmanagement, aber auch unseren Körper.

Im Idealfall sollte es deshalb zu einem Zeitpunkt stattfinden, zu dem Sie genügend Kapazitäten für

DREI SCHRITTE ZUR ROHKOST

Schritt 1: Sagen Sie Ja zu Rohkost und damit zur bewussten Auseinandersetzung mit Ernährung und den ganz individuellen Bedürfnissen Ihres Körpers.

Schritt 2: Binden Sie die Menschen in Ihrem Umfeld ein, indem Sie um Unterstützung bitten. So freuen sich Kinder häufig, wenn sie aktiv am Zubereitungsprozess teilnehmen dürfen, sei es beim Salat zupfen oder Karotten raspeln. Vielleicht hat eine Freundin oder der Partner Lust, Sie einen Tag in der Woche auf dem Rohkost-Abenteuer zu begleiten. Und um den Spaß an der Rohkost mit allen zu teilen: Gestalten Sie doch eine Smoothie-Party für Freunde und Familie!

Schritt 3: Sie kennen sich und Ihre ganz persönlichen Kapazitäten am besten. Wählen Sie einen Zeitpunkt für die Umstellung, der Ihrem Rhythmus entspricht. Wenn möglich und notwendig, nehmen Sie sich eine Auszeit vom Alltag oder gar einen Urlaub, um sich den Einstieg in die Rohkost zu erleichtern.

Veränderung besitzen, sei es aufgrund einer bereits bestehenden Auszeit oder geringer beruflicher und familiärer Belastung.

Natürlich kann die Rohvolution auch in einen eher hektischen Alltag eingebaut werden, denn sie überzeugt gerade durch ihre Alltagstauglichkeit und die Möglichkeit, sie wie maßgeschneidert an die eigenen Bedürfnisse anzupassen. Wichtig ist es jedoch auch dabei, dass Raum dafür geschaffen wird, wahrzunehmen, wie sie auf den eigenen Körper wirkt. Sonst kann eine kurzweilige Detox-Krise in Form von Kopfschmerzen oder schlechter Laune auch leichtfertig als ein Zeichen dafür abgetan werden, dass einem die neue Kost nicht bekommt.

FASTEN ALS IDEALER STARTPUNKT

Ein Leben ohne Pausen ist schwer vorstellbar. Auch der Verdauungsapparat braucht sie. Theoretisch sollte der nächtliche Schlaf genau diese Aufgabe erfüllen: durch eine Pause von der Nahrungsaufnahme auch eine Pause von der Verdauung bieten. In der Praxis ist unser gesamtes körperliches System aber auch die Nacht über damit beschäftigt, nicht nur schwer verdauliche Nahrung, sondern zudem Umwelteinflüsse zu verarbeiten. Das sorgt für ein Ungleichgewicht, aus dem uns eines wieder zurück zur Balance führen kann: das Fasten. Es ist auch der ideale Start einer Ernährungsumstellung auf (mehr) Rohkost.

UNSER KÖRPER IN DER FASTENZEIT

Die Verdauung ist ein tagtäglicher Marathon für unseren Körper. Nach einer schweren Mahlzeit arbeitet der Magen auf Hochtouren und das Herz ist damit beschäftigt, ihn zu unterstützen, indem es mehr Blut in den Magen-Darm-Trakt pumpt. Die Verdauung ist die energieintensivste Funktion des Körpers, und das bekommen wir natürlich vor allem nach schweren Mahlzeiten zu spüren.

Fasten bedeutet eine erhebliche Entlastung für den Körper. Für ein paar Tage wird ihm die Last des Verdauens abgenommen, er kann Rückstände im Darm und Giftstoffe, die sich über die Jahre angesammelt haben, abbauen und seinen Säure-Basen-Haushalt ausgleichen.

GROSSER FRÜHJAHRSPUTZ

Bereits am dritten Fastentag ist das Reinigungsprogramm in vollem Gange: Der Körper richtet seine Enzymaktivität auf die Eliminierung angegriffener, tumoröser, alter oder abgestorbener Zellen und Gewebe. Das ist nicht so brutal, wie es klingt, sondern ein lebenswichtiger Prozess bei der Erneuerung und Heilung des Körpers. Das Resultat: Nur die gesündesten Zellen mit der höchsten Lebensenergie überleben und bilden damit dann natürlich die Grundlage Ihres neuen Körpers. Fasten ist wahrlich ein Neuanfang, selbst auf der Molekularebene!

Fasten ist somit eine Entscheidung für sich selbst, eine Entscheidung dafür, das eigene Wohlbefinden an die erste Stelle zu setzen – auch entgegen

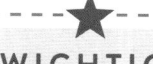

WICHTIG!

Fasten ist eine Methode der Selbstheilung, die für jeden zugänglich, aber dennoch nicht für jeden gesund ist. Schwangere und stillende Frauen, Diabetiker, Menschen mit Essstörungen oder mehr als fünf Kilo Untergewicht sollten vom Fasten Abstand halten. Besprechen Sie sich vorab am besten mit einem Arzt oder Heilpraktiker.

zeitweiligem Unbehagen. Die Fastenzeit bedeutet, heute für morgen und übermorgen zu leben, eine wahre Investition in Ihre Gesundheit.

EINE KURZE FASTEN-ANLEITUNG

Bei der neuen Rohkost geht es stets in erster Linie darum, die eigenen Heilungskräfte zu reaktivieren und ein neues Gefühl für die Bedürfnisse des Körpers zu entwickeln. So gibt es auch beim Fasten keine festen Vorgaben, sondern Anleitungen zur Orientierung, die Sie auf Ihrem Weg positiv begleiten können.

SCHRITT 1: ENTSCHEIDUNG FÜRS FASTEN

Das ist der wichtigste Schritt: sich bewusst für das Fasten entscheiden. Halten Sie an dieser Entscheidung fest, wenn es zu Heilungskrisen wie beispielsweise Kopfschmerzen kommt.

SCHRITT 2: DIE FASTENART WÄHLEN

Es gibt viele Formen der eingeschränkten Nahrungsaufnahme, die ein sanftes Fasten darstellen können. Hierunter fällt das Rohvolutions-Programm (ab Seite 94), der Fokus auf Smoothies und Suppen für eine bestimmte Zeit oder auch das reine Früchteessen. Zum Stillstand kommt der Verdauungsapparat aber erst, wenn der Magen wirklich nichts mehr zu verarbeiten hat. Allein beim Wasser- oder Saftfasten kommt es zur maximalen Entgiftung in kurzer Zeit. Wasserfasten ist die reinste Form des Fastens, bei der nur reines Wasser und heilende Tees zugeführt werden. Beim Saftfasten hingegen stellen frisch gepresste Säfte eine Grundzufuhr an Energie und Vitalstoffen sicher.

SCHRITT 3: DIE KUR GENIESSEN

In der Praxis kann eine solche Zeit zum Beispiel auf die folgende Weise gestaltet werden:

Tag 1: Entlastungstag. Leichte, rein vegetarische Kost. Körper und Geist haben Zeit, sich auf das Fasten einzustimmen.

Tag 2 bis 4: Fastentage. Es gibt Wasser, Kräutertees und selbst gemachte Gemüsebrühe, eventuell frisch gepresste Säfte.

Tag 5 bis 7: Aufbautage. Nach dem Fastenbrechen liegt der Fokus noch eine Zeit lang auf leicht verdaulicher Rohkost, vor allem stark wasserhaltigem Obst und Gemüse.

SCHRITT 4: DEN FASTENERFOLG SICHERN

Gerade die letzte Phase, die Tage nach dem Fastenbrechen, ist für die langfristige Wirkung des Fastens von großer Bedeutung. Je mehr Sorgfalt ihr gewidmet wird, desto tief reichender ist der gesundheitliche Wandel.

Im Idealfall wird Fasten als Neuanfang bei der Ernährung verstanden. Nutzen Sie die Gelegenheit, auf mehr Rohkost umzustellen. Fasten ist dann der Beginn eines gesunden Prozesses, bei dem der Körper zurück zu seinem Gleichgewicht und auch Idealgewicht findet.

DIE 10 BESTEN TIPPS FÜR WAHREN ERFOLG

- **Vor dem Fasten Darmentleerung:** Mit Glaubersalz oder einem Klistiergerät kann man es rasch hinter sich bringen.
- **Wasser, Wasser, Wasser:** Unbedingt zwei bis drei Liter täglich.
- **Saft nach Augenmaß:** 0,75 bis 1 Liter sind als Orientierungspunkt ratsam.
- **Grüne Säfte mit Superpower:** Grünzeug ist Ihr bester Freund! In flüssiger Form und am besten ergänzt durch entgiftende Heilpflanzen wie Brennnesseln, Löwenzahn, Weizengras oder Bärlauch.
- **Kreativität:** Säfte allein aus Früchten oder Gemüse sind von ihrer Wirkung effektiver, oftmals ist eine Mischung jedoch schmackhafter – beispielsweise Brennnesseln mit Ananas und etwas Ingwer.
- **Do it yourself:** Die ganze Vitalkraft von rohem Obst und Gemüse befindet sich nur in frisch gepressten Säften.
- **Saft wird gekaut:** Das Kauen erhöht die Verwertbarkeit, da im Speichel entsprechende Enzyme vorhanden sind.
- **Saft- statt Kaffeefilter:** Frisch gepresster Saft enthält noch Ballaststoffe aus dem Fruchtfleisch. Sie würden die Verdauung wieder in Gang setzen, was zu Fastenzeiten natürlich nicht erwünscht ist. Daher: Säfte durch ein feines Sieb gießen.
- **Bewegung:** Sie regt den Stoffwechsel an, verbessert die Sauerstoffversorgung und die Durchblutung und damit die Entgiftung. Wanderungen, Spaziergänge und Schwimmen sind ideal.
- **Fasten ist keine Wissenschaft:** Gestalten Sie die Fastenzeit so, wie es Ihnen am meisten Spaß macht. Und wenn es einen Tag mal nicht so gut läuft: Haben Sie Geduld mit sich selbst. Sie sind auf dem Weg, und der Weg ist das Ziel.

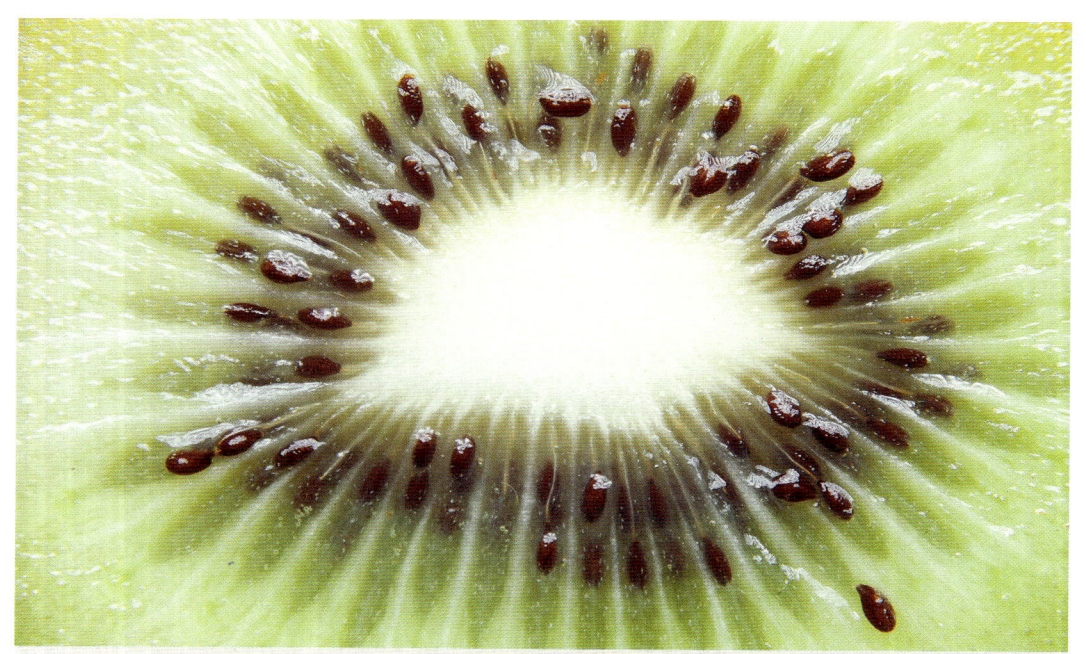

ROHVOLUTION-TIME
– DIE BEIDEN EINSTIEGS-PROGRAMME IM ÜBERBLICK –

Auch wenn Sie nicht direkt fasten wollen – die Rohvolution beginnt natürlicherweise mit einer Phase der inneren Reinigung und Entgiftung. Im Folgenden lernen Sie zwei Programme kennen, die Sie genau dabei unterstützen. Schließen Sie eines davon an die Fastenkur an oder starten Sie gleich damit zu Ihrem gesünderen Lebensgefühl. Wer sich eine Express-Entgiftungskur wünscht oder einen vorsichtigeren ersten Einblick in ein Rohkost-Leben sucht, für den wurde ein einwöchiges Detox-Programm entwickelt. Für all diejenigen, die dabei auf den Geschmack kommen oder sich genügend Zeit wünschen, um tiefergehende Veränderungen in Gang zu setzen, kann das 21-tägige Lifestyle-Programm empfohlen werden, das auf dem Detox-Programm aufbaut. Insgesamt liegt der Fokus im Detox-Programm auf Entgiftung und der Begleitung beim Einstieg in ein Leben mit überwiegend Rohkost. Im Lifestyle-Programm werden die Grundbausteine um mehr Praxiserfahrung, Tiefe und Freude an bewusstem Leben und Essen ergänzt.

SIEBEN ODER 21 TAGE?

Einen ersten Test, wie Ihnen Rohkost gefällt, bietet das Kurzprogramm. Eine Woche lang geht es um Entgiftung und Neubeginn. Wenn Sie dann Lust auf Mehr bekommen haben, kann es weitergehen. Eine neue Praxis benötigt 21 Tage, um wirklich zur Gewohnheit zu werden. Deshalb können Sie auf den Erfolgen der Detox-Woche aufbauen und zwei Wochen dranhängen. Die Übersichten ab Seite 100 bieten dabei auch einen Entlastungs-, einen Fasten- und wenn Sie wollen, einen Tag in der Natur.

DAS FESTE FUNDAMENT

Ein paar Regeln machen die Rohvolution zu dem, was sie ist: eine gesunde, nachhaltige und genussvolle Ernährungsumstellung.

Die Zwei-Drittel-Regel

Es gibt keine Rohvolution ohne Rohkost! Deshalb sollte sie mindestens zwei Drittel der Ernährung ausmachen. Das lässt Raum für gekochte Schlemmereien und erschließt zugleich all die gesundheitlichen Vorteile.

Rohes Obst und Gemüse: die große Mehrheit

Einen Tag ohne frisches Obst, Gemüse und grünes Blattgemüse gibt es in der Rohvolution nicht. Diese drei Elemente sollten unbedingt die Basis Ihrer Ernährung bilden.

Wasser, Wasser, Wasser

Allein dadurch, dass Sie alle möglichen Limonaden, Energy-Drinks und gesüßten Fruchtnektar durch Wasser, Kräutertees, Smoothies und frische Säfte ersetzen, tun Sie Ihrem Körper einen riesigen Gefallen. Während der Rohvolution gilt auch für unterwegs: Nicht ohne meine Wasserflasche! Trinken Sie reichlich.

Keine künstlichen Zusatzstoffe

Idealerweise verzichten Sie während des gesamten Rohkost-Experiments auf jegliche Fertigkost und bestreiten auch den Kochanteil allein durch natürliche Zutaten: Gedünstetes Gemüse und vollwertiges Getreide sowie Hülsenfrüchte stehen auf dem Speiseplan und sorgen für schmackhafte Abwechslung.

Zeit zum Reflektieren

Eine bewusste Auseinandersetzung mit dem eigenen Körper und dem Verhältnis zu Essen ist eine unabdingbare Komponente des Detox-Programms. Nehmen Sie sich Zeit für sich selbst und das Wahrnehmen Ihrer Bedürfnisse. Ein Tagebuch kann dabei helfen (Seite 98).

VERÄNDERBARE BAUSTEINE

Die folgenden Parameter können Sie nach Ihren individuellen Wünschen ganz flexibel handhaben, so wie es Ihnen guttut.

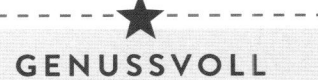

GENUSSVOLL

Das Programm enthält auch gekochtes beziehungsweise gedünstetes Gemüse. Wenn Sie das Gefühl haben, dass eine rein rohköstliche Ernährung die bessere Entscheidung für Sie persönlich ist, steht es Ihnen natürlich frei, auch die gekochten Mahlzeiten durch Rohes zu ersetzen.

Anteil von Roh- zu Kochkost

Die Zwei-Drittel-Regel legt ein Minimum an Rohkost fest, nach oben sind keine Grenzen gesetzt. Wenn Sie einen Tag mal versuchsweise voll auf Rohkost setzen möchten, nur zu. Auch die abendlichen Kochvorschläge sollen als Anregung dienen, die Ihnen genügend Freiraum lässt. Bemühen Sie sich, auch bei der gekochten Nahrung auf tierische Produkte zu verzichten, da diese Säurebildner die positive Wirkung des Programms behindern würden.

Menü-Ablauf

Die Idee hinter der Menügestaltung ist es, schwer verdauliche Mahlzeiten nicht während der produktivsten Phase am Tag zu essen (Seite 60). Stellen Sie Mahlzeiten jedoch um, wenn Ihr Alltag es erfordert. Gleiches gilt für einzelne Mahlzeiten: Wenn Sie Nüsse nicht vertragen oder partout keinen Brokkoli mögen, ersetzen Sie das Ungeliebte durch Rohkost aus derselben Kategorie, die Ihnen Freude bereitet.

Portionsgrößen

Portionsvorgaben werden Ihnen im Rohvolutions-Programm nicht konstant mitgeliefert. Denn sie tragen nicht dazu bei, dass Sie lernen, auf die Signale Ihres Körpers zu hören, sondern schreiben Ihnen einen willkürlichen Standard an Essensmengen vor. Sie haben aber keinen Standardkörper, sondern individuelle Bedürfnisse. Mengenangaben sind als Richtwerte zu verstehen, Ihr Körper ist die Autorität.

Die Rezepte ab Seite 117 sind in etwa für zwei (große) Portionen konzipiert. Wenn Sie jedoch niemand auf dem Rohkost-Abenteuer begleitet, können Sie die Mengen halbieren.

Superfoods

Es empfiehlt sich, das Rohvolutions-Programm um Superfoods zu ergänzen. Abgesehen von Weizengras und Goji-Beeren wurden sie nicht in das tägliche Programm integriert, da ihr Preis abschreckend wirken könnte. Wer aber entdecken möchte, wie sich Superfoods auf das Wohlbefinden auswirken, findet einen Überblick ab Seite 75.

Kaffee, Alkohol und Tabak

Sie profitieren am meisten, wenn Sie für die Dauer des Programms auf diese Energiefresser verzichten. Versuchen Sie zumindest, Ihren gewohnten Konsum zu reduzieren, ohne dass es sich zu restriktiv anfühlt. Doch genießen Sie das Glas Rotwein oder den Espresso mit vollen Zügen, wenn Sie sich bewusst dafür entscheiden!

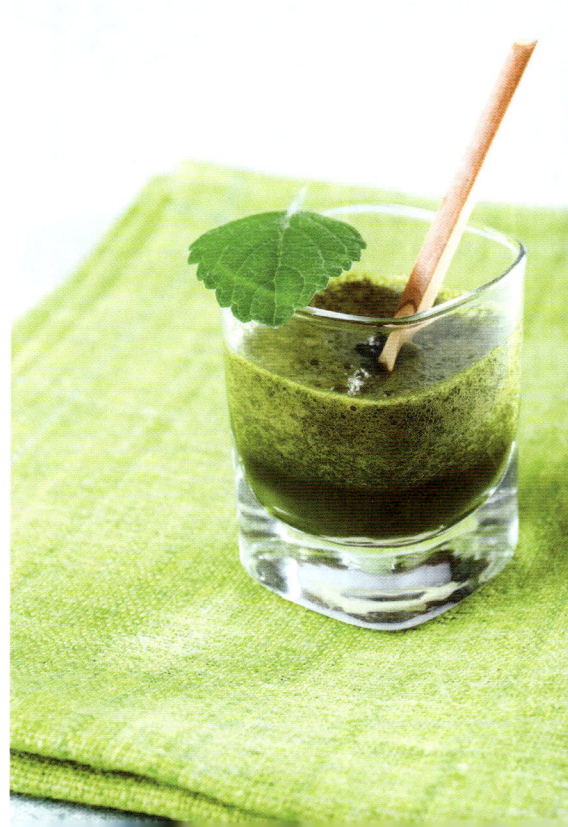

VORRÄTE UND FRISCHES

Es lohnt sich, vor Beginn des Rohvolutions-Programms viele der länger haltbaren Lebensmittel auf Vorrat zu kaufen. Mit einer Speisekammer voller Rohköstlichkeiten haben Sie selbst bei großem Hunger oder quälendem Appetit keine Ausrede mehr, um zu Fast Food oder Fertigmahlzeiten zu greifen. Hier eine Basis-Auswahl:

NÜSSE, SAMEN UND TROCKENFRÜCHTE

- Mandeln, Haselnüsse, Walnüsse, Cashews
- Rosinen, getrocknete Aprikosen, Datteln, Feigen, Mangos, Ananas
- Sonnenblumenkerne, Sesam, Leinsamen, Hanfsamen

ZUM KEIMEN

- Dinkel, Quinoa, Hafer, Buchweizen und Linsen, außerdem Mungobohnen und/oder Alfalfasamen

SÜSSUNGSMITTEL

- Agavensirup, eventuell Honig
- Stevia
- Rosinen oder Datteln

GEWÜRZE, ESSIG UND ÖL

- Extra natives Olivenöl, Hanf- oder Leinöl
- Apfelessig
- Senf
- Nama Shoyu oder Sojasauce, Misopaste, Nori-Blätter

- Meersalz oder Himalaja-Salz
- Frische Pfefferkörner, Cayennepfeffer, Currypulver, Zimt
- Knoblauch, Chilischoten, Ingwer
- Frische Vanillestangen, Carob- oder rohes Kakaopulver

SUPERFOODS

- Weizengraspulver oder frisches Weizengras
- Goji-Beeren
- Spirulina (optional)

GEMÜSE

Möglichst regelmäßig frisch einkaufen sollten Sie auf dem Wochenmarkt, im Bio-Laden oder Supermarkt Gemüse wie beispielsweise:

- Spinat, Salatköpfe
- Brokkoli, Karotten, Champignons, Stangensellerie
- Avocados
- Tomaten, Paprikaschoten
- Kohlköpfe (Rot-, Weiß-, Grün-, China- oder Spitzkohl)
- Kräuter wie beispielsweise Basilikum, Petersilie, Minze, Dill, Rosmarin

OBST

Möglichst regelmäßig frisch einkaufen sollten Sie auch Obst wie zum Beispiel:

- Zitronen, Orangen
- Äpfel, Bananen
- Beeren, Weintrauben

KÖRPER, GEIST UND SEELE

Machen Sie aus der Rohvolution eine persönliche Gesundheitsrevolution, bei der Sie Freude, Vitalität und Wohlbefinden wieder auf den Thron setzen! Das heißt natürlich auch, dass Sie nicht bei einer Veränderung der reinen Ernährungsgewohnheiten stehen bleiben.

MEHR ALS NUR ESSEN

Die beiden Rohvolutions-Programme beruhen auf der Tatsache, dass körperliches Wohlbefinden nicht von geistiger und seelischer Ausgeglichenheit getrennt werden kann, wie nicht zuletzt die Auswirkung von Stress auf den Säure-Basen-Haushalt des Körpers belegt. Deswegen sollten Sie die ein oder drei Wochen – je nach Programm – nutzen, um nicht nur gesünder zu essen, sondern auch körperliche Bewegung und geistige Auseinandersetzung mit dem Körper ins Alltagsgeschehen zu integrieren.

KÖRPERLICH-SEELISCHE AKTIVITÄTEN

Die Rohvolution gelingt umso besser, wenn Sie sich genussvolle Aktivitäten gönnen, und das möglichst täglich. Die Auswahl ist riesig: Spaziergänge, Bergtouren, Walken, Joggen, Yoga, leichtes Hanteltraining, Tanzen, Schwimmen, alles, was Ihnen und Ihrem Körper Freude macht.

MORGENS TROCKENBÜRSTEN

Tägliches Trockenbürsten sollte ebenfalls ein fester Bestandteil des Rohvolutions-Programms sein. Es erweitert die entgiftende Kraft des Tagesmenüs. Beim Trockenbürsten wird für etwa 10 bis 15 Minuten in Kreisbewegungen und immer zum Herzen hin über den gesamten Körper gestrichen. Beginnen Sie an den Füßen und arbeiten Sie sich über Schenkel, Hände, Arme, Bauch, Brustkorb und Rücken mit kräftigen, aber schmerzfreien Bewegungen den gesamten Körper entlang. Abgestorbene Hautzellen werden hierbei entfernt und die Durchblutung sowie das gesamte Nerven- und Lymphsystem angeregt.

NOTIZEN MACHEN

Als ganzheitliches Programm lädt Sie die Rohvolution ein, sich auch nach innen zu wenden und zu reflektieren, wie es Ihnen geht – momentan, während der Kur und allgemein im Leben. Es ist daher empfehlenswert, in dieser Zeit ein Tagebuch zu führen. Notieren Sie, was Ihnen auffällt, was Ihnen Freude macht oder eher Kummer, wie Sie sich fühlen und wie Ihnen die Rohkost be-

★

TIPPS ZUM BÜRSTEN

Trockenbürsten Sie stets vor, nicht nach dem Baden oder Duschen. Nutzen Sie die Bürste mit ihren Naturborsten außerdem nur zum Trockenbürsten, nicht zum Waschen oder bei Saunagängen. Lassen Sie irritierte oder wunde Hautstellen sowie Ihr Gesicht aus.

kommt. Im Anschluss an die sieben oder 21 Tage können Sie diese Gewohnheit auch gern fortsetzen, um eine Auseinandersetzung mit Ihrem eigenen Wohlbefinden, Ihren Bedürfnissen und Wünschen im Alltag zu etablieren. Die Notizen können Ihnen in Zukunft auch als Erinnerung daran dienen, wozu Sie mit Willenskraft und der

bewussten Entscheidung für Ihre Gesundheit fähig sind. Gerade in Zeiten, in denen sich schlechte Gewohnheiten wieder stärker durchsetzen wollen, können die Tagebuchaufzeichnungen als Motivation für ein gesundes Leben dienen.

VITALITÄTSRATING

Beenden Sie Ihre Tage mit einem Vitalitätsrating, das Ihnen ermöglicht, die Entwicklung Ihres Wohlbefindens über die Dauer des Rohkost-Experiments zu verfolgen. Bewerten Sie auf einer Skala von 1 bis 10, wie vital Sie sich an diesem Tag fühlen. Für diesen Wert können Sie Energielevel, Gesundheitszustand, emotionales Befinden, innere Zufriedenheit und Ausgeglichenheit berücksichtigen. Das Rating hilft Ihnen auch herauszufinden, wovon Ihr Level an Vitalität am meisten beeinflusst wird. Ihr Tagebuch und die Übersichten ab Seite 100 werden dann zu einem hilfreichen Kompass.

★

FRAGEN AN SICH SELBST

Tägliche reflexive Fragen helfen Ihnen, sich mit Ihrem Wohlbefinden in einem größeren Rahmen zu beschäftigen. Fragen gibt es dabei unendlich viele:

- Zum Programm selbst: Was sind Ihre Hoffnungen und Ängste für den Rohkost-Versuch? Was ist Ihr langfristiges Ziel für Ihren Körper? Wie fühlt es sich an, auf Laster zu verzichten oder den Konsum stark zu reduzieren? Fällt Ihnen das schwer? Was macht Ihnen Freude, was schmeckt Ihnen? Welche Art von Kochnahrung fehlt Ihnen? Ist es echter

physischer Hunger oder eher Heißhunger in einer spezifischen Situation, zum Beispiel Fernsehen, Stress oder Frustration?
- Allgemein zu Ihrem Leben: Was sind die Glücklichmacher, was die Energiefresser in Ihrem Alltag? Welche Dinge, Personen, Aktivitäten und Situationen bereiten Ihnen Freude, welche laugen Sie eher aus und tun Ihnen nicht gut?
- Und gegen Ende: Was nehmen Sie aus der Rohvolutions-Zeit mit? Welche Praktiken und Essgewohnheiten möchten Sie beibehalten und langfristig leben?

DETOX-PROGRAMM

★

TAG 1

VORBEREITUNGEN

50 g Buchweizen, 50 g Dinkel sowie 4 EL Mungobohnen zum Keimen einweichen; 1 Handvoll Nüsse nach Wahl einweichen.

VITALITÄTSRATING

1 bis 10
absolutes Tief bis
absolutes Hoch

FRÜHSTÜCK	Zitronenwasser (Saft einer Zitrone auf einen halben Liter Wasser). Anschließend Bärensnack (Seite 125).
MITTAG	Eine Variante der Rohkost-Pasta mit Pesto (Seite 152), dazu ein »Do it yourself«-Salat (Seite 147).
ABENDESSEN	Gedünstetes Gemüse (zum Beispiel 1 Zucchini und 3 Karotten) mit Rohkost-Pesto vom Mittagessen. Bei großem Hunger gekochtes Getreide als Beilage (zum Beispiel Quinoa oder Wildreis).
SNACKS	Obst (zum Beispiel 3 Äpfel und 2 Bananen), Trockenfrüchte (zum Beispiel 1 Handvoll Rosinen und getrocknete Aprikosen). Bei großem Hunger zwischendurch 1 Avocado oder 1 Smoothie. Eventuell 1 Weizengras-Shot.

TAG 2

VORBEREITUNGEN

Morgens Einweichwasser der Sprossen abgießen und Sprossen zum Keimen befeuchten. Ebenfalls Einweichwasser der Nüsse abgießen, Nüsse abspülen. Ananas-Sorbet zubereiten (Seite 163). Abends Sprossen frisch befeuchten.

VITALITÄTSRATING

1 bis 10
absolutes Tief bis
absolutes Hoch

FRÜHSTÜCK	Zitronenwasser (wie Tag 1), anschließend Grüner Obstsalat (Seite 127).
MITTAG	Borschtsch (Seite 140), dazu ein »Do it yourself«-Salat (Seite 147).
ABENDESSEN	Gedünstetes Gemüse (zum Beispiel 1 Stange Lauch, 200 g Champignons und 3 Karotten) mit Gemüse-Hummus (Seite 134) und grünem Salat. Bei großem Hunger gekochte Linsen oder Kichererbsen als Beilage. Ananas-Sorbet.
SNACKS	Obst (zum Beispiel 2 Birnen, ⅓ Ananas und 1 Banane), eingeweichte Nüsse. Bei großem Hunger zwischendurch 1 Avocado oder 1 Smoothie. Eventuell 1 Weizengras-Shot.

TAG 1 BIS 4

TAG 3

VORBEREITUNGEN

Sprossen zum weiteren Keimen morgens und abends erneut befeuchten. Abends 1 Handvoll Nüsse nach Wahl einweichen.

VITALITÄTSRATING

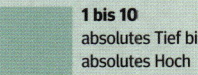

1 bis 10
absolutes Tief bis
absolutes Hoch

FRÜHSTÜCK	Zitronenwasser (wie Tag 1). Anschließend Leichte Apfel-Sellerie-Creme (Seite 131) mit einer Handvoll Buchweizensprossen als Topping.
MITTAG	Curry mit Blumenkohlreis (Seite 155).
ABENDESSEN	Gemüse-Stir-Fry, zum Beispiel 1 Paprika, 2 Möhren, ½ Zucchini und ½ Kopf Chinakohl in 1 EL Öl anbraten, mit Sojasauce, 1 EL Honig, etwas Knoblauch und Chili abschmecken, dazu Linsen und 1 Handvoll Dinkelsprossen, zudem Grüner Salat mit Dressing nach Wahl (ab Seite 144). Green Monster (Seite 164).
SNACKS	Obst (zum Beispiel 200g Erdbeeren, ¼ Wassermelone und 1 Banane), Trockenfrüchte (zum Beispiel 1 Handvoll getrocknete Mango). Bei großem Hunger zwischendurch 1 Avocado oder 1 Smoothie. Eventuell 1 Weizengras-Shot.

TAG 4

VORBEREITUNGEN

Morgens Sprossen zum weiteren Keimen befeuchten. Spitzkraut für Gemüse süß-sauer marinieren (Seite 156). Abends 50 g Dinkel sowie 4 EL Mungobohnen zum Keimen einweichen.

VITALITÄTSRATING

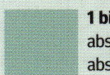

1 bis 10
absolutes Tief bis
absolutes Hoch

FRÜHSTÜCK	Apfelessig-Drink (2 TL Apfelessig und optional 1 TL Honig zu 1 Glas Wasser hinzufügen). Dann 1 Glas reines Wasser. Obstsalat aus klein geschnittenem Obst nach Wahl, mit Agavensirup gesüßt und Leinsamen sowie Rosinen garniert.
MITTAG	Gemüse süß-sauer (Seite 156).
ABENDESSEN	Gedünstetes Gemüse (zum Beispiel 150 g Brokkoli und 100 g Champignons). Dazu Salat aus den restlichen Sprossen, Gurkenscheiben und grünem Salat oder Spinat sowie Honig-Senf-Dressing (Seite 146). 1 Handvoll Trockenfrüchte.
SNACKS	Obst (zum Beispiel 3 Nektarinen und 4 Pflaumen), eingeweichte Nüsse, Gemüsesticks (zum Beispiel Sellerie oder Mangold) und Glücklichgrüner Dip (Seite 133). Bei großem Hunger 1 Avocado oder 1 Smoothie.

DETOX-PROGRAMM

★

TAG 5 — Entlastungstag

VORBEREITUNGEN

Morgens Einweichwasser der Sprossen abgießen und Sprossen zum Keimen befeuchten, abends ebenfalls. Vor dem
Schlafengehen eventuell Glaubersalz gemäß der Packungsan-
leitung einnehmen, um das Detox-Potenzial des morgigen
Fastentags voll auszuschöpfen.

VITALITÄTSRATING

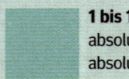

1 bis 10
absolutes Tief bis
absolutes Hoch

FRÜHSTÜCK	Apfelessig-Drink (wie Tag 4). 1 grüner Smoothie, zum Beispiel Hulk (Seite 124).
MITTAG	Spargelsalat (Seite 151).
ABENDESSEN	Würzige Tomatensuppe (Seite 142). Dazu grüner Salat mit Dressing süß-sauer (Seite 144).
SNACKS	Obst (zum Beispiel 2 Birnen, 200 g Erdbeeren und ⅓ Ananas). Bei großem Hunger zwischendurch 1 Avocado oder 1 Gurken-Kiwi-Smoothie (Seite 124). Eventuell 1 Weizengras-Shot.

TAG 6 — Fastentag

VORBEREITUNGEN

Sprossen morgens und abends frisch befeuchten.

VITALITÄTSRATING

1 bis 10
absolutes Tief bis
absolutes Hoch

FRÜHSTÜCK	Apfelessig-Drink (wie Tag 4).
ÜBER DEN TAG VERTEILT	Trinken Sie ausschließlich frisch gepresste Säfte, entweder aus Ihrer eigenen Küche oder aus einer Saft-Bar. Lassen Sie sich bei der Menge von Ihrem Hunger und Durst leiten, 1 bis 2 Liter Saft sind ideal. Dazu reichlich Wasser.
MÖGLICHES SAFTMENÜ	Morgens 1 großes Glas »Klarheit und Energie« (Seite 119). Zwischendurch ein doppelter Weizengras-Shot. Mittags »Saft der wilden Kerle« (Seite 120). Abends »Purple Rain« (Rezept auf Seite 119). Wenn Sie aus gesundheitlichen Gründen nicht fasten sollten, ergänzen Sie die Säfte um Smoothies und Obst.

TAG 5 BIS 7

TAG 7

VORBEREITUNGEN

Morgens und abends Sprossen befeuchten. Für das drei-
wöchige Programm: Abends 50 g Buchweizen, 100 g Dinkel
sowie 4 EL Mungobohnen oder Alfalfa zum Keimen einweichen. 100 g Haselnüsse und 50 g Cashews einweichen.

VITALITÄTSRATING

1 bis 10
absolutes Tief bis
absolutes Hoch

FRÜHSTÜCK	Zitronenwasser (wie Tag 1). Wake-Up-Salat (Seite 130).
MITTAG	Salat aus reichlich Spinatblättern, Mungobohnensprossen, 1 geschnittenen Tomate und ein paar Gurkenscheiben. Dressing nach Wahl (ab Seite 144).
ABENDESSEN	1 Avocado, gedünstetes Gemüse (zum Beispiel 300 g Rosenkohl und 2 rote Paprika) und Dinkelsprossen. Beerenstarke Mangocreme (Seite 164).
SNACKS	Obst (zum Beispiel 200 g Kirschen, 2 Äpfel und 2 Bananen), Gemüsesticks (zum Beispiel Kohlrabi) und Bollywood-Guacamole (Seite 132). Bei großem Hunger zwischendurch 1 Smoothie. Eventuell 1 Weizengras-Shot.

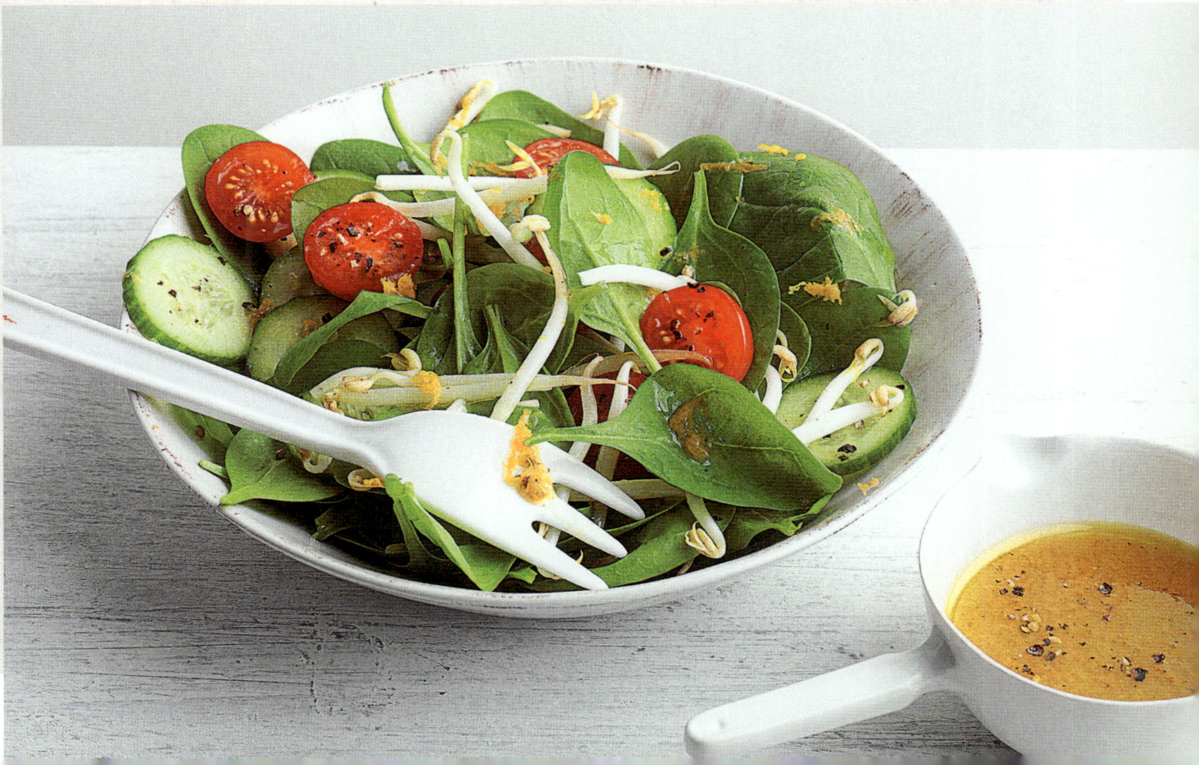

LIFESTYLE-PROGRAMM

- - - - - - - - - - - - - - - ★ - - - - - - - - - - - - - - -

TAG 8

VORBEREITUNGEN

Morgens Einweichwasser der Sprossen abgießen und Sprossen zum Keimen erneut befeuchten. Einweichwasser der Nüsse ebenfalls abgießen und Nüsse abspülen. Abends Sprossen frisch befeuchten; zudem 80 g Hafer einweichen.

VITALITÄTSRATING

1 bis 10
absolutes Tief bis
absolutes Hoch

FRÜHSTÜCK	Zitronenwasser (wie Tag 1). Pina Rohlada (Seite 125).
MITTAG	Blumenkohl-Misosuppe (Seite 143), dazu ein »Do it yourself«-Salat (Seite 147).
ABENDESSEN	Gemüsepfanne (zum Beispiel mit Zucchini, Champignons und Paprika) und Couscous, dazu ein grüner Salat mit Avocado-Dressing (Seite 144).
SNACKS	Obst (zum Beispiel 3 Pfirsiche, ½ Honigmelone und 1 Banane), Goji-Energiebällchen (Seite 167). Bei großem Hunger zwischendurch 1 Smoothie. Eventuell 1 Weizengras-Shot.

TAG 9

VORBEREITUNGEN

Morgens und abends Sprossen befeuchten. Abends zudem 100 g Mandeln einweichen.

VITALITÄTSRATING

1 bis 10
absolutes Tief bis
absolutes Hoch

FRÜHSTÜCK	Apfelessig-Drink (wie Tag 4). Dann Bananen-Haferbrei (Seite 126).
MITTAG	Zucchini-Cannelloni (Seite 159), dazu ein grüner Salat mit Dressing nach Wahl (ab Seite 144).
ABENDESSEN	Sauerkraut und Kartoffeln, dazu den Glücklichgrünen Dip (Seite 133).
SNACKS	Obst (zum Beispiel 4 Pflaumen, 2 Äpfel und 1 Banane), Goji-Energiebällchen (Seite 167), Bei großem Hunger zwischendurch 1 Avocado oder 1 Smoothie. Eventuell 1 Weizengras-Shot.

TAG 8 BIS 11

------------- ★ -------------

TAG 10

VORBEREITUNGEN

Morgens und abends Sprossen befeuchten. Morgens 100 g Kichererbsen, abends 100 g Cashews einweichen.

VITALITÄTSRATING

1 bis 10
absolutes Tief bis
absolutes Hoch

FRÜHSTÜCK	Apfelessig-Drink (wie Tag 4). Dann Bärensnack (Seite 125) mit 1 Handvoll Buchweizensprossen garniert.
MITTAG	Fischfreundliches Sushi (Seite 157), Salat aus 2 geraspelten Karotten und Kürbiskern-Orangen-Vinaigrette (Seite 145).
ABENDESSEN	Gedünstetes Gemüse (zum Beispiel 300 g Spinat und 100 g Champignons) mit eingeweichten und dann gekochten Kichererbsen.
SNACKS	Obst (zum Beispiel 2 Birnen, 1 Mango und 2 Bananen), 1 kleines Stück dunkle Schokolade (maximal 30 g). Bei großem Hunger zwischendurch 1 Avocado oder 1 Smoothie. Eventuell 1 Weizengras-Shot.

TAG 11

VORBEREITUNGEN

Wieder die Sprossen versorgen. Abends 80 g Quinoa sowie 4 EL Mungobohnen oder Alfalfa zum Keimen einweichen. Zudem 200 g Mandeln einweichen.

VITALITÄTSRATING

1 bis 10
absolutes Tief bis
absolutes Hoch

FRÜHSTÜCK	Apfelessig-Drink (wie Tag 4). Dann Grüner Obstsalat (Seite 129) mit Sprossen.
MITTAGESSEN	Würzige Tomatensuppe (Seite 142) mit restlichen Sprossen als Topping. Rohkost-Pasta und Pesto nach Wahl (Seite 152).
ABENDESSEN	Zucchini-Pfanne, 2 Zucchini mit 1 EL Öl in der Pfanne anbraten, mit etwas Knoblauch, Chili, Salz und Pfeffer abschmecken, dazu Couscous und 1 Handvoll Sprossen. Himmlische Apfelecken (Seite 171).
SNACKS	Obst (zum Beispiel 4 Orangen, 2 Sharon und 1 Banane), Trockenfrüchte (zum Beispiel 1 Handvoll getrocknete Aprikosen und Feigen). Bei großem Hunger zwischendurch 1 Avocado oder 1 Smoothie. Eventuell 1 Weizengras-Shot.

LIFESTYLE-PROGRAMM

---------------------------------★---------------------------------

TAG 12

VORBEREITUNGEN

Wieder die Sprossen versorgen. Abends zudem 250 g Leinsamen, 200 g Cashews und 200 g Mandeln einweichen.

VITALITÄTSRATING

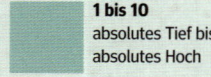

1 bis 10
absolutes Tief bis
absolutes Hoch

FRÜHSTÜCK	Zitronenwasser (wie Tag 1). Dann Mandelmilch (Seite 122) und 2 Bananen.
MITTAGESSEN	Lady in Red – Fruchtiger Feldsalat (Seite 148).
ABENDESSEN	Gedünsteter Brokkoli mit gekochten Kartoffeln oder Süßkartoffeln. Grüner Salat mit Dressing nach Wahl (Seite 144). Chia-Pudding mit restlicher Mandelmilch (Seite 163).
SNACKS	Obst (zum Beispiel 3 Äpfel und 500 g Trauben), Gemüsesticks (zum Beispiel Rettich) und Gemüse-Hummus (Seite 134). Bei großem Hunger zwischendurch 1 Avocado oder 1 Smoothie. Eventuell 1 Weizengras-Shot.

Rohkost-Party   TAG 13

VORBEREITUNGEN

Wieder die Sprossen versorgen. Die Supercracker für die nächsten Tage zubereiten (Seite 138). Abends 60 g Buchweizen einweichen.

VITALITÄTSRATING

1 bis 10
absolutes Tief bis
absolutes Hoch

FRÜHSTÜCK	Zitronenwasser (wie Tag 1). Dann Hulk (Seite 124).
MITTAG	Dreierlei gefülltes Gemüse (Seite 154).
ABENDESSEN	Feiern Sie Ihren bisherigen rohvolutionären Erfolg mit Freunden und Familie – mit Rote Bete-Carpaccio (Seite 136), Wohlfühl-Lasagne (Seite 160) und Kirsch-Mohn-Eis (Seite 163) sind das beste Party-Menü.
SNACKS	Obst (zum Beispiel 3 Äpfel, 200g Erdbeeren und 1 Banane), Trockenfrüchte (zum Beispiel 1 Handvoll getrocknete Ananas und Rosinen). Bei großem Hunger zwischendurch 1 Avocado oder 1 Smoothie. Eventuell 1 Weizengras-Shot.

TAG 12 BIS 14

★

TAG 14

Ausflug in die Natur

VORBEREITUNGEN

Wieder zweimal die Sprossen versorgen. Abends 50 g Buchweizen, 80 g Linsen sowie 4 EL Mungobohnen zum Keimen
einweichen.

VITALITÄTSRATING

1 bis 10
absolutes Tief bis
absolutes Hoch

FRÜHSTÜCK	Zitronenwasser (wie Tag 1). Dann Kirsch-Schokoladen-Mousse (Seite 128).
MITTAG	»Do it yourself«-Salat (Seite 147) mit den restlichen Sprossen (ideal auch zum Mitnehmen auf einen Ausflug – Dressing dann separat einpacken). Dazu Supercracker.
ABENDESSEN	Gedünsteter Spinat mit Mungobohnensprossen und Sonnenblumenkernen, Couscous als Beilage; Goji-Energiebällchen (Seite 167).
SNACKS	Obst (zum Beispiel 5 Aprikosen, ⅓ Ananas und 2 Bananen), Supercracker nach Wahl. Bei großem Hunger zwischendurch 1 Avocado oder 1 Smoothie. Eventuell 1 Weizengras-Shot.

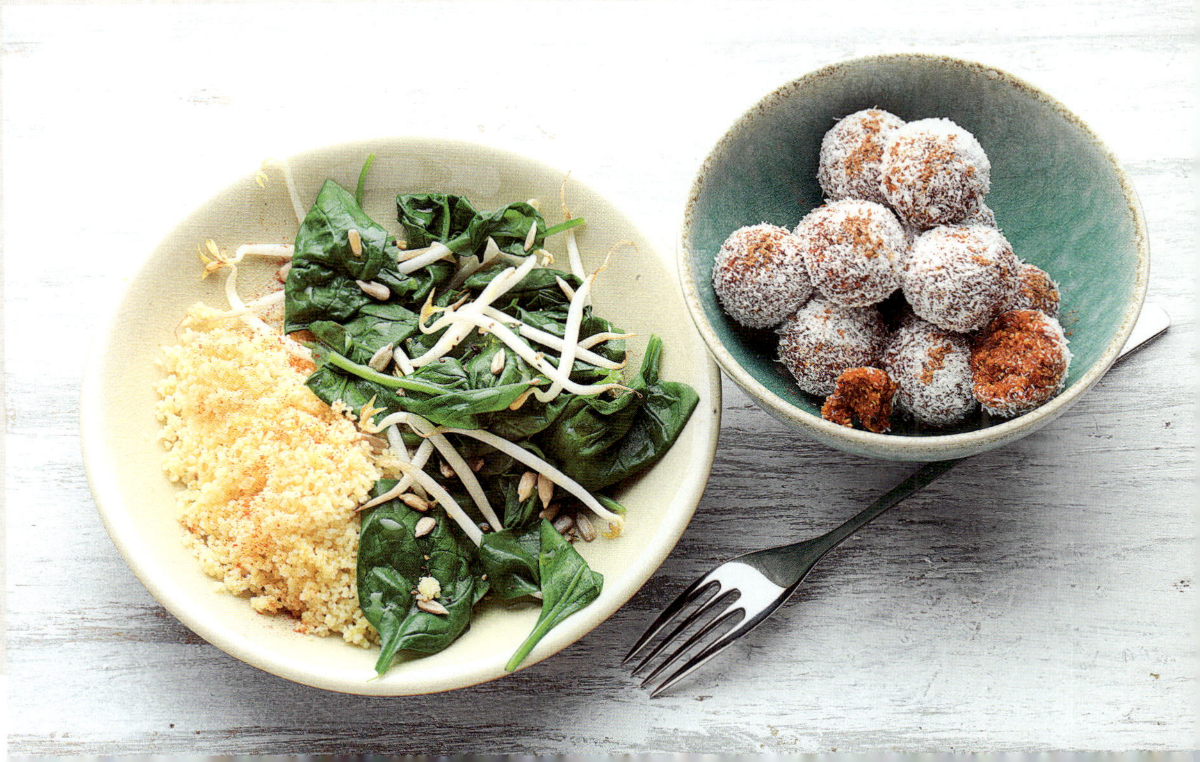

LIFESTYLE-PROGRAMM

--------------------------- ★ ---------------------------

TAG 15

VORBEREITUNGEN

Wieder die Sprossen versorgen. Abends außerdem
150 g Pistazien einweichen.

VITALITÄTSRATING

1 bis 10
absolutes Tief bis
absolutes Hoch

FRÜHSTÜCK   Zitronenwasser (wie Tag 1). Dann Pina Rohlada (Seite 125).

MITTAGESSEN Schlemmer-Wraps (Seite 161).

ABENDESSEN Gemüse-Eintopf mit Linsen und Supercrackern.

SNACKS   Obst (zum Beispiel 2 Birnen, 200 g Litschis und 2 Bananen), 1 Stück dunkle
Schokolade (maximal 30 g). Bei großem Hunger zwischendurch 1 Avocado
oder 1 grüner Smoothie. Eventuell 1 Weizengras-Shot.

TAG 16

VORBEREITUNGEN

Wieder die Sprossen versorgen. Früh oder vormittags
das Ananas-Sorbet zubereiten (Seite 163). Abends dann
200 g Cashews einweichen.

VITALITÄTSRATING

1 bis 10
absolutes Tief bis
absolutes Hoch

FRÜHSTÜCK   Zitronenwasser (wie Tag 1). Dann Leichte Apfel-Sellerie-Creme (Seite 131) mit
Buchweizensprossen.

MITTAGESSEN Portobelli mit Pistazienfüllung (Seite 135), dazu Spargelsalat (Seite 151).

ABENDESSEN Rohköstlicher Borschtsch (Seite 140), etwas gedünstetes Gemüse (zum
Beispiel 300 g Spinat und 2 Paprika) mit Kamut. Ananas-Sorbet.

SNACKS   Obst (zum Beispiel 4 Pfirsiche, 200 g Beeren und 1 Banane), Gemüsesticks
(zum Beispiel Sellerie oder Karotten) und Bollywood-Guacamole (Seite 132).
Bei großem Hunger zwischendurch 1 Avocado oder 1 Smoothie. Eventuell
1 Weizengras-Shot.

TAG 15 BIS 18

- - - - - - - - - - - - - - - - ★ - - - - - - - - - - - - - - - -

TAG 17

VORBEREITUNGEN

Wieder die Sprossen versorgen. Abends 50 g Cashews und
50 g Mandeln einweichen.

VITALITÄTSRATING

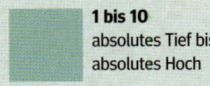

1 bis 10
absolutes Tief bis
absolutes Hoch

FRÜHSTÜCK	Apfelessig-Drink (wie Tag 4). Dann Purple Rain (Seite 119) und dazu 2 geviertelte Äpfel.
MITTAG	Kunterbunter Linsensalat (Seite 150).
ABENDESSEN	Champignon-Pfanne mit gekochtem Reis und Spinat-Ricotta (Seite 134). Green Monster (Seite 164).
SNACKS	Obst (zum Beispiel 200 g Weintrauben, ½ Cantaloupe-Melone und 1 Banane), Trockenfrüchte (zum Beispiel 1 Handvoll getrocknete Feigen). Bei großem Hunger zwischendurch 1 Avocado oder 1 Smoothie. Eventuell 1 Weizengras-Shot.

TAG 18

VORBEREITUNGEN

Sprossen versorgen. Morgens Spitzkraut für Gemüse süß-
sauer (Seite 156) marinieren. Abends 4 EL Mungobohnen
oder Alfalfasamen zum Keimen einweichen, zudem 300 g
Buchweizen und 1 Handvoll Nüsse nach Wahl einweichen.

VITALITÄTSRATING

1 bis 10
absolutes Tief bis
absolutes Hoch

FRÜHSTÜCK	Apfelessig-Drink (wie Tag 4). Dann Schoko-Sesam-Magie (Seite 122).
MITTAG	Gemüse süß-sauer (Seite 156) mit den restlichen Sprossen.
ABENDESSEN	1 Paprika, 1 Fenchel, ½ Zucchini und ½ Aubergine in 1 EL Öl anbraten, mit Sojasauce, 1 EL Honig und etwas Knoblauch abschmecken, dazu ein grüner Salat mit Dressing nach Wahl (ab Seite 144). Bananenspieße (Seite 166).
SNACKS	Obst (zum Beispiel 4 Kiwi, 1 Birne und 2 Bananen), Gemüsesticks (zum Beispiel Sellerie oder Karotten) mit Kräuterdip für Genießer (Seite 133). Bei großem Hunger zwischendurch 1 Avocado oder 1 Smoothie. Eventuell 1 Weizengras-Shot.

LIFESTYLE-PROGRAMM

★

TAG 19

VORBEREITUNGEN

Wieder die Sprossen versorgen. Früh oder vormittags das Morgenmuffel-Granola für die nächsten Tage zubereiten (Seite 127). Abends 80 g Walnüsse einweichen.

VITALITÄTSRATING

1 bis 10
absolutes Tief bis
absolutes Hoch

FRÜHSTÜCK	Apfelessig-Drink (wie Tag 4). Wake-Up-Salat (Seite 130).
MITTAG	Rotkohl und »Kartoffel«püree mit Pilzsauce (Seite 158). Dazu ein grüner Salat mit Dressing nach Wahl (ab Seite 144).
ABENDESSEN	Gedünstetes Gemüse (zum Beispiel 1 Aubergine und 2 Stangen Lauch) mit Dinkel und Kürbiskernen.
SNACKS	Obst (zum Beispiel 3 Äpfel, 200g Kirschen und 1 Banane), 1 kleines Stück dunkle Schokolade (maximal 30 g). Bei großem Hunger zwischendurch 1 Avocado oder 1 Smoothie. Eventuell 1 Weizengras-Shot.

TAG 20

VORBEREITUNGEN

Wieder die Sprossen versorgen. Abends außerdem 200 g Walnüsse einweichen.

VITALITÄTSRATING

1 bis 10
absolutes Tief bis
absolutes Hoch

FRÜHSTÜCK	Zitronenwasser (wie Tag 1). Dann Morgenmuffel-Granola.
MITTAGESSEN	Rote Bete-Carpaccio (Seite 136). Nussige Paprika-Suppe (Seite 141).
ABENDESSEN	Gedünsteter Grünkohl, 2 klein geschnittene Paprika und Reis mit den restlichen Mungobohnen- oder Alfalfasprossen. Beerenstarke Mangocreme (Seite 164).
SNACKS	Obst (zum Beispiel 500 g Erdbeeren, 1 Birne und 1 Banane), Trockenfrüchte (zum Beispiel 1 Handvoll getrocknete Mangos). Bei großem Hunger zwischendurch 1 Avocado oder 1 Smoothie. Eventuell 1 Weizengras-Shot.

TAG 19 BIS 21

TAG 21

VORBEREITUNGEN

Vormittags Zwiebel-Zucchini-Brot (Seite 137) und Super-food-Brownies (Seite 168) zubereiten.

VITALITÄTSRATING

1 bis 10
absolutes Tief bis
absolutes Hoch

FRÜHSTÜCK	Zitronenwasser (wie Tag 1). Dann Morgenmuffel-Granola.
MITTAG	Zucchini-Canneloni (Seite 159), dazu ein »Do it yourself«-Salat (Seite 147).
ABENDESSEN	Gedünsteter Spinat, Zucchini-Zwiebel-Brot mit Bollywood-Guacamole (Seite 132) und Tomate. Superfood-Brownies.
SNACKS	Obst (zum Beispiel 3 Äpfel, ¼ Wassermelone und 1 Banane), Gemüsesticks (zum Beispiel Karotte und Sellerie) mit Bollywood Guacamole (Seite 132). Bei großem Hunger zwischendurch 1 Avocado oder 1 Smoothie. Eventuell 1 Weizengras-Shot.

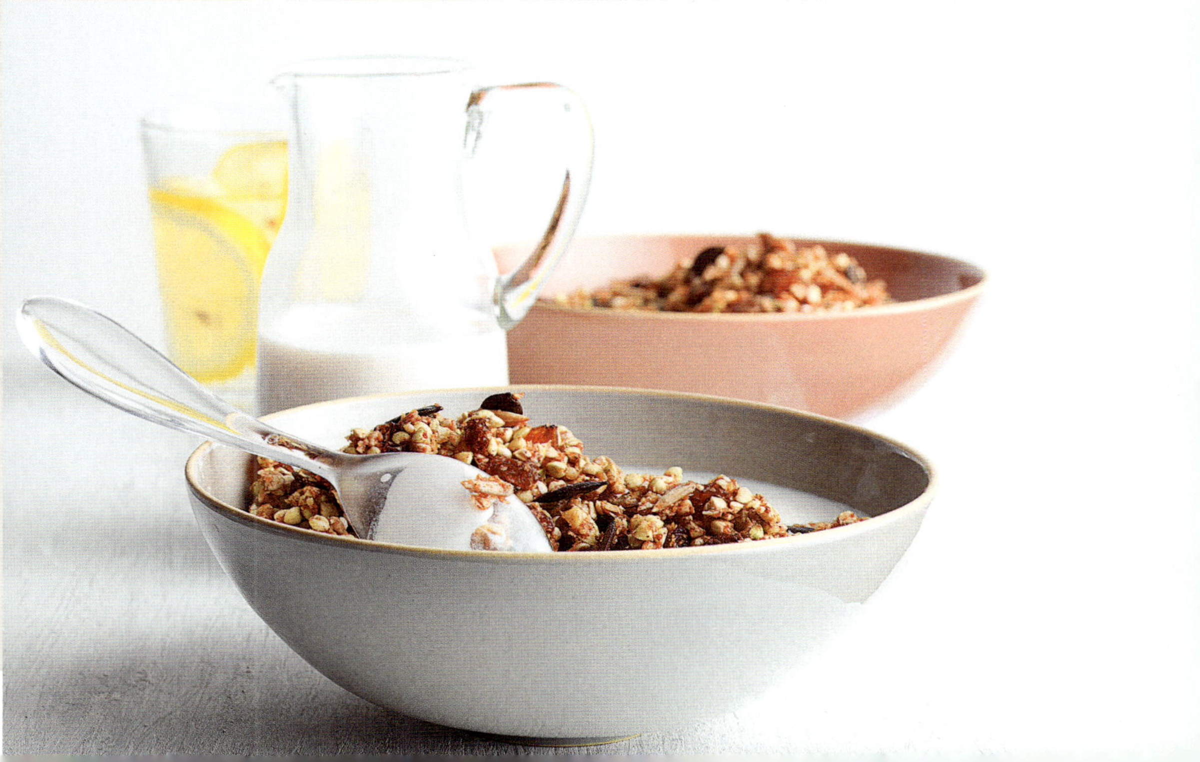

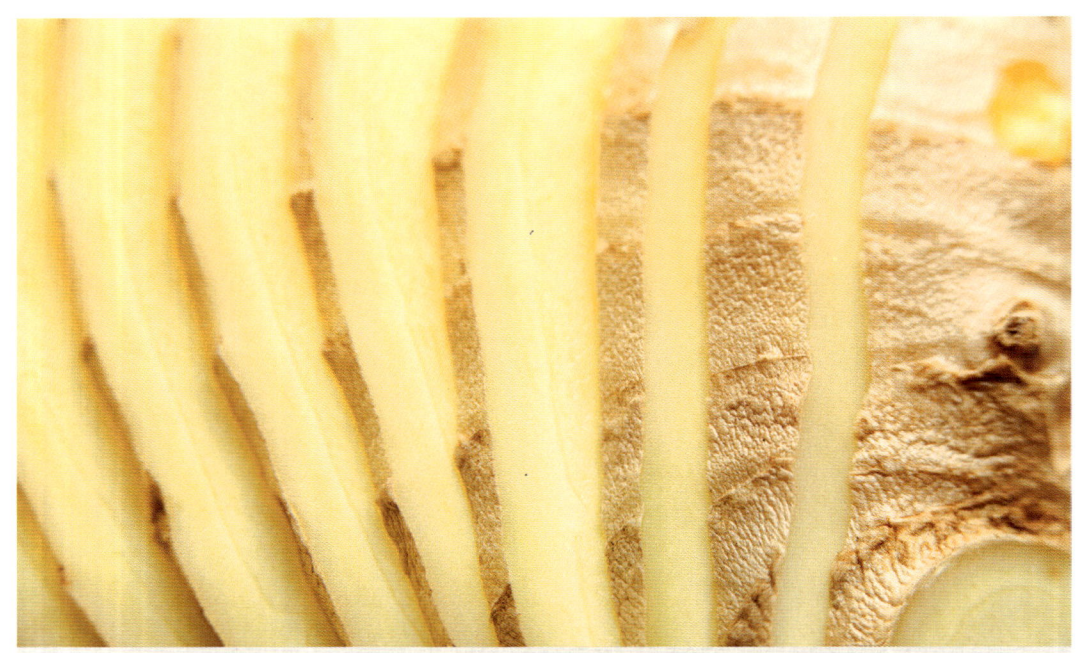

DIE ZEIT DANACH
– NACH DER ROHVOLUTION DRANBLEIBEN –

Ob eine Woche Rohkost als Detox oder drei Wochen rohköstlicher Lifestyle, Sie haben das Rohvolutions-Programm erfolgreich abgeschlossen und stehen nun vor der Aufgabe, den Übergang in den Alltag gut zu gestalten.

Die letzten Tage oder Wochen haben Ihnen wahrscheinlich verdeutlicht, wann es Ihnen leichtfällt, sich rohköstlich zu ernähren, und wann gesunde Ernährung mit rohem Obst und Gemüse schwierig oder nahezu unmöglich ist. Sie kennen nun einige Ihrer kulinarisch-rohen Vorlieben und konnten Zubereitungsarten ertesten. Außerdem haben Sie ein erstes Gefühl dafür erhalten, wie und in welchem Maße Sie Rohkost am besten in Ihr Leben integrieren.

Auf diesen zwei Erkenntnissen können Sie aufbauen, um das Ende der Rohvolution in einen Neuanfang zu verwandeln. Denn genau das stellt der letzte Tag des Programms dar: die Chance, fortan Ihren ganz persönlichen Weg gesunder Ernährung und bewussten Lebens zu gehen – mit so viel Rohkost, wie Sie möchten!

DER ÜBERGANG ZUM ALLTAG

Betrachten Sie das Ende Ihres Rohvolutions-Programms nicht als einen Freischein für schlechte Ernährung. Die Verlockung kann groß sein, nun innerhalb kürzester Zeit all die Dinge zu genießen, die Sie in den letzten Wochen vermieden haben, von Fast Food über Süßigkeiten und Koffein hin zu Tabak. Bleiben Sie dran! Die Zeit nach der Rohvolution kann mit etwas Engagement zu einer lebenslangen Revolution werden, angeleitet von zwei ebenbürtigen Anführern: Ihrer Gesundheit und Ihrer Lebensfreude!

LIEBER WIEDER KOCHKOST?

Ist das Ihre Wahl, können Sie dennoch einiges anders machen als vor Ihrer Rohvolution. Geliebte, aber ungesunde Snacks und Desserts? Betrachten Sie diese einfach als einen seltenen Genuss und halten Sie sich weiterhin primär an Rohkost-Alternativen. Nehmen Sie gerade in der Übergangszeit viele basisch wirkende Lebensmittel (Seite 38) zu sich, um die erneute Aufnahme an Säurebildnern auszugleichen. Wenn Sie vor jeder Mahlzeit zum Beispiel einen Salat oder eine rohköstliche Suppe essen, haben Sie Ihren Nährstofftank schon vor der eigentlichen Hauptspeise aufgefüllt und gehen außerdem schon halb gesättigt an das Gekochte heran.

DIE FREUDE AN DER ROHKOST BEWAHREN

Wenn Sie weiter überwiegend rohköstlich leben wollen, könnten Sie bald auf diesen Satz stoßen: Nicht schon wieder Salat! Wie bei den meisten Dingen im Leben besteht auch bei Rohkost die Gefahr, einer Routine zu verfallen. Die Folge: Unzufriedenheit oder Langeweile. Aber keine Bange, gegen Routine gibt es altbewährte Methoden.

MIX IT UP!

Bringen Sie neuen Schwung in Ihr Rohkost-Leben! Probieren Sie neue rohköstliche Lebensmittel, Snacks oder auch Süßwaren aus, versuchen Sie bisher unbekannte Obst- oder Gemüsesorten (wie Durian, Pitahaya oder Yams) und lassen Sie sich von kreativen Rezepten inspirieren. Rohkost bietet eine solche Fülle an Zutaten, Gerichten und Geschmacksnoten an, dass es allein an uns liegt, sie zu entdecken.

AUSZEIT

Mitunter ist das Unbehagen bezüglich der Ernährungsroutine nur ein deutliches Symptom für eine größere Unzufriedenheit. Hier hilft es häufig,

★ INDIVIDUELL

Behalten Sie so viel aus den Rohkost-Programmen bei, wie es Ihnen Freude bereitet und Ihrer Gesundheit guttut. Es gibt keinen Grund, all das wieder aufzugeben, das Ihnen Vitalität und Energie bringt, nur weil Sie kein »echter« Rohköstler werden wollen. Ändern Sie die Dinge ab, die für Sie nicht funktionieren, und behalten Sie den Rest des Programms bei. So entsteht ein gesunder Lebensstil, der perfekt auf Sie zugeschnitten ist und den Sie auch langfristig aufrechterhalten können.

innezuhalten und sich eine Auszeit zu gönnen, um dieser Frustration auf den Grund zu gehen. Fasten bietet eine solche Zeit der Reflektion. Dabei muss nicht völlig auf feste Nahrung verzichtet werden, es ist auch möglich, mit Obst oder Gemüse zu fasten und einige ablenkende Faktoren wie Social Networks oder TV auszublenden. Oftmals kehrt man aus der Fastenzeit nicht nur mit neuer Energie für den Alltag zurück, sondern auch mit frischer Begeisterung für Rohkost und gesunde Ernährung (Fastentipps ab Seite 91).

POTLUCKS UND ROHKOST-FREUNDSCHAFTEN

Im Alltag können wir leicht den Blick darauf verlieren, weshalb wir uns eigentlich für die Ernährungsumstellung entschieden haben. Dies kann vor allem dann geschehen, wenn wir im eigenen Umfeld niemanden haben, der diesen Lifestyle ebenfalls praktiziert. Die Lösung hierfür ist, Rohkost-Begeisterte außerhalb des eigenen Freundes- und Familienkreises zu finden.

Mittlerweile gibt es in und um fast alle Großstädte mindestens einen regelmäßig stattfindenden Potluck. Und selbst in Kleinstädten und ländlichen Gegenden ist der Rohkost-Trend längst angekommen. Eine gute Online-Anlaufstelle für Potlucks (siehe Kasten) finden Sie auf Seite 172. Wenn Ihr Ort nicht dabei ist, dann gründen Sie einfach selbst ein Rohkost-Treffen! Oft reicht schon ein Aushang im örtlichen Bio-Laden oder eine E-Mail an umweltbewusste lokale Organisationen, um eine Handvoll begeisterter Rohköstler zusammenzubringen.

SPEZIELLE TIPPS FÜR DEN WINTER

Dies ist eine der häufigsten Sorgen von Menschen, die sich neu mit der Rohkost befassen und ihre Ernährung gern umstellen wollen: Wie übersteht man den Winter, wenn man überhaupt nichts Warmes essen kann? Doch keine Sorge. Die Auseinandersetzung mit Rohkost als ursprünglichster Form menschlicher Ernährung vermittelt uns ein neues Bewusstsein für unseren Körper und seine Bedürfnisse. Dabei können wir unsere Ernährung auch genau an diese Bedürfnisse anpassen und müssen uns nicht starren Ideologien unterwerfen.

Deshalb variiert die Ernährung vieler Rohköstler stark von Jahreszeit zu Jahreszeit. Wenn es draußen kalt und unwirtlich wird, mögen wir es naturgemäß warm und wohlig, auch im Magen. Aber selbst mit reiner Rohkost kann man den Winter gesund und glücklich überstehen.

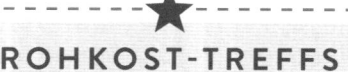

ROHKOST-TREFFS

Die Idee hinter Rohkost-Potlucks ist einfach: Ein paar Rohkost-Interessierte kommen zu einem Picknick, in einer privaten Wohnung oder einem angemieteten Raum zusammen. Jeder bringt eine selbst gemachte Rohköstlichkeit mit, sei es ein Salat, eine rohe Pizza, eine Torte, ein Smoothie, Rohkost-Snacks oder auch einfach nur ein Dip und ein paar Gemüsesticks. Was sich aus diesen Zutaten ergibt, ist ganz den Teilnehmern überlassen, aber auf gute Gespräche und anregende Tipps muss man meist nicht lange warten!

WÄRMENDE GEWÜRZE

Die Wirkung, die beispielsweise Chili und Cayennepfeffer auf uns haben, können wir im Winter gezielt nutzen: Würzen Sie Ihr Essen – und Ihr Leben – mit einigen »heißen« Zutaten! Weitere wohlschmeckende Gewürze, die wärmend auf den Organismus wirken: Ingwer, Knoblauch, Curry, Zimt, Anis und Kardamom.

MAHLZEITEN LEICHT ANWÄRMEN

Rohkost bedeutet keineswegs Kühlschranktemperatur. Enzyme, die häufig als Marker für Vitalkost herangezogen werden, gehen nämlich erst bei Temperaturen über 47,8 Grad verloren. Rohkost kann deshalb im Winter problemlos, wenn auch vorsichtig, leicht erhitzt werden, ohne dass sie an Vitalität verliert.

Eine schonende Möglichkeit ist es, rohköstliche Suppen in ein Einmachglas zu füllen und anschließend im Wasserbad zu erhitzen. Auch das Vorwärmen von Schüsseln und Tellern macht bereits einen großen Unterschied, ob sich das Essen kalt oder angenehm temperiert anfühlt. Wer ein Dörrgerät besitzt, kann es auch nutzen, um Mahlzeiten bei 45 Grad ganz langsam zu erwärmen.

Und wenn Sie es etwas schneller mögen: Verwenden Sie heißes Wasser für die Zubereitung von Suppen und Getränken im Mixer.

HOT, HOT, HOT!

Auf die perfekten Winterwärmer müssen Sie auch bei Rohkost nicht verzichten: (Kräuter-) Tees und Gemüsebrühen sind zwar nicht roh, wärmen aber im Winter schön auf und bieten dabei auch noch einige Nährstoffe – deswegen sind sie durchaus auch nach der Rohvolution üblich.

Viele Rohköstler greifen im Winter auch zu warmer Miso-Suppe, die sie aufgrund ihrer probiotischen Wirkung schätzen. Die in ihr enthaltenen Milchsäurebakterien bleiben jedoch nur erhalten, wenn die Suppe schonend erwärmt und keinesfalls zum Kochen gebracht wird.

IN BEWEGUNG BLEIBEN

Gerade wenn Sie tagsüber viel sitzen, kann etwas Bewegung in der Kälte des Winters Wunder wirken. Schon mit zehn Minuten Seilspringen, Power Walking oder leichte Übungen zwischendurch kommt Ihr Kreislauf ordentlich in Schwung. Dadurch verbrennen Sie nicht nur ein paar Kalorien und tun etwas für ansehnliche Muskeln, sondern nehmen das Aufwärmen Ihres Körpers auch selbst in die Hand.

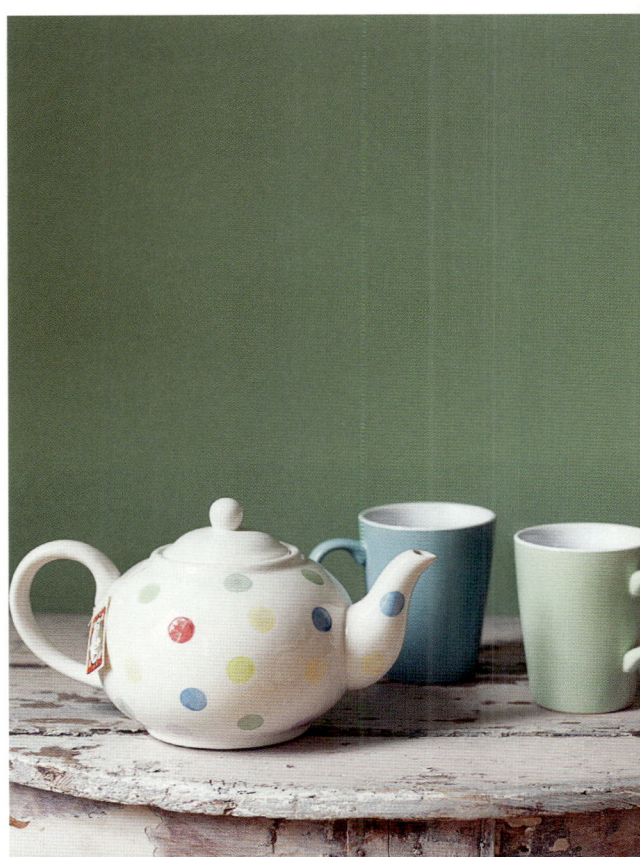

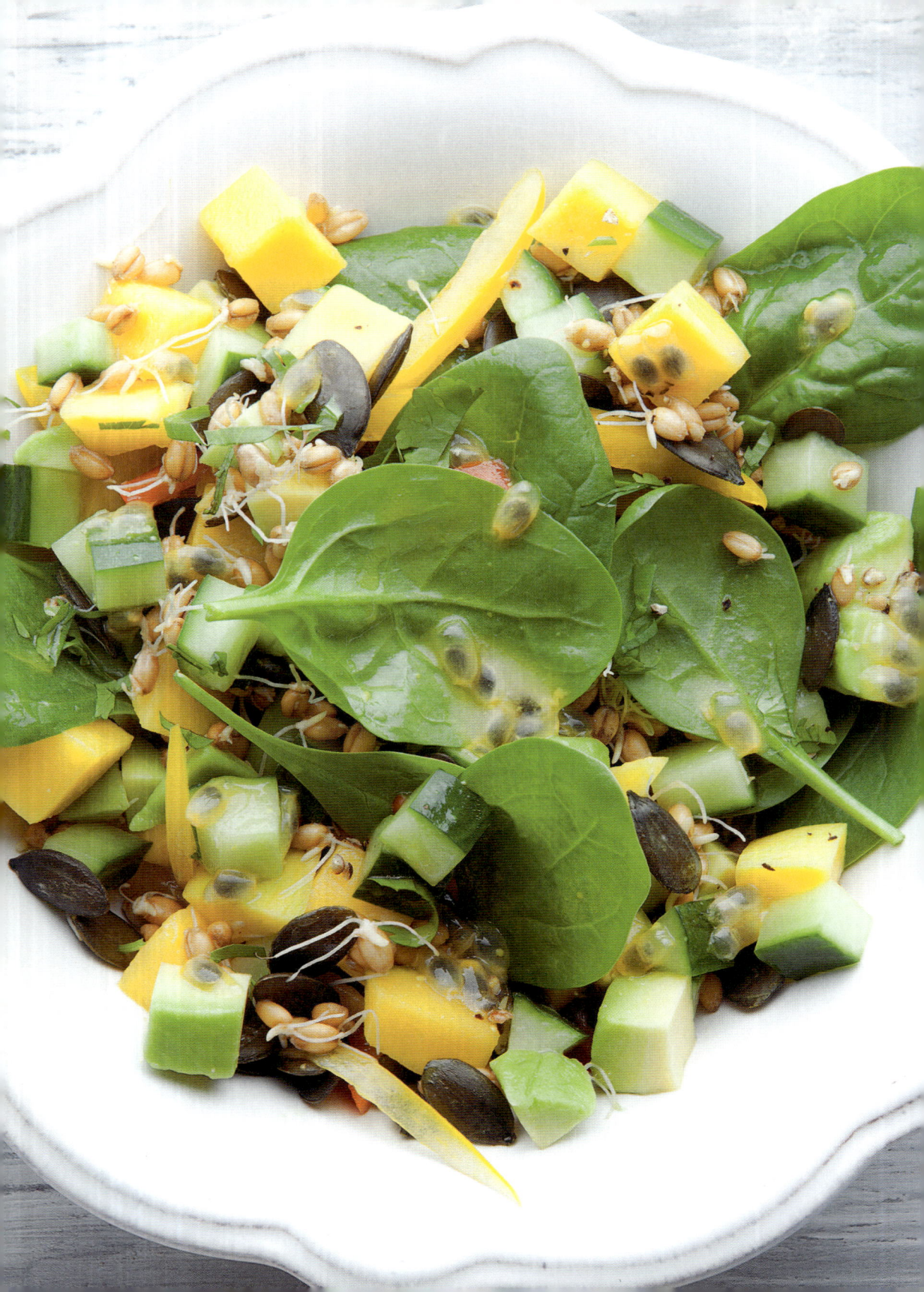

REZEPTE ZUM GENIESSEN
– ROHKÖSTLICHE VIELFALT –

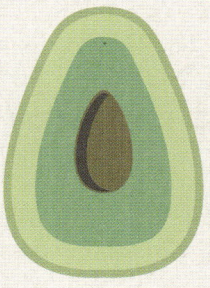

Von Säften, Smoothies und Shakes über Dips, Snacks, Salate und Suppen bis hin zu sättigenden Hauptgerichten und Desserts – Rohkost bietet alles, was Herz, Gaumen und Magen begehren. Die hier versammelten Rezepte beweisen: Die Rohvolution ist köstlich und bekömmlich, macht Spaß und ist absolut alltagstauglich. Guten Appetit!

ZAUBERTRANK
– DRINKS FÜR SUPERKRÄFTE –

Hier können Sie mit den eigenen Vorlieben spielen. Beispielsweise ist bei der Konsistenz der Smoothies (ab Seite 124) von cremig bis wässrig dünn alles möglich – einfach entsprechend Wasser hinzufügen. All diese Shakes stellen aufgrund ihrer gesunden Inhaltsstoffe eine nahrhafte und vollwertige Mahlzeit dar. Zugleich sind sie leicht verdaulich – ideal am Morgen.

ZUBEREITUNG ALLGEMEIN

- Obst und Gemüse klein schneiden, sodass es in die Öffnung der Saftmaschine passt. Wo möglich, die Früchte mit der Schale entsaften, da sie reich an Vitalstoffen ist. Auch bei Melonen und Zitrusfrüchten kann die ganze Frucht entsaftet werden, wenn sie biologisch angebaut wurde.

- Große harte Kerne entfernen, um die Saftmaschine nicht zu beschädigen. Die Kerne von Äpfeln, Melonen, Weintrauben oder Birnen können problemlos mit entsaftet werden.

- Alle Zutaten verarbeiten. Saft möglichst frisch trinken, da er durch Oxidation schnell an Nährstoffen verliert.

- Frische Säfte sollten Schluck für Schluck genossen werden. Kauen nicht vergessen, damit der Saft sich mit Enzymen im Speichel vermischt und dadurch besser vom Körper verarbeitet werden kann.

Sind Ihnen die Säfte anfangs vom Geschmack und der Wirkung her zu stark, sollten Sie sie im Verhältnis 2:1 mit Wasser mischen.

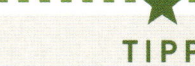

TIPP

Keine Saftmaschine im Haus? Dann pürieren Sie Obst und Gemüse mit etwas Wasser und seihen durch ein Tuch ab.

– Detox –
KLARHEIT UND ENERGIE

1 Gurke
2 Äpfel
½ Zitrone, biologisch

Zubereitungszeit: etwa 5 Minuten

Eine sehr reinigende Kombination, die mentale Klarheit genauso fördert wie Entwässerung und eine schöne Haut.

– Kinderleicht und schnell –
DURSTLÖSCHER

¼ Wassermelone
250 g rote Weintrauben

Zubereitungszeit: etwa 5 Minuten

Wassermelone möglichst in Bio-Qualität kaufen, damit auch die Rinde entsaftet werden kann. In ihr sitzen 95 Prozent der Nährstoffe.

– Lecker und gesund! –
PURPLE **RAIN**

4 Rote Beten
⅓ Ananas
1 Apfel
¼ Zitrone
1 kleines Stück Ingwer

Zubereitungszeit: etwa 10 Minuten

Ein sehr kraftvoller Saft mit hohem Eisengehalt. Fördert Blutbildung und Lebensfreude.

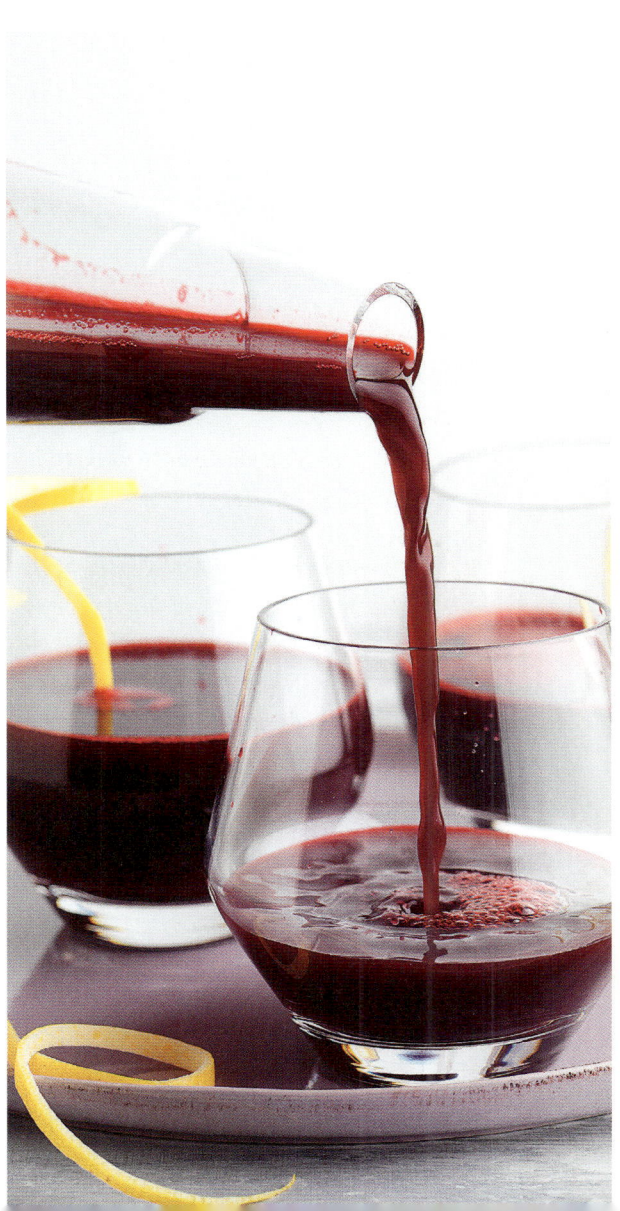

– Lecker und gesund! –

SAFT DER **WILDEN KERLE**

500 g Wildkräuter wie Löwenzahn, Klee,
Brennnessel und Sauerampfer
2 Orangen
1 Grapefruit

Zubereitungszeit: etwa 10 Minuten

- Bitter macht zwar lustig, aber die Grapefruit kann auch durch zwei Birnen ersetzt werden, wenn diese Mischung sonst zu extrem ist.

Dieser Saft ist nur für Hartgesottene und Gesundheitsenthusiasten zu empfehlen. Er liefert durch die Wildkräuter besonders viele Mineralien, dazu die vielen Vitamine der Zitrusfrüchte. Dieser Drink entwässert und wirkt antioxidativ, antimikrobiell und antikarzinogen.

– Lecker und gesund! –

GEMÜSE-ZAUBERTRANK

3 Tomaten
1 rote Paprika
2 Karotten (mit oder ohne Grün)
3 Stangen von Staudensellerie

½ Süßkartoffel
½ Bund Petersilie
½ Zitrone
2 Knoblauchzehen

Zubereitungszeit: etwa 10 Minuten

Sellerie wirkt basisch, entzündungshemmend und verdauungsfördernd; Tomaten schützen vor freien Radikalen; Karotten und Süßkartoffeln stärken das Immunsystem durch den hohen Anteil an Betacarotin; einen ähnlichen Beitrag zu einer gut funktionierenden Abwehr leistet Paprika. Knoblauch wirkt wie ein natürliches Antibiotikum und hat eine Vielzahl an gesundheitsfördernden Eigenschaften. Petersilie ist ein ebensolcher Allrounder der Gesundheit, sie wirkt durch ihren Mangangehalt entgiftend, liefert viele entzündungshemmende und antikarzinogene Bioflavone und unterstützt alle Ausscheidungsorgane des Körpers bei ihrer Arbeit, die Haut mit einbegriffen.

Dieser Saft weckt all Ihre Sinne und fördert das Säure-Basen-Gleichgewicht des Körpers. Er ist ein Streifzug durch die wundersame Welt von heilendem Gemüse.

WILDKRÄUTER

★

Wildkräuter sind wahre Überlebenskünstler. Sie werden nicht wie unser Zuchtgemüse durch Dünger und Pflanzenschutzmittel verhätschelt. Außerdem müssen sie mit dem Wasser auskommen, was die Natur zur Verfügung stellt, und sich zugleich gegen eine Unmenge an Konkurrenten durchsetzen, um sich an ihrem Standort behaupten zu können.

All diese Eigenschaften spiegeln sich in ihrem Nährwert wider: Sie bieten nahezu alles, was man zum Überleben braucht! So enthalten Brennnesseln zum Beispiel 50-mal so viel Eisen, 30-mal so viel Vitamin C und 20-mal so viel Provitamin A wie Kopfsalat.

TIPPS ZUM SAMMELN

Die idealen Fundstellen findet man fernab altbekannter Pfade. Halten Sie sich auf der Suche nach Ihren wilden Lebensmitteln sowohl von schadstoffreichen Gegenden wie viel befahrenen Straßen und gespritzten Feldern fern als auch von Gebieten, die bei Hundehaltern beliebt sind. S-Bahn-Dämme, Waldränder, Wiesen und Hecken halten viele kulinarische Schätze verborgen. Nutzen Sie Ihre Chance, die eigene Stadt oder Umgebung neu kennenzulernen.

Halten Sie sich an Wildkräuter, die leicht zu identifizieren sind. Brennnesseln, Löwenzahn, Brombeersträucher, Kamille, Gänseblümchen, Spitzwegerich und Klee sind kinderleicht zu erkennen und entsprechend sichere Sammelpflanzen. Es gibt zahlreiche Bücher, mit denen Sie allmählich auch unbekannte Wildkräuter für Ihren Tisch entdecken können. Vorsicht ist jedoch bei allem geboten, was Sie nicht kennen, denn auch giftige Pflanzen wachsen in der freien Natur. Die Devise ist: Gegessen wird nur, was man auch ganz sicher kennt!

MINIMALES EQUIPMENT

Ein kleines Messer oder eine Schere, ein Körbchen oder eine Tüte – und schon kann es losgehen, mehr brauchen Sie nicht. Spielen Sie beim Pflücken nicht Rambo und lassen Sie stets etwas von den Blättern stehen, sodass sich die Pflanze regenerieren kann. Wildkräuter halten sich zudem nie länger als einen oder zwei Tage frisch. Deshalb lieber regelmäßig kleine Mengen sammeln als in einer Pflückmanie die halbe Wiese abzumähen.

ZU JEDER JAHRESZEIT

Wildkräuter sind wirklich hartgesottene Zeitgenossen, viele Sorten trotzen auch dem Frost. Brennnessel, Löwenzahn oder Sauerklee finden Sie selbst bei Minusgraden unter einer dicken Schneeschicht verborgen. Wer allerdings das Sammeln im Sommer bevorzugt, kann die Kräuter auch trocknen und im Winter für Tees verwenden.

– Rohe Klassiker –
MANDELMILCH

200 g Mandeln
60 g entsteinte Datteln
etwa 500 ml Wasser
Mark von 1 Vanilleschote
1 Prise Meersalz

Einweichzeit (optional): 8 Stunden
Zubereitungszeit: etwa 10 Minuten

- Mandeln möglichst über Nacht einweichen. Morgens das Wasser abgießen und die Mandeln kurz abspülen.

- Alle Zutaten im Standmixer zu einer cremigen Flüssigkeit verarbeiten.

Je nach Geschmack kann die Milch direkt getrunken oder für eine feinere Konsistenz durch ein Seihtuch gepresst werden. Sie ist der perfekte Ersatz für Kuhmilch und kann für Müsli genauso wie als Grundlage für rohköstliche Eiscremes verwendet werden. Sie hält sich bis zu vier Tage im Kühlschrank.

★
FERTIGPRODUKTE

Um Mandelmilch herzustellen, braucht man Zeit. Wenn in den folgenden Rezepten Mandelmilch benötigt wird, können Sie auch auf fertige aus dem Bio-Laden zurückgreifen. Sie ist nicht roh, aber dennoch eine gute Alternative.

– Für Gourmets –
SCHOKO-SESAM-MAGIE

50 g Cashews
2 Bananen
60 g entsteinte Datteln
4 EL Tahini (Sesammus)
2 EL Kakao- oder Carobpulver (möglichst roh)
Mark von ½ Vanilleschote
1 Prise Meersalz
1 Prise Zimt
etwa 500 ml Wasser

Einweichzeit (optional): 8 Stunden
Zubereitungszeit: etwa 10 Minuten

- Cashews möglichst über Nacht einweichen. Morgens das Wasser abgießen und die Nüsse kurz abspülen. Bananen schälen und halbieren.

- Alle Zutaten in den Standmixer geben und zu einer cremigen Masse verarbeiten.

Dieser Shake ist nicht nur der perfekte Kakaoersatz, er ist auch ein wahrer Mineralbooster, reich an Calcium (Sesam) sowie Magnesium und Kalium (Bananen).

– Rohe Klassiker –
MANGO-**LASSI**

80 g Cashews
2 Mangos
60 g entsteinte Datteln
Mark von 1 Vanilleschote
400 ml Wasser

Einweichzeit (optional): 8 Stunden
Zubereitungszeit: etwa 10 Minuten

- Cashews möglichst über Nacht einweichen. Morgens das Wasser abgießen und die Nüsse kurz abspülen.

- Mangos schälen, Kern entfernen und Fruchtfleisch grob würfeln.

- Alle Zutaten im Standmixer zu einer cremigen Flüssigkeit verarbeiten.

Reich an Vitaminen wie Vitamin C und Betacarotin sowie an Mineralstoffen und dem Spurenelement Selen schützt dieser Shake Körperzellen vor schädlichen Stoffen und stärkt das Immunsystem.

Unverschämt lecker
Das Lassi begeistert selbst Kinder und Junk-Food-Liebhaber für Rohkost.

– Detox –
GURKEN-KIWI-**SMOOTHIE**

1 Gurke
3 Kiwis
2 Zweige Petersilie
1 Limette
1 EL Agavensirup
3 EL Wasser

Zubereitungszeit: etwa 10 Minuten

- Gurke grob würfeln. Kiwis schälen und vierteln. Petersilie grob hacken. Limette auspressen.

- Alle Zutaten in den Standmixer geben und zu einer dickflüssigen Masse verarbeiten.

Ein kalorienarmer, vitaminreicher und entwässernder Drink.

– Lecker und gesund! –
DER **HULK**

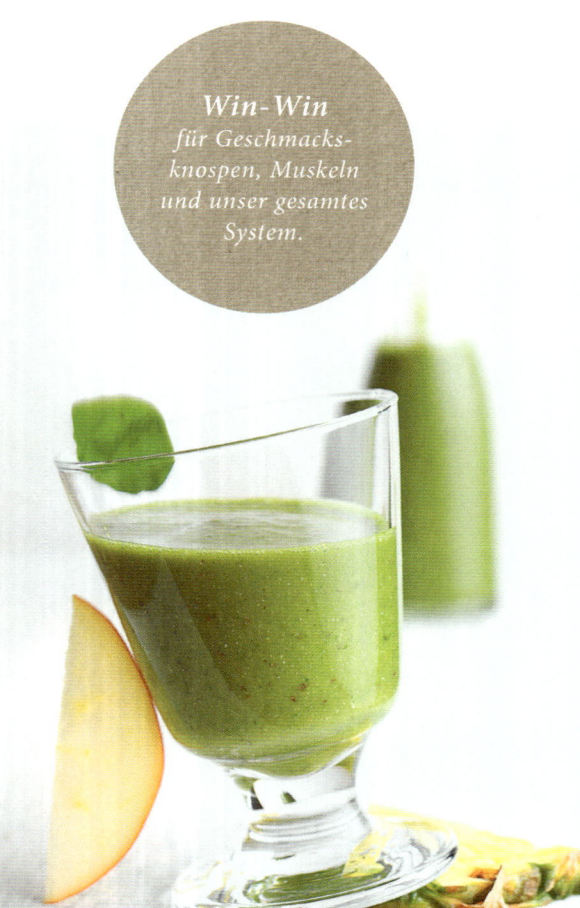

Win-Win
für Geschmacks-
knospen, Muskeln
und unser gesamtes
System.

200 g Spinat
⅓ Ananas
1 Banane
½ Apfel
3 EL Hanfsamen
1 EL Spirulina oder Weizengraspulver
(optional)
etwa 250 ml Wasser

Zubereitungszeit: etwa 10 Minuten

- Spinat gründlich waschen und grob hacken. Ananas schälen und grob würfeln. Banane schälen und halbieren. Den halben Apfel entkernen und vierteln.

- Alle Zutaten in den Standmixer geben und zu einer dickflüssigen Masse verarbeiten.

Da Hanf zu fast 30 Prozent aus Protein besteht, und auch Spinat 3 Gramm Protein pro 100 Gramm liefert, ist dieses Getränk eine gesunde Alternative zum herkömmlichen Proteinshake. Zudem wirkt es auch positiv auf den Säure-Basen-Haushalt des Körpers und liefert eine große Ladung an Chlorophyll in leicht verdaulicher Form.

– Rohe Klassiker –
PINA ROHLADA

50 g Cashews
½ Ananas
1 Banane
1 junge Kokosnuss (alternativ Kokoswasser
im Tetrapack)
2 EL Agavensirup
1 EL Kokosnussöl
Mark von ½ Vanilleschote
etwa 300 ml Wasser

Einweichzeit (optional): 8 Stunden
Zubereitungszeit: etwa 10 Minuten

- Cashews möglichst über Nacht einweichen.
  Morgens das Wasser abgießen und die Cashews kurz abspülen.

- Ananas schälen und grob würfeln.

- Banane schälen und halbieren.

- Kokosnuss öffnen und Flüssigkeit zur Verwendung in ein Gefäß oder direkt in den
  Standmixer abgießen.

- Fleisch der Kokosnuss mit einem Löffel ausschaben.

- Alle Zutaten in den Standmixer geben und zu
  einer dickflüssigen Masse verarbeiten.

*Das Wasser von jungen Kokosnüssen kann mit
einem Heilbrunnen verglichen werden. Es ist
basisch und voller Elektrolyte, die es auch zum
idealen Sportdrink machen. Zu finden sind
junge Kokosnüsse vor allem in Asia-Shops.*

– Kinderleicht und schnell –
BÄRENSNACK

200 g Himbeeren, frisch oder tiefgekühlt
2 Bananen
2 EL Rosinen oder 3 entsteinte Datteln
2 EL Sonnenblumenkerne
1 TL Zimt
300 ml Wasser oder Mandelmilch (Rezept
Seite 122)

Zubereitungszeit: etwa 5 Minuten

- Falls die Himbeeren tiefgefroren sind, leicht
  auftauen lassen.

- Bananen schälen und halbieren.

- Alle Zutaten in den Standmixer geben und zu
  einer dickflüssigen Masse verarbeiten.

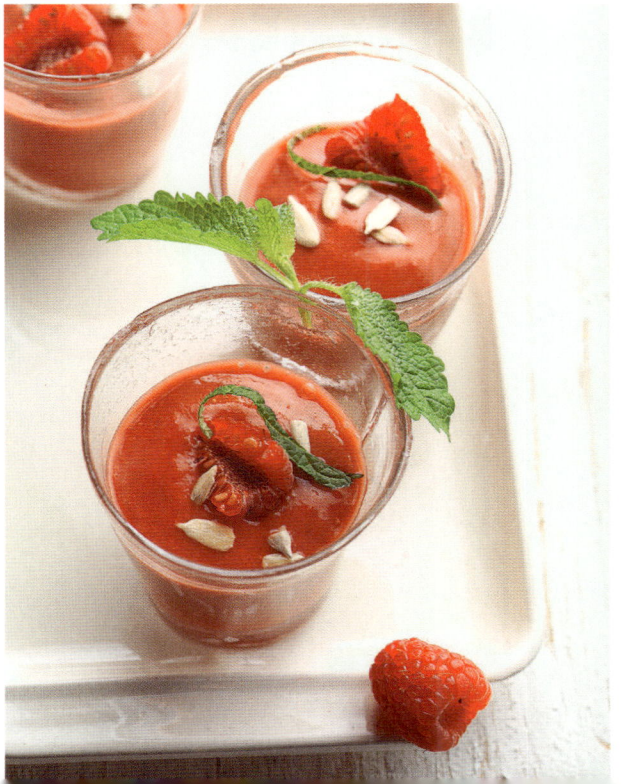

ENERGIE-FRÜHSTÜCK
– DER BESTE START IN DEN TAG –

Eine perfekte Morgenmahlzeit ist leicht verdaulich und macht bis zum Mittag satt und fit. Wie beispielsweise der Bananen-Haferbrei: ein wahres Power-Frühstück! Bananen liefern sofort verfügbaren Fruchtzucker und geben Ihnen damit morgens besonders viel Antrieb, um vital in den Tag zu starten. Die Kohlenhydrate im Hafer werden hingegen nur langsam freigesetzt, sodass er Sie mit lang anhaltender Energie versorgt, die Sie auch bei hoher Belastung durch den Tag trägt.

– Rohe Klassiker –
BANANEN-HAFERBREI

80 g roher Hafer
2 Bananen
1 TL Zimt
3 EL Mandeln, klein gehackt
1 Prise Muskatnuss
70 g Rosinen

Einweichzeit: 8 Stunden
Zubereitungszeit: etwa 10 Minuten

Haferflocken werden bei der industriellen Verarbeitung gedämpft und sind deshalb in der Regel nicht roh. Ganze Haferkörner in Bio-Qualität sind eine gute rohe Alternative

- Hafer über Nacht einweichen und morgens ordentlich abspülen.

- Bananen schälen und halbieren.

- Alle Zutaten bis auf die Rosinen in der Küchenmaschine zu einem cremigen Brei verarbeiten. Wenn eine etwas weichere Konsistenz gewünscht ist, ein paar EL Wasser hinzufügen.

- Rosinen zum Schluss hinzufügen und nur kurz mit der Küchenmaschine in den Brei einmengen.

– Rohe Klassiker –
MORGENMUFFEL-**GRANOLA**

300 g Buchweizen
5 EL Leinsamen
6 EL Agavensirup
2 EL Kokosnussöl
2 TL Zimt
1 Prise Muskatnuss
1 Prise Meersalz
6 EL Sonnenblumenkerne
6 EL Kürbiskerne
6 EL Rosinen

Einweichzeit: 8 Stunden
Zubereitungszeit: etwa 15 Minuten
Dehydrierzeit: 10 bis 12 Stunden

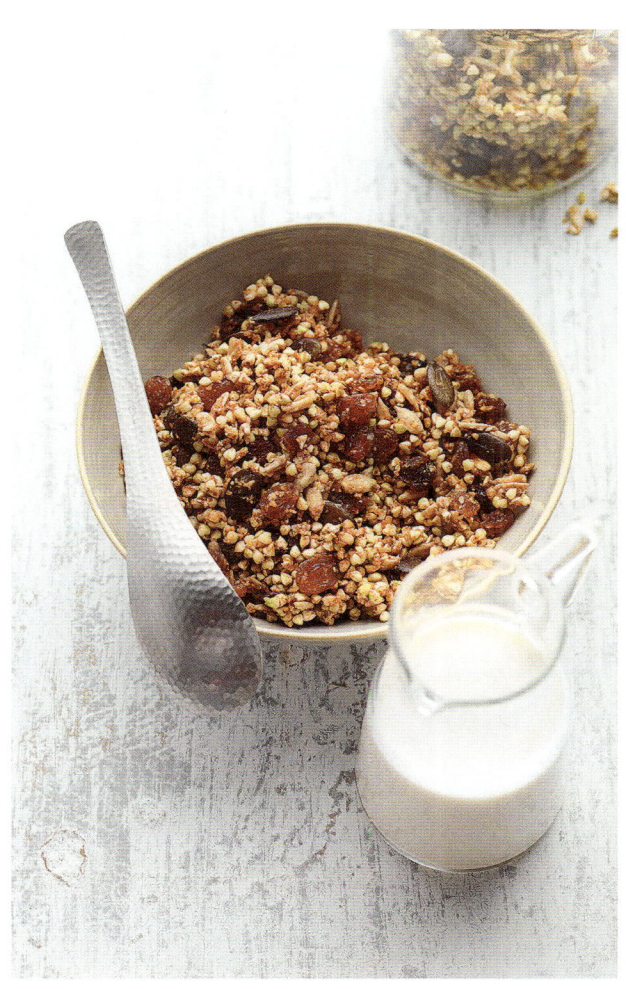

- Buchweizen in mindestens der doppelten Menge Wasser über Nacht einweichen lassen. Morgens das Wasser abgießen und den Buchweizen kurz abspülen.

- Leinsamen mahlen. Hierzu entweder Mörser, Küchenmaschine, Mixer mit Mahlaufsatz oder Mühle verwenden. Zum Buchweizen hinzufügen.

- Agavensirup, Öl, Gewürze und etwa 2 EL Wasser hinzugeben. Kräftig verrühren. Zuletzt die Kerne und Rosinen unterheben.

- Die Masse auf ein Ofen- oder Dörrblech verteilen.

- Im Backofen oder im Dehydrator bei 40 °C 10 bis 12 Stunden trocknen.

Rezept für Morgenmuffel: Einmal zubereitet sollte es für eine Woche reichen. Einfach luftdicht verpackt im Kühlschrank aufbewahren, dann muss die nächsten Tage nur zur Mandelmilch (Seite 122) gegriffen werden und ein vitalisierendes Frühstück steht auf dem Tisch!

– Für Gourmets –

KIRSCH-SCHOKOLADEN-MOUSSE

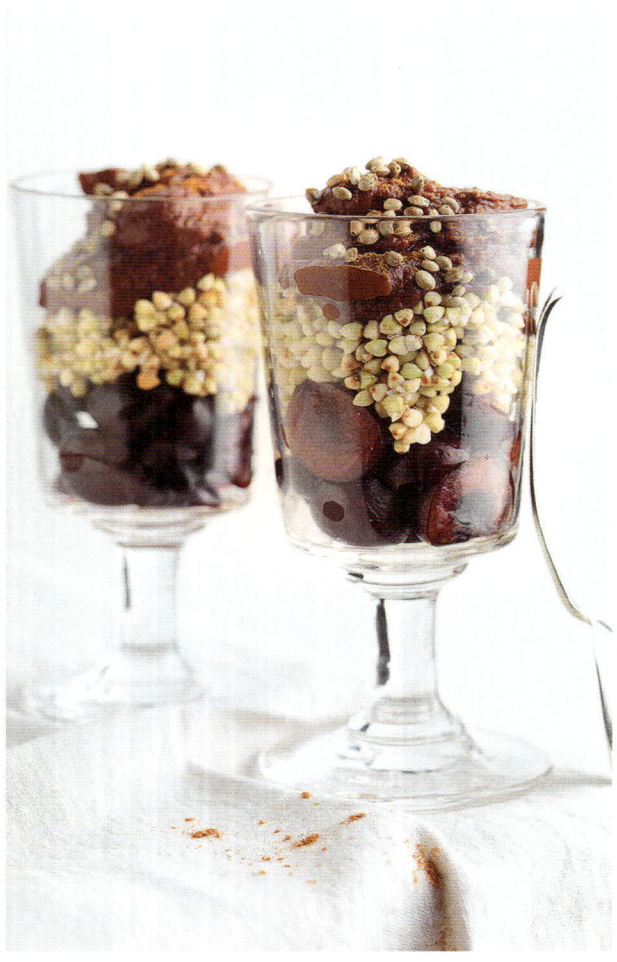

ZUM SCHICHTEN UND GARNIEREN

60 g Buchweizen
1 EL Agavensirup
150 g Kirschen
2 EL Hanfsamen
1 Prise Zimt

SCHOKOLADEN-CREME

½ Avocado
1 Banane
100 g Kirschen
5 entsteinte Datteln
Mark von ½ Vanilleschote
2 EL Kakao- oder Carobpulver
(möglichst roh)

Einweichzeit: 8 Stunden
Zubereitungszeit: etwa 20 Minuten

- Buchweizen in mindestens der doppelten Menge Wasser über Nacht einweichen lassen. Morgens das Wasser abgießen und den Buchweizen kurz abspülen. Agavensirup untermischen und zur Seite stellen.

- Avocado schälen, entkernen und vierteln. Banane schälen und halbieren. Kirschen halbieren und entsteinen.

- Alle Zutaten für die Creme mit etwa 3 EL Wasser im Mixer oder mit dem Pürierstab zu einer dickflüssigen Masse verarbeiten.

- In ein Glas erst eine Schicht Kirschen, dann eine Schicht Buchweizen und darauf eine Schicht Schokocreme füllen. Wenn nötig, wiederholen. Zum Abschluss Hanfsamen und etwas Zimt über das Mousse streuen.

– Detox –
GRÜNER **OBSTSALAT**

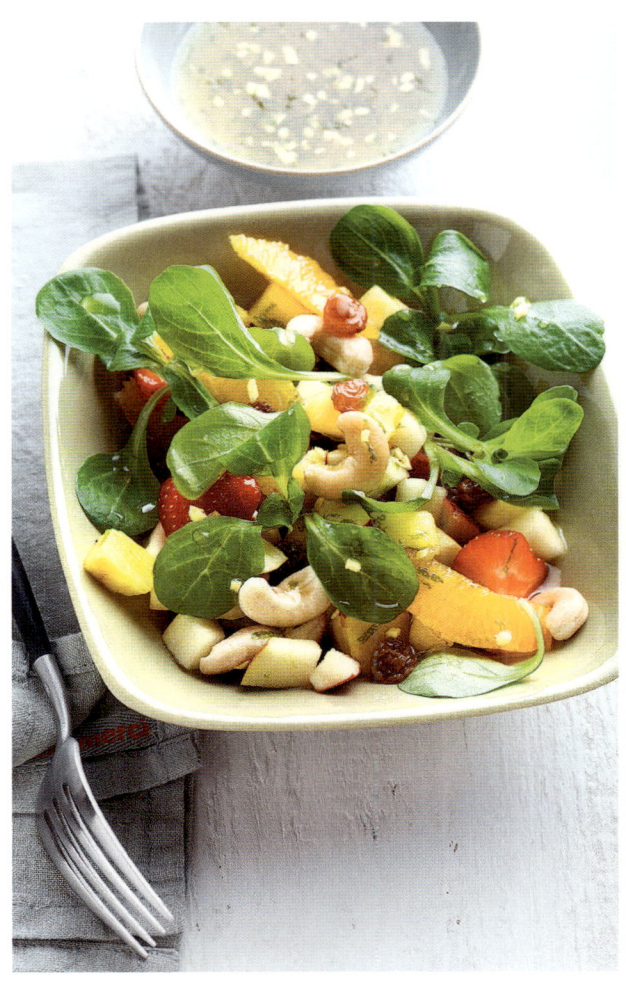

SALAT
3 EL Cashews
100 g Feldsalat
2 Äpfel
1 Banane
1 Orange
⅓ Ananas
weiteres Obst nach Wahl (zum Beispiel
6 Weintrauben oder Erdbeeren)
2 EL Rosinen

DRESSING
1 kleines Stück frischer Ingwer
1 Orange
1 Limette
1 EL Agavensirup
1 TL Zimt

Einweichzeit (optional): 8 Stunden
Zubereitungszeit: etwa 15 Minuten

- Cashews möglichst über Nacht einweichen. Morgens abgießen und durchspülen.

- Feldsalat waschen und trocken schleudern. Anschließend in eine Salatschüssel geben.

- Obst waschen, gegebenenfalls entkernen oder entsteinen, dann alles klein schneiden.

- Obst, Cashews und Rosinen zum Feldsalat hinzugeben.

- Für das Dressing Ingwer sehr klein schneiden oder reiben. Die Zitrusfrüchte auspressen. Agavensirup, Zimt, Ingwer und etwa 3 EL Wasser hinzufügen und vermischen.

- Dressing über den Salat geben und alles erneut vermengen.

Der Salat schmeckt am besten, wenn die Süße des Dressings gut eingezogen ist, und sollte deshalb vor dem Servieren mindestens 30 Minuten stehen. Er kann aber natürlich auch sofort verzehrt werden.

– Detox –
WAKE-UP-**SALAT**

SALAT
2 Äpfel
1 Gurke
1 Mango
2 EL Goji-Beeren

DRESSING
1 mittlere Karotte, geraspelt
1 Stück Ingwer
1 EL Agavensirup
3 EL Apfelessig
3 EL Hanföl

Zubereitungszeit: etwa 15 Minuten

- Äpfel entkernen und würfeln.

- Gurke würfeln.

- Mango schälen, Kern entfernen und Fruchtfleisch grob würfeln.

- Alle Zutaten für den Salat in eine Schüssel geben und vermengen.

- Zutaten für das Dressing mit etwa 3 EL Wasser mit dem Pürierstab oder im Standmixer cremig rühren.

- Dressing über den Salat geben. Gut vermengen und vor dem Servieren noch etwas warten.

Eine ebenso schmackhafte wie nährstoffreiche Kombination für den Tagesstart. Vielleicht lassen Sie sich von solchen Rezepten zu eigenen Kreationen inspirieren.

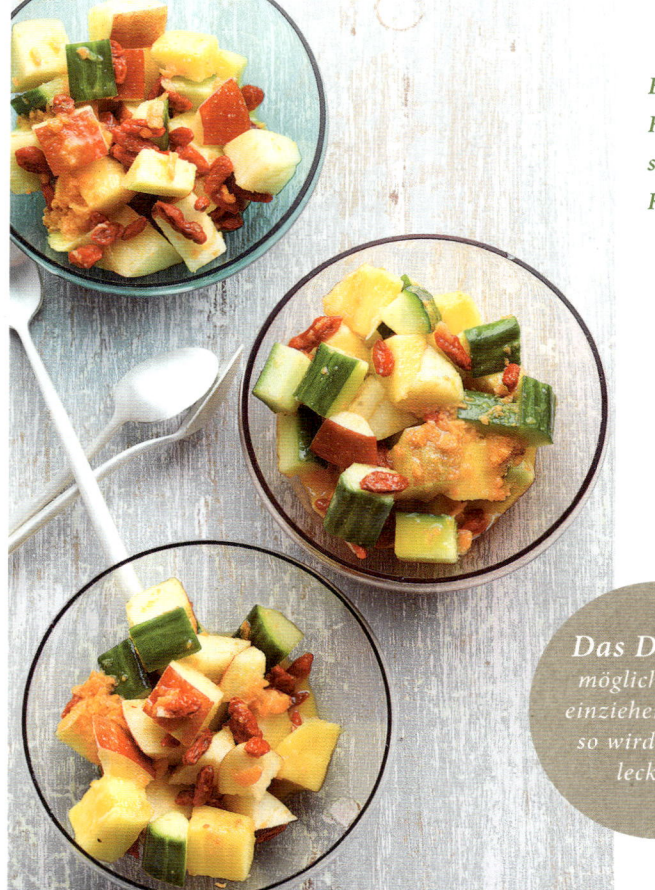

Das Dressing möglichst etwas einziehen lassen – so wird es umso leckerer!

– Detox –
LEICHTE **APFEL-SELLERIE-CREME**

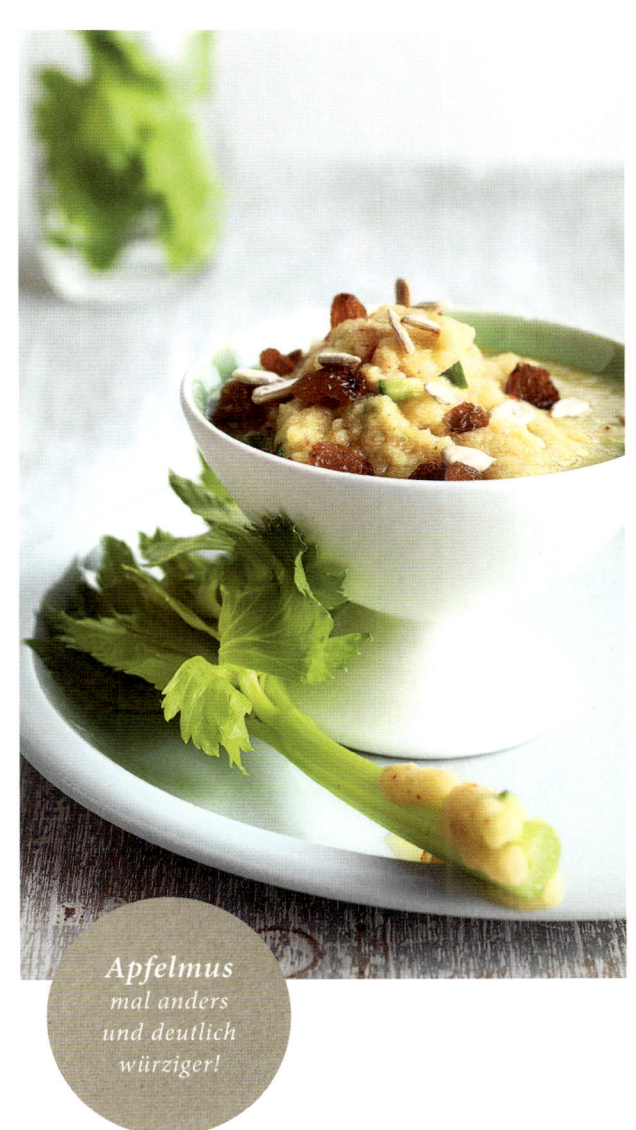

CREME
3 Äpfel
1 Banane
2 Stangen Sellerie
¼ Gurke
2 TL Agavensirup
1 TL geriebener Ingwer
1 Prise Zimt
1 Prise Cumin

TOPPING
1 EL Sonnenblumenkerne
1 EL Rosinen

Zubereitungszeit: etwa 10 Minuten

- Äpfel entkernen und vierteln. Banane schälen und halbieren.

- Sellerie grob schneiden. Gurke würfeln.

- Alle Zutaten für die Creme mit etwa 3 EL Wasser in den Standmixer geben und zu einer dickflüssigen Masse verarbeiten.

- In Schälchen füllen und mit Sonnenblumen- kernen und Rosinen garnieren.

Die Verbindung von Sellerie und Äpfeln wirkt stark basenbildend auf den Körper – das perfekte Detox-Frühstück!

*Apfelmus
mal anders
und deutlich
würziger!*

SNACKS & VORSPEISEN
– GETUNTE KAROTTENSTICKS UND ALLERLEI DIPS –

Ungeniert schlemmen: Leckere Snacks für zwischendurch oder vor der Hauptmahlzeit können durchaus gesund und nahrhaft sein. Zusammen mit Karotten- oder Gurkensticks, Selleriestangen oder Kohlrabischeiben, Rohkost-Crackern oder -Brot (ab Seite 137) sind beispielsweise diese Dips der ideale Genuss für unterwegs oder abends gemütlich auf der Couch.

– Lecker und gesund! –
BOLLYWOOD **GUACAMOLE**

2 Tomaten
1 große Karotte
½ Zwiebel
2 reife Avocados
2 Knoblauchzehen
1 Limette
1 TL Apfelessig
1 EL Olivenöl
½ Chilischote (nach Geschmack)
1 TL Currypulver
1 TL Agavensirup
Meersalz
Cayennepfeffer
2 Zweige Koriander

Zubereitungszeit: etwa 10 Minuten

- Tomaten und Karotten klein schneiden. Zwiebel schälen und würfeln. Avocados halbieren und entkernen. Fruchtfleisch aus der Schale lösen und mit einer Gabel zerdrücken. Gemüse hinzufügen und vermischen.

- Knoblauch schälen und klein schneiden oder pressen. Limetten entsaften. Beides zusammen mit Apfelessig und Olivenöl gründlich vermengen. Über die Guacamole gießen.

- Chilischoten halbieren, entkernen und sehr klein schneiden. Zur Guacamole hinzufügen und kräftig verrühren.

- Mit Currypulver, Agavensirup, Meersalz und Pfeffer abschmecken. Koriander klein hacken und über die Guacamole geben.

– Lecker und gesund! –
GLÜCKLICHGRÜNER **DIP**

200 g Brokkoli
½ Karotte
½ Bund Petersilie
½ Avocado
1 Knoblauchzehe
2 TL Hefeflocken
Meersalz
1 Prise Cayennepfeffer
1 Prise Muskatnuss

Zubereitungszeit: etwa 10 Minuten

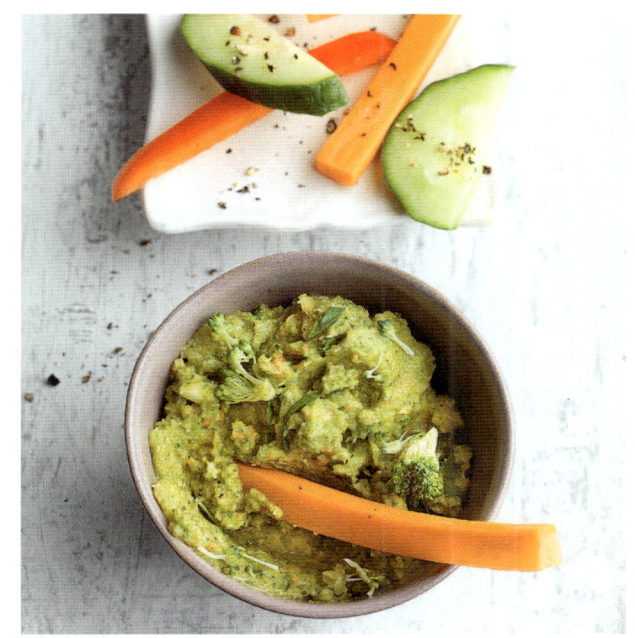

- Brokkoli grob in Röschen teilen. Karotte in dicke Scheiben schneiden. Petersilienblätter abzupfen. Avocado schälen, entkernen und vierteln. Knoblauch schälen und halbieren.

- Alle Zutaten und etwa 3 EL Wasser mit einer Küchenmaschine oder einem Pürierstab kräftig zu einer cremigen Flüssigkeit verarbeiten.

- Für Gourmets –
KRÄUTERDIP FÜR GENIESSER

200 g Mandeln
½ Bund Basilikum
½ Bund Oregano
1 Handvoll Thymian
1 Handvoll Rosmarin
1 Handvoll Kresse
2 EL Hanföl
Meersalz, Pfeffer
etwa 4 EL Wasser

Einweichzeit (optional): 8 Stunden
Zubereitungszeit: etwa 15 Minuten

- Mandeln möglichst über Nacht einweichen. Morgens das Wasser abgießen und die Mandeln kurz abspülen.

- Die Kräuter von den Stängeln zupfen und grob hacken.

- Alle Zutaten und etwa 4 EL Wasser mit einer Küchenmaschine oder einem Pürierstab kräftig zu einer cremigen Flüssigkeit verarbeiten.

– Rohe Klassiker –
GEMÜSE-**HUMMUS**

1 große Zucchini
1 Knoblauchzehe
½ Zitrone
2 Stängel Blattpetersilie
6 EL Tahini (Sesammus)
2 EL Sesam
1 Prise Paprikapulver
Meersalz
Pfeffer

Zubereitungszeit: etwa 10 Minuten

- Zucchini grob schneiden. Knoblauchzehe schälen und halbieren.

- Zitrone auspressen. Petersilienblätter abzupfen.

- Alle Zutaten und etwa 3 EL Wasser mit einer Küchenmaschine oder einem Pürierstab kräftig zu einer cremigen Flüssigkeit verarbeiten.

Ideal für alle, die Probleme mit der Verdauung von Hülsenfrüchten haben. Alternativ können jedoch statt der Zucchini auch 3 Handvoll Kichererbsenkeimlinge und 3 zusätzliche EL Wasser verwendet werden.

– Rohe Klassiker –
SPINAT-RICOTTA

200 g Cashews
½ Tomate
1 Knoblauchzehe
½ Zitrone
2 EL Olivenöl
Meersalz, Pfeffer
1 Handvoll Spinat
5 Blätter Basilikum

Einweichzeit (optional): 8 Stunden
Zubereitungszeit: etwa 15 Minuten

- Cashews möglichst über Nacht einweichen. Morgens abgießen und durchspülen.

- Tomate vierteln. Knoblauch schälen und halbieren. Zitrone auspressen.

- Alle Zutaten außer Spinat und Basilikum mit einer Küchenmaschine oder einem Pürierstab zu einer cremigen Flüssigkeit verarbeiten, dabei etwa 3 EL Wasser hinzugeben. Spinat und Basilikumblätter hacken und untermischen.

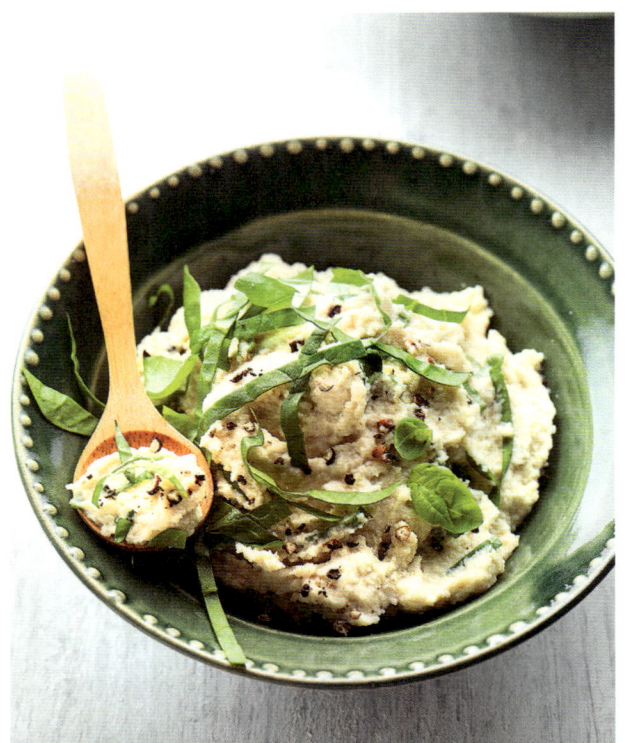

– Für Gourmets –

PORTOBELLI
MIT PISTAZIENFÜLLUNG

BASIS
4 Portobelli

FÜLLUNG
150 g Pistazien
3 EL Olivenöl
1 Knoblauchzehe
1 Handvoll Basilikumblätter
1 Prise Cayennepfeffer
Meersalz
4 getrocknete Tomaten

GARNITUR
¼ Zucchini, fein in Scheiben gehobelt
8 Basilikumblätter

Einweichzeit (optional): 8 Stunden
Zubereitungszeit: etwa 15 Minuten

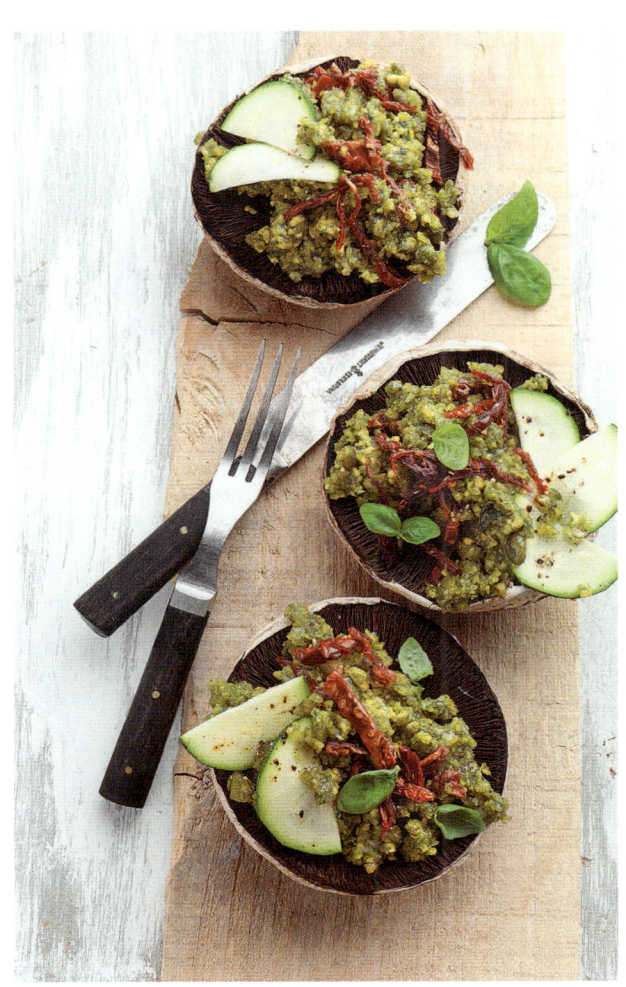

- Pistazien möglichst über Nacht einweichen. Morgens das Wasser abgießen und die Pistazien kurz abspülen.

- Für die Füllung in der Küchenmaschine alle Zutaten außer den getrockneten Tomaten zu einer homogenen Masse vermischen, dabei etwa 2 EL Wasser zugeben. In eine Schüssel umfüllen.

- Die getrockneten Tomaten sehr klein schneiden und zur Füllung hinzugeben, durchmischen.

- Pilze entstielen und mit der Creme füllen.

- Zucchini mit einem Gemüsehobel oder Sparschäler in feine Scheiben schneiden. Die Pilze mit den Zucchinischeiben und Basilikumblättern garnieren.

Die gefüllten Pilze können auch noch 1 bis 2 Stunden bei 40 °C getrocknet werden.

– Rohe Klassiker –
ROTE-BETE-**CARPACCIO**

GEMÜSE UND MARINADE
2 Rote Beten mit Grün
1 EL Olivenöl
2 EL Apfelessig
1 EL Agavensirup
Meersalz
Pfeffer
½ Fenchelknolle
1 Tomate
1 kleine Karotte
5 Basilikumblätter

VINAIGRETTE
2 EL Aceto-Balsamico (oder als rohe Alternative: 2 EL Apfelessig)
3 EL Olivenöl
Meersalz
Pfeffer

Zubereitungszeit: etwa 20 Minuten
Marinierzeit: 4 Stunden

- Das Grün von der Roten Bete abschneiden und zur späteren Verwendung zur Seite legen. Die Roten Beten gründlich putzen, halbieren und in möglichst dünne Scheiben schneiden, am besten mit einem Gemüsehobel. Hierbei besser Küchenhandschuhe tragen, da die Rote Bete sehr stark färbt.

- In einem verschließbaren Behälter Öl, Essig, Agavensirup, Salz, Pfeffer und etwa 3 EL Wasser mischen. Gemüsescheiben hineingeben und ordentlich mischen. Zum Marinieren beiseitestellen, möglichst mehrere Stunden oder über Nacht. Die Rote-Bete-Scheiben können jedoch auch schon früher verwendet werden, wenn keine Zeit zum Marinieren ist.

- Die Blätter der Roten Bete waschen, trocken schleudern und klein schneiden.

- Für die Vinaigrette Aceto-Balsamico, Olivenöl sowie etwas Salz und Pfeffer mischen und über das Grün gießen, mit den Händen einmassieren und Salat zur Seite stellen.

- Fenchel und Tomate klein schneiden, Karotte raspeln, Basilikumblätter fein hacken.

- Marinierte Rote-Bete-Scheiben etwas abtropfen lassen und dekorativ auf einem großen Teller anrichten. Grün in der Mitte arrangieren, das klein geschnittene Gemüse drum herum platzieren, mit dem Basilikum garnieren und mit Salz und Pfeffer abrunden.

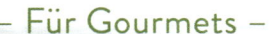

– Für Gourmets –

ZWIEBEL-ZUCCHINI-**BROT**

1 große Zucchini
1 Knoblauchzehe
200 g Leinsamen
50 g Sonnenblumenkerne
50 g Leinsamen, ungeschrotet
1 Prise Cayennepfeffer
Meersalz
2 Zwiebeln

Zubereitungszeit: etwa 15 Minuten
Dehydrierzeit: 4 bis 5 Stunden

- Zucchini grob würfeln. Knoblauch schälen und halbieren.

- Leinsamen mahlen. Hierzu entweder Mörser, Küchenmaschine, Mixer mit Mahlaufsatz oder Mühle verwenden.

- Zucchini mit etwa 2 EL Wasser, Knoblauch und gemahlenem Leinsamen in der Küchenmaschine langsam zu einer cremigen Masse verarbeiten.

- In eine Schüssel umfüllen. Sonnenblumenkerne und ungeschrotete Leinsamen untermischen. Nach Geschmack würzen.

- Zwiebeln schälen und in Ringe schneiden. In die Zucchinimasse unterheben.

- Teig auf Backpapier streichen, gleichmäßig mit einer Höhe von gut 0,5 cm verteilen.

- Für 3 Stunden bei 40 °C in Backofen oder Trockengerät trocknen. Umdrehen und 1 bis 2 weitere Stunden dehydrieren.

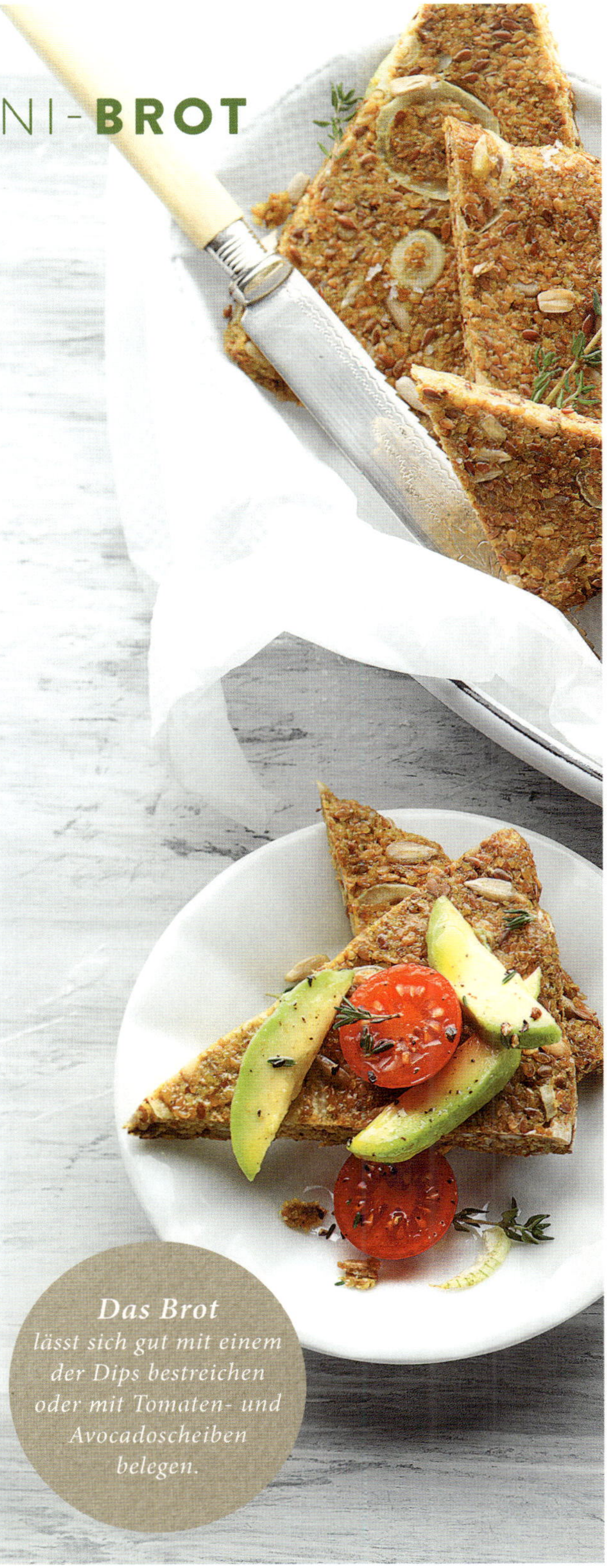

Das Brot
lässt sich gut mit einem
der Dips bestreichen
oder mit Tomaten- und
Avocadoscheiben
belegen.

– Rohe Klassiker –
SUPER**CRACKER**

250 g brauner Leinsamen, ungeschrotet
2 Tomaten
2 Stangen Staudensellerie
½ rote Paprika
½ rote Zwiebel
1 Knoblauchzehe
3 getrocknete Tomaten
1 Handvoll Basilikum
1 Prise Muskatnuss
Meersalz
Pfeffer

Einweichzeit (optional): 8 Stunden
Zubereitungszeit: etwa 15 Minuten
Dehydrierzeit: 8 bis 10 Stunden

- Leinsamen über Nacht einweichen, sie können jedoch auch uneingeweicht verarbeitet werden. Vor der Verwendung das Einweichwasser abgießen und die Samen kurz abspülen.

- Tomaten und Sellerie grob schneiden. Paprika entkernen, grob schneiden. Zwiebel schälen und würfeln. Knoblauch schälen, halbieren.

- Alle Zutaten außer den Leinsamen mit etwa 2 EL Wasser in einer Küchenmaschine zerkleinern. Die Hälfte der Leinsamen hinzugeben und alles zu einer geschmeidigen Masse verarbeiten.

- In eine Schüssel umfüllen und restliche Leinsamen unterrühren.

- Möglichst dünn, maximal 0,5 cm dick, auf ein Backblech streichen. Mit einem Messer oder Teigschaber Linien in den Teig drücken, an denen die Cracker später gebrochen werden.

- Im Trockengerät oder Backofen bei unter 40 °C etwa 8 bis 10 Stunden trocknen.

Wenn die Cracker vollständig getrocknet werden, halten sie sich luftdicht verpackt mehrere Wochen. Sie können zudem auch problemlos eingefroren werden. Anders als viele herkömmliche Backwaren führen diese rohköstlichen Varianten nicht zu Darmträgheit, sondern regen die Verdauung stark an. Gelüste nach Brot & Co. stillen sie mit Bravour und versorgen Sie zugleich mit vielen Ballaststoffen und ungesättigten Fettsäuren.

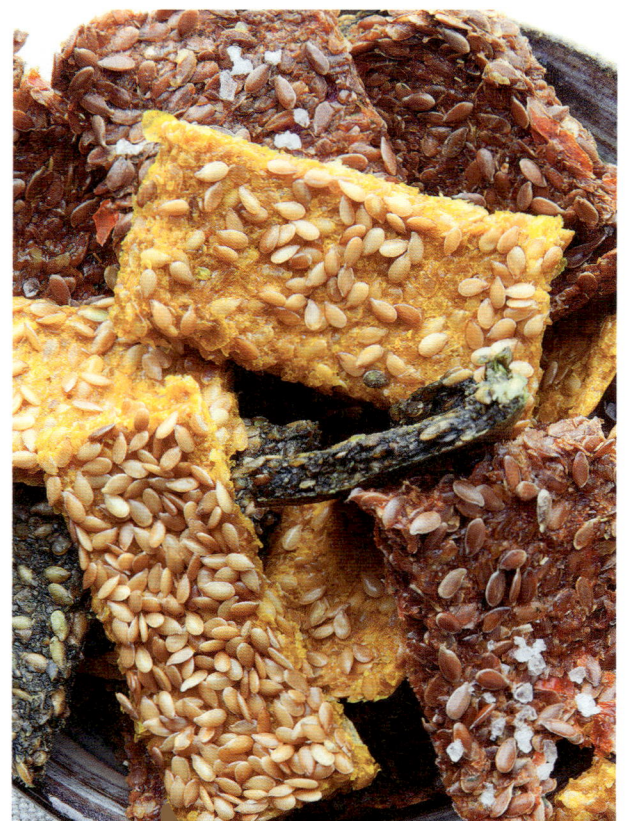

REZEPT**VARIANTEN**

GOLDENE CRACKER

- 250 g goldene Leinsamen, ungeschrotet
- 2 gelbe Paprika, entkernt und geschnitten
- 1 Apfel, entkernt und geschnitten
- 1 Prise Chilipulver
- 1 TL Curcumapulver
- 1 TL Kreuzkümmel
- Meersalz
- etwa 3 EL Wasser

- Beide Varianten wie beschrieben zubereiten.

GRÜNE CRACKER

- 250 g goldene Leinsamen, ungeschrotet
- 200 g Champignons, halbiert
- 100 g Spinat, grob gehackt
- ½ rote Zwiebel
- 2 Knoblauchzehen, geschält
- 1 Prise Chilipulver
- 1 Prise Muskatnuss
- Meersalz
- Pfeffer

PIZZA-CRACKER

»PIZZABODEN«
siehe Supercracker-Rezept

FÜR DEN BELAG
4 Tomaten
3 getrocknete Tomaten
Meersalz
Pfeffer
Gemüse nach Wahl wie Rucola, Avocado,
Champignons
2 EL Hefeflocken

- Den Teig wie angegeben zubereiten, aber etwas dicker aufs Blech streichen und 4 bis 5 Stunden trocknen lassen.

- Die frischen und die getrockneten Tomaten zusammen pürieren, salzen und pfeffern. Auf dem »Pizzaboden« verteilen.

- Nach Lust und Laune belegen und entweder noch eine Stunde trocknen oder gleich verzehren. Dazu als Parmesanersatz die Hefeflocken aufstreuen.

SUPPEN
– GAZPACHOS SUPERCOOLE KONKURRENTEN –

Für den Übergang zur Rohkost können diese Suppen auch leicht erwärmt werden, indem sie in kleinen Schüsseln bei 40 bis 45 Grad für eine Stunde in den Dehydrator oder Backofen gestellt oder sehr vorsichtig und langsam in einem Topf auf kleiner Flamme auf etwa Körpertemperatur erhitzt werden. Aber diese Suppen sind auch kalt ein wahrer Hochgenuss!

– Lecker und gesund! –
ROHKÖSTLICHER **BORSCHTSCH**

SUPPE	BEILAGE
4 Rote Beten	½ Rote Bete
2 mittlere Karotten	½ Karotte
1½ Orangen	½ Avocado
1 Avocado	1 Frühlingszwiebel
1 Frühlingszwiebel	1 Zweig Dill
2 Zweige Dill	
2 EL Apfelessig	Zubereitungszeit:
2 EL Olivenöl	etwa 15 Minuten
Meersalz	
Pfeffer	

Reich an Eisen, Vitamin C, Betacarotin und ungesättigten Fettsäuren. Gerade in der kalten Jahreszeit der ideale Schutz vor Erkältung und Wintermüdigkeit.

- Die Hälfte der Roten Bete und Karotten zusammen mit den Orangen entsaften. Alles dazu in kleine Stücke schneiden, damit es durch die Öffnung der Saftmaschine passt.

- Restliche Rote Bete vierteln und mit dem frischen Saft, dem Avocadofleisch, der Frühlingszwiebel, dem Dill sowie Essig, Öl und Gewürzen im Mixer oder mit einem Pürierstab pürieren. Suppe in Schüsseln geben.

- Für die Beilage Rote Bete und Karotte raspeln, Avocado schälen, entkernen und würfeln. Frühlingszwiebel und Dill klein hacken und alles zur Suppe geben.

– Für Gourmets –
NUSSIGE **PAPRIKASUPPE**

SUPPE
80 g Walnüsse
2 rote Paprika
½ gelbe Paprika
2 Tomaten
2 Knoblauchzehen
½ Selleriestange
2 Stängel Blattpetersilie
½ Zitrone
3 getrocknete Tomaten
1 EL Olivenöl
1 TL Agavensirup
1 Prise Paprikapulver
1 Prise Muskatnuss
Meersalz
1 Prise Cayennepfeffer

ZUM SERVIEREN
2 rote Paprika
½ gelbe Paprika
5 Walnüsse
2 Stängel Blattpetersilie

Einweichzeit (optional): 8 Stunden
Zubereitungszeit: etwa 15 Minuten

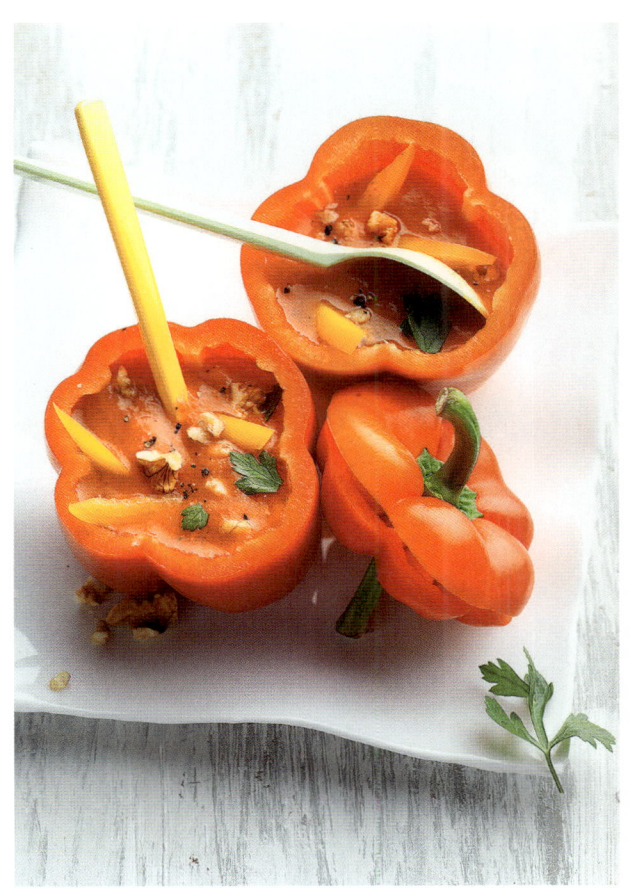

- Walnüsse möglichst über Nacht einweichen. Vor der Zubereitung das Wasser abgießen und die Nüsse kurz abspülen.

- Rote und gelbe Paprika entkernen und grob würfeln. Tomaten vierteln. Knoblauch schälen und halbieren. Sellerie grob schneiden. Petersilie grob hacken. Zitrone auspressen.

- Geschnittenes Gemüse zusammen mit dem Zitronensaft und den übrigen Zutaten für die Suppe im Mixer oder mit einem Pürierstab zu einer cremigen Flüssigkeit verarbeiten. Dabei etwa 5 EL Wasser zugeben.

- Zum Servieren die zwei roten Paprikaschoten aushöhlen.

- Für die Garnitur gelbe Paprika entkernen und in schmale Streifen schneiden, Walnüsse und Petersilie klein hacken.

- Die ausgehöhlten Paprikaschoten mit der Suppe füllen, Paprikastreifen, Walnüsse und Petersilie darüberstreuen.

– Lecker und gesund! –

WÜRZIGE **TOMATENSUPPE**

SUPPE
500 g Tomaten
4 Stängel Koriander
2 Stängel Thymian
2 Knoblauchzehen
1 Frühlingszwiebel
½ Chilischote
1 Orange (unbehandelt)
3 getrocknete Tomaten
1 EL Olivenöl
1 Prise Muskatnuss
1 Prise Kreuzkümmel
Meersalz
Pfeffer

GARNITUR
4 Cherrytomaten
2 Stängel Koriander

Zubereitungszeit: etwa 15 Minuten

- Tomaten grob würfeln. Koriander und Thymian grob hacken. Knoblauch schälen und halbieren. Frühlingszwiebel grob schneiden. Chilischote halbieren, entkernen und sehr klein schneiden.

- Orange entsaften. Die Schale von einer Orangenhälfte fein reiben.

- Alle Zutaten mit einem Standmixer oder einem Pürierstab zu einer cremigen Flüssigkeit verarbeiten.

- Suppe in kleine Schüsseln umfüllen. Cherrytomaten halbieren. Korianderblätter abzupfen. Mit beidem die Suppe garnieren.

– Für Gourmets –

BLUMENKOHL-MISOSUPPE
MIT SHIITAKE-PILZEN

BEILAGE

1 EL Nama Shoyu oder Sojasauce
1 EL Sesamöl
200 g Shiitake-Pilze
1 Frühlingszwiebel
1 Handvoll Alfalfasprossen (2 bis 3 Tage gekeimt, Anleitung ab Seite 70)

SUPPE

1 kleiner Blumenkohl
1 kleines Stück Ingwer
1 Knoblauchzehe
1 EL Miso, möglichst unpasteurisiert
3 EL Sesamöl
etwa 250 ml Wasser
1 Prise Cayennepfeffer

Marinierzeit: mindestens 30 Minuten
Zubereitungszeit: 20 Minuten

- Als Erstes aus Nama Shoyu und Sesamöl mit 1 EL Wasser eine Marinade herstellen.

- Shiitake-Pilze in Scheiben schneiden und mit der Marinade begießen. Einmal ordentlich verrühren, damit die Marinade gut einziehen kann. Mindestens 30, besser sogar 60 Minuten stehen lassen.

- Frühlingszwiebel in feine Ringe schneiden. Mit den Alfalfasprossen als Beilage zunächst zur Seite stellen.

- Für die Suppe den Blumenkohl grob in Röschen zerteilen.

- Ingwer fein reiben, Knoblauch schälen und halbieren.

- Alle Zutaten für die Suppe mit einem Pürierstab oder Standmixer zu einer sämigen Creme verarbeiten.

- Suppe in Schüsseln geben, Frühlingszwiebeln, Sprossen und marinierte Pilze hinzufügen.

TIPP

Die Grundlage von Miso-Paste sind fermentierte Sojabohnen, Reis oder Weizen. Sie sollten möglichst unpasteurisierte Paste verwenden, da sie aufgrund lebender Bakterienkulturen eine stark probiotische Wirkung und aktive Enzyme aufweist. Sie ist in Asia- und Bio-Läden erhältlich, eine kleine Packung hält sehr lange vor.

BYE, BYE EISBERG
– DRESSINGS UND SALAT –

Bei der Herstellung von Dressings, aber auch von Essig und Öl sind der Kreativität keine Grenzen gesetzt! Ein selbst gemachtes Chiliöl, etwas Veilchenessig oder Bärlauchöl geben jedem Salat eine ganz eigene Note. Alles, was Sie hierzu brauchen, sind saubere, verschließbare Glasflaschen oder Einmachgläser, ein paar frische Kräuter sowie hochwertiges Öl oder Essig.

– Lecker und gesund –
SELBST GEMACHTES **DRESSING**

DRESSING SÜSS-SAUER

1 Mango
¼ Apfel
½ Chilischote
2 Limetten (unbehandelt)
2 EL Sesamöl
1 EL Apfelessig
Meersalz

Zubereitungszeit: etwa 10 Minuten

- Mango schälen, entkernen und würfeln. Apfel entkernen und klein schneiden.

- Chilischote halbieren, entkernen und klein schneiden. Limetten auspressen. Schale von einer Limette reiben.

- Alle Zutaten mit dem Pürierstab mixen, bis eine cremige Konsistenz entsteht.

AVOCADO-DRESSING

1 Avocado
1 Knoblauchzehe
½ Zitrone
½ Chilischote
2 TL Nama Shoyu oder Sojasauce
2 TL Hefeflocken

Zubereitungszeit: 10 Minuten

- Avocado schälen, entkernen und grob würfeln. Knoblauch schälen und halbieren. Zitrone auspressen. Chilischote halbieren, entkernen und klein schneiden.

- Alle Zutaten und etwa 4 EL Wasser mit dem Pürierstab cremig mixen.

KÜRBISKERN-ORANGEN-VINAIGRETTE

2 Orangen (unbehandelt)
4 EL Hanföl
2 EL Kürbiskerne
2 EL Apfelessig
1 TL Agavensirup
Meersalz, Pfeffer

Zubereitungszeit: etwa 5 bis 10 Minuten

- Orangen auspressen. Schale von einer Orange reiben.

- Alle Zutaten mit dem Pürierstab mixen, bis eine cremige Konsistenz entsteht.

HONIG-SENF-DRESSING

½ Avocado
½ Knoblauchzehe
3 Stängel Dill
2 EL Senf
2 EL Honig
2 EL Apfelessig
4 EL Olivenöl
Meersalz
Pfeffer

Zubereitungszeit: etwa 10 Minuten

- Avocado schälen, entkernen und grob würfeln.

- Knoblauch schälen, Dill grob hacken.

- Alle Zutaten und etwa 1 EL Wasser mit dem Pürierstab so lange mixen, bis eine cremige Konsistenz entsteht.

(BESSER-ALS-)CAESAR-DRESSING

10 Macadamianüsse
½ Stiel einer Frühlingszwiebel
1 ½ Zitronen
1 Knoblauchzehe
2 TL Miso-Paste, möglichst unpasteurisiert
4 TL Apfelessig
5 EL Olivenöl
1 EL Hefeflocken
1 Prise Cayennepfeffer
1 Prise Muskatnuss, Meersalz

Einweichzeit (optional): 8 Stunden
Zubereitungszeit: etwa 10 Minuten

- Macadamianüsse über Nacht einweichen. Morgens abgießen und durchspülen.

- Frühlingszwiebel grob schneiden. Zitronen auspressen. Knoblauch schälen und halbieren.

- Alle Zutaten mit dem Pürierstab mixen, bis eine cremige Konsistenz entsteht.

– Für Gourmets –
SELBST GEMACHTES **ESSIG UND ÖL**

BLUMIGER HIMBEERESSIG

2 Handvoll Rosenblüten (unbehandelt)
1 Handvoll Kamillenblüten (unbehandelt)
60 g Himbeeren
500 ml Apfelessig

Zubereitungszeit: etwa 10 Minuten
Zeit zum Reifen: 2 bis 3 Wochen

- Blüten abwaschen und abtrocknen. Mit den Himbeeren zusammen in eine saubere Flasche geben.

- Essig darübergießen. Alle festen Bestandteile müssen mit Flüssigkeit bedeckt sein.

- Zwei bis drei Wochen an einem hellen, warmen Ort stehen lassen, damit der Essig die Essenzen aus den Zutaten herauszieht.

- Essig dann durch ein Sieb abseihen und auffangen. In die Flasche zurückgießen. Kühl und dunkel lagern.

SCHARFES BÄRLAUCHÖL

3 Knollen Knoblauch
5 Chilischoten
2 Handvoll Bärlauch
500 ml Olivenöl

Zubereitungszeit: etwa 15 Minuten
Zeit zum Reifen: mindestens 1 Woche

- Knoblauch schälen. Chilischoten entkernen und klein schneiden.

- Beides zusammen mit dem Bärlauch in Einmachgläser füllen. Dabei jedes Glas nur zur Hälfte füllen.

- Olivenöl darübergießen, sodass alles bedeckt ist. Glas fest verschließen.

- Mindestens eine Woche, idealerweise 2 bis 3 Wochen im Kühlschrank ziehen lassen.

- Filtern und in Flaschen umfüllen.

Die eingelegten Zutaten eignen sich hervorragend, um Salate oder Suppen zu würzen. Vor allem für Knoblauch-Liebhaber ein Leckerbissen!

Generell
gilt, dass ein aromatisches Öl stets mit einem neutralen Essig gepaart wird, und umgekehrt.

– Schnell und kinderleicht –
DO-IT-YOURSELF-**SALAT**

100 g grünes Blattgemüse oder Salat (zum
Beispiel Batavia, Spinat oder Feldsalat)
2 Handvoll Fruchtgemüse (zum Beispiel Tomaten, Paprika oder Gurke)
100 g Wurzelgemüse (zum Beispiel Karotten,
Rote Bete oder Radieschen)
Zwiebelgewächse (zum Beispiel 2 Knoblauchzehen, 2 Frühlingszwiebeln oder
½ rote Zwiebel)
2 EL Samen oder Nüsse (zum Beispiel
Walnüsse, Sonnenblumenkerne oder
Sesamsamen)
Extras (zum Beispiel 1 kleines Stück Ingwer,
50 g Rosinen oder Goji-Beeren)
Dressing nach Wahl (ab Seite 144)

Zubereitungszeit: etwa 10 Minuten

- Blattgemüse waschen, trocken schleudern
  und gegebenenfalls klein zupfen.

- Fruchtgemüse wo nötig entkernen und klein
  schneiden. Zum Blattgemüse hinzugeben.

- Wurzelgemüse raspeln, Zwiebelgewächse
  schälen und klein würfeln. Zu den anderen
  Zutaten hinzugeben.

- Samen oder Nüsse über den Salat streuen.

- Extras wo nötig schälen, entkernen, raspeln
  oder klein schneiden und hinzugeben.

- Dressing anrühren und über den Salat geben.

*Eine bewährte Bauanleitung für 1001 Salat, frei
nach Ihrem Geschmack!*

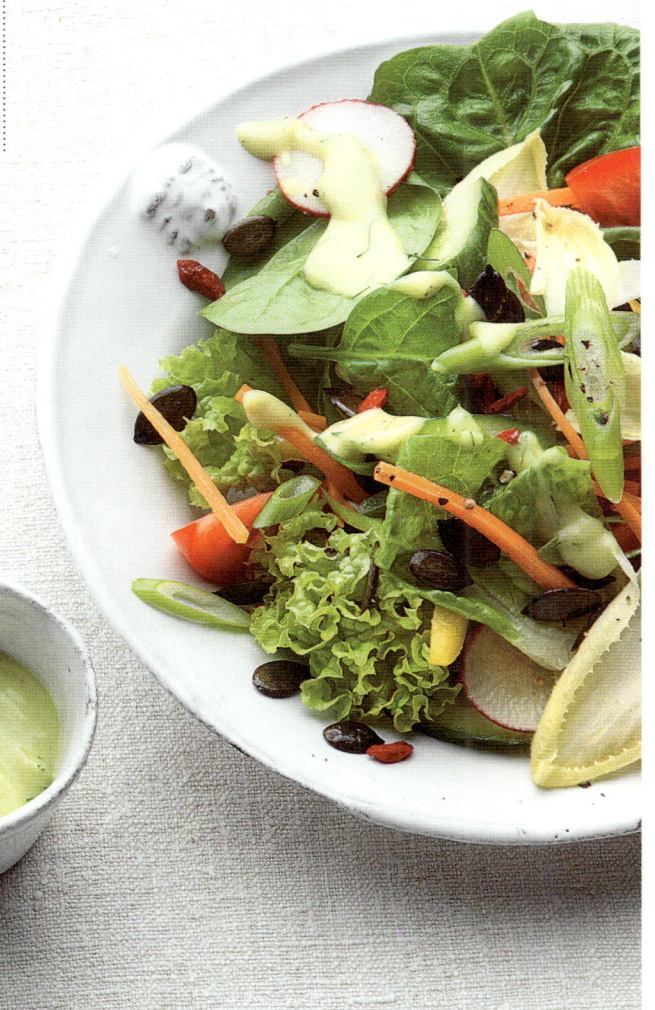

– Detox –
LADY IN RED –
FRUCHTIGER FELDSALAT

Dieses Rezept habe ich von meiner lieben Freundin Julia Brilling.

SALAT
150 g Feldsalat
1 Birne
4 EL Pinienkerne

DRESSING
100 g Erdbeeren
3 EL heller Balsamico oder Apfelessig
4 EL Olivenöl
Meersalz
Pfeffer

Zubereitungszeit: etwa 10 Minuten

- Feldsalat in eine Schüssel geben.

- Birne in dünne Streifen schneiden, über den Feldsalat streuen. Pinienkerne hinzufügen.

- Für das Dressing Erdbeeren halbieren. Alle Zutaten mit dem Pürierstab oder im Mixer mischen. Über den Salat geben, überschüssiges Dressing im Kühlschrank aufbewahren.

– Lecker und gesund! –
VITAMINBOMBEN-WINTERSALAT

SALAT
4 Rote Beten
1 Apfel
250 g Hokkaido-Kürbis
2 Frühlingszwiebeln

DRESSING
½ Zitrone
2 TL Agavensirup
2 EL Apfelessig
3 EL Hanföl
1 Prise Cayennepfeffer, Meersalz

ZUM ANRICHTEN
3 EL Kresse
1 EL Kürbiskerne
2 große Blätter Chinakohl

Zubereitungszeit: etwa 15 Minuten
Marinierzeit: etwa 15 Minuten

- Rote Bete putzen. Apfel entkernen. Kürbis schälen. Alle drei Zutaten reiben. Frühlingszwiebel in kleine Röllchen schneiden, hinzugeben und alles locker vermengen.

- Für das Dressing Zitrone auspressen. Mit den anderen Dressingzutaten und etwa 1 EL Wasser kräftig vermischen. Über den Salat geben und möglichst eine Viertelstunde durchziehen lassen.

- Kresse und Kürbiskerne über den Salat geben. Zum Servieren die Chinakohlblätter auf einen Teller oder in eine kleine Schüssel legen. Den Salat darauf anrichten.

– Für Gourmets –
REGENBOGEN-**SALAT**

SALAT
150 g Babyspinat
1 Mango
½ Gurke
½ rote Paprika
½ gelbe Paprika
1 Avocado
3 Stängel Koriander
3 Stängel Minze
50 g Dinkelsprossen (etwa 3 Tage gekeimt, Anleitung ab Seite 70)
3 EL Kürbiskerne

DRESSING
1 Maracuja
2 TL scharfer Senf
2 EL Apfelessig
1 TL Agavensirup
Meersalz
Pfeffer
4 EL Olivenöl

Zubereitungszeit: etwa 15 Minuten

- Babyspinat gründlich waschen und in eine Schüssel geben. Mango schälen, Kern entfernen und Fruchtfleisch würfeln.

- Gurke würfeln. Paprikaschoten entkernen und in feine Streifen schneiden. Avocado schälen, entkernen und ebenfalls in Streifen schneiden. Koriander und Minze fein hacken.

- Alle Zutaten für den Salat zum Spinat geben und vermischen.

- Für das Dressing die Maracuja pürieren und anschließend sieben. Das Püree mit Senf, Essig, Agavensirup und Gewürzen verrühren. Olivenöl nach und nach unterrühren.

- Dressing über den Salat träufeln.

Dieser Salat strotzt nur so vor Vitaminen und Mineralien! Zudem ist seine farbenfrohe Opulenz ein Blickfang auf jeder Dinnerparty.

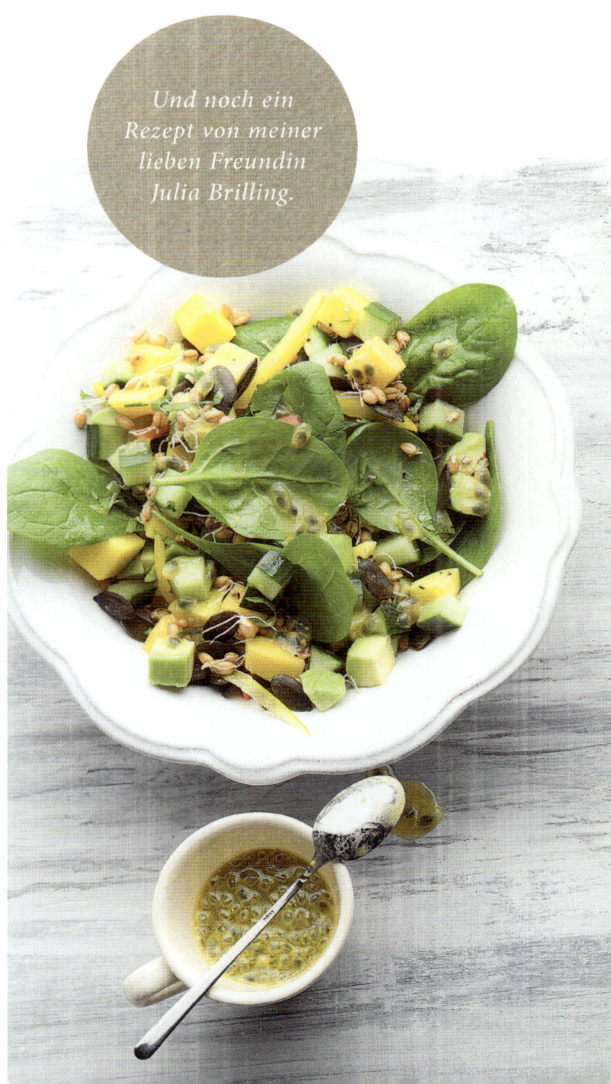

Und noch ein Rezept von meiner lieben Freundin Julia Brilling.

– Lecker und gesund! –
KUNTERBUNTER **LINSENSALAT**

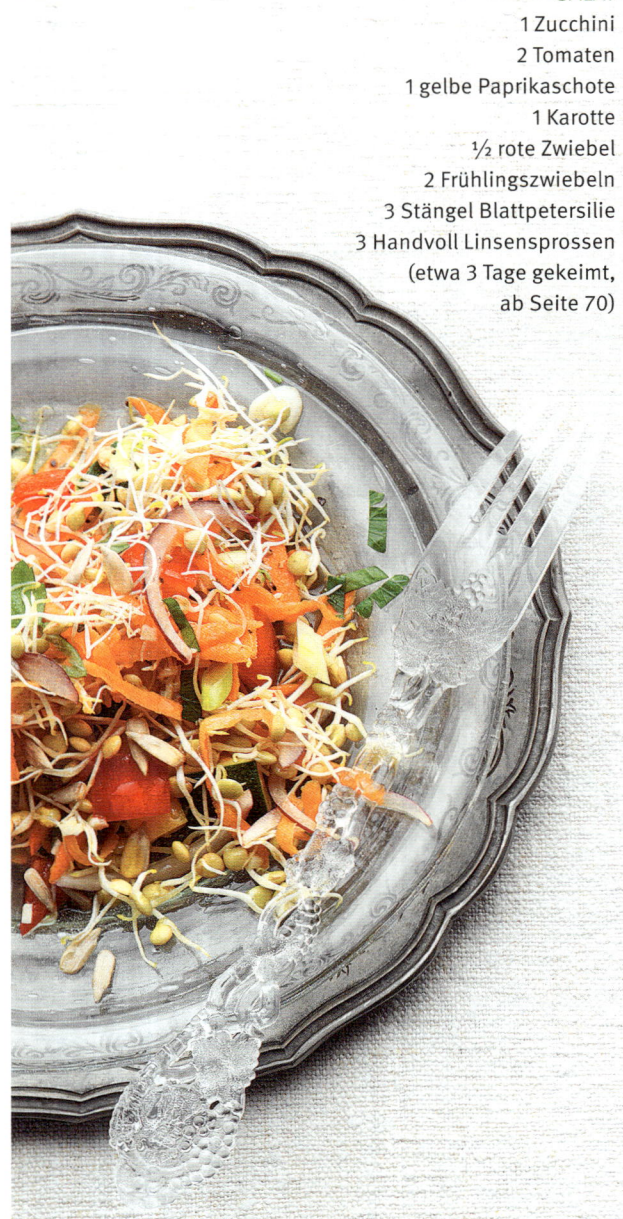

SALAT
1 Zucchini
2 Tomaten
1 gelbe Paprikaschote
1 Karotte
½ rote Zwiebel
2 Frühlingszwiebeln
3 Stängel Blattpetersilie
3 Handvoll Linsensprossen
(etwa 3 Tage gekeimt,
ab Seite 70)

DRESSING
½ Zitrone
1 Knoblauchzehe
2 EL Apfelessig
2 EL Olivenöl
1 TL Senf
1 TL Agavensirup
Meersalz, Pfeffer

GARNITUR
1 Handvoll Kresse- oder Alfalfasprossen
1 EL Sonnenblumenkerne

Zubereitungszeit: etwa 15 Minuten
Marinierzeit: etwa 60 Minuten

- Zucchini und Tomaten würfeln. Paprikaschote entkernen und würfeln. Karotte raspeln. Zwiebel schälen und in feine Ringe schneiden. Frühlingszwiebel ebenfalls in Ringe schneiden. Petersilie hacken.

- Das klein geschnittene Gemüse in einer Schüssel vermengen. Linsensprossen hinzufügen.

- Für das Dressing Zitrone und Knoblauch auspressen. Zusammen mit Essig, Öl, Senf, Agavensirup und Gewürzen eine Marinade herstellen, indem die Zutaten kräftig verschlagen werden. Falls nötig etwas Wasser hinzufügen.

- Salat mit der Marinade vermischen und für mindestens 1 Stunde zugedeckt ziehen lassen.

- Salat abschmecken, mit Kresse- oder Alfalfasprossen und Sonnenblumenkernen garnieren.

Reich an Protein, entzündungshemmend, antibakteriell und die Abwehr stärkend.

– Detox –

BEAUTIFIER-**SPARGELSALAT**

DRESSING
1 EL Honig
3 EL Apfelessig
2 EL Olivenöl
Meersalz
Pfeffer

SALAT
1 Bund grüner Spargel
2 Tomaten
1 Bund Schnittlauch
½ Stange Sellerie
1 Knoblauchzehe
½ Zitrone

GARNITUR
6 Basilikumblätter
1 EL Kürbiskerne

Marinierzeit: mindestens 1 Stunde
Zubereitungszeit: etwa 15 Minuten

- Dressing aus Honig, Essig, Öl und Gewürzen herstellen, indem die Zutaten kräftig verschlagen werden. Falls nötig etwas Wasser hinzufügen.

- Nur das untere Drittel der Spargelstangen schälen. Köpfe abschneiden, Stangen schräg in schmale Scheiben schneiden. Dressing über die Spargelstücke und die Köpfe gießen, alles vermischen und marinieren lassen, idealerweise für 1 bis 2 Stunden.

- Tomaten würfeln. Schnittlauch hacken. Sellerie in kleine Stückchen schneiden.

- Geschnittenes Gemüse zum Spargel hinzufügen, leicht untermischen. Knoblauch schälen und zusammen mit der Zitrone über dem Salat auspressen. Alles vermischen.

- Basilikumblätter und Kürbiskerne klein hacken und über den Salat streuen.

Reich an Ballaststoffen und zugleich arm an Kalorien – damit ist dieser Salat ein wahrer Schlank- und Schönmacher. Spargel wirkt entwässernd, regt den Stoffwechsel an, stärkt die Nerven und fördert die Blutbildung.

ZUM SATTESSEN
– POWER-HAUPTGÄNGE –

Hier wird es richtig interessant: Ob einfaches »Nudel«-Gericht oder Gourmet-Kunst, die Hauptgänge machen schon beim Zubereiten Spaß. Und sie sind natürlich super lecker! Vielfältige Zutaten, raffiniert kombiniert und verarbeitet – da kommen Gaumen und Magen, Herz und Seele gleichermaßen auf ihre Kosten. Selbst ein »typisch deutsches« Gericht findet sich hier (Seite 158).

– Rohe Klassiker –
ZWEIERLEI PESTO UND PASTA

WILDKRÄUTER-PESTO

1 Knoblauchzehe
80 g Pinienkerne
½ Zitrone
100 g Brennnesseln, Bärlauch oder Brunnenkresse
100 ml Olivenöl (+ etwa 30 ml zum Abfüllen im Glas)
Meersalz
Pfeffer

Zubereitungszeit: etwa 10 bis 15 Minuten

- Knoblauch schälen und halbieren. Zusammen mit den Pinienkernen in einer Küchenmaschine zu einem feinen Mehl verarbeiten. Zur Seite stellen.

- Zitrone auspressen. Wildkräuter grob hacken und zusammen mit dem Zitronensaft in die Küchenmaschine geben. Kurz durchmischen.

- Pinienkernmehl, Öl und Gewürze hinzufügen. So lange verarbeiten, bis die gewünschte Konsistenz erreicht ist.

- In ein Schraubglas füllen. Mit weiterem Olivenöl bedecken, damit es sich 1 bis 2 Wochen im Kühlschrank hält.

ZUCCHINI-BANDNUDELN

3 Zucchini

Zubereitungszeit: etwa 5 Minuten

- Aus den Zucchini mit einem Julienneschäler lange, hauchdünne Steifen herstellen.

SPARGEL-SPAGHETTI

1 Bund Spargel

Zubereitungszeit: etwa 5 Minuten

- Spargel schälen. Köpfe abschneiden. Mit Julienne-Schäler Stangen in Spaghetti verwandeln. Mit Pesto oder einer Tomatensauce anrichten, dabei mit den Spargelköpfen garnieren.

PISTAZIEN-PESTO ROSSO

80 g sonnengetrocknete Tomaten
1 Knoblauchzehe
80 g Pistazien, ungesalzen
½ Zitrone
3 Basilikumblätter
100 ml Olivenöl (+ etwa 30 ml zum Abfüllen)
Meersalz, Pfeffer

Zubereitungszeit: etwa 10 bis 15 Minuten
Einweichzeit: 1 bis 2 Stunden

- Tomaten für 1 bis 2 Stunden einweichen.

- Knoblauch schälen und halbieren. Zusammen mit den Pistazien in einer Küchenmaschine zu einem feinen Mehl verarbeiten.

- Zitrone auspressen. Saft sowie Tomaten und Basilikum hinzufügen. Öl einlaufen lassen, während die Küchenmaschine weiterläuft.

★
TIPP

Mit Gemüseschneidern können lange Spaghetti oder Spaghettini aus Zucchini, Spargel oder Karotten produziert werden. Die Anschaffung ist aber nicht unbedingt notwendig, da auch mit Sparschälern, Gemüsehobeln und Julienne-Schälern schnell und einfach »Gemüsepasta« hergestellt werden kann – glutenfrei, kalorienarm und nährstoffreich!

Das Pesto
hält im Kühlschrank
mit Öl aufgefüllt im
Schraubglas 1 bis
2 Wochen.

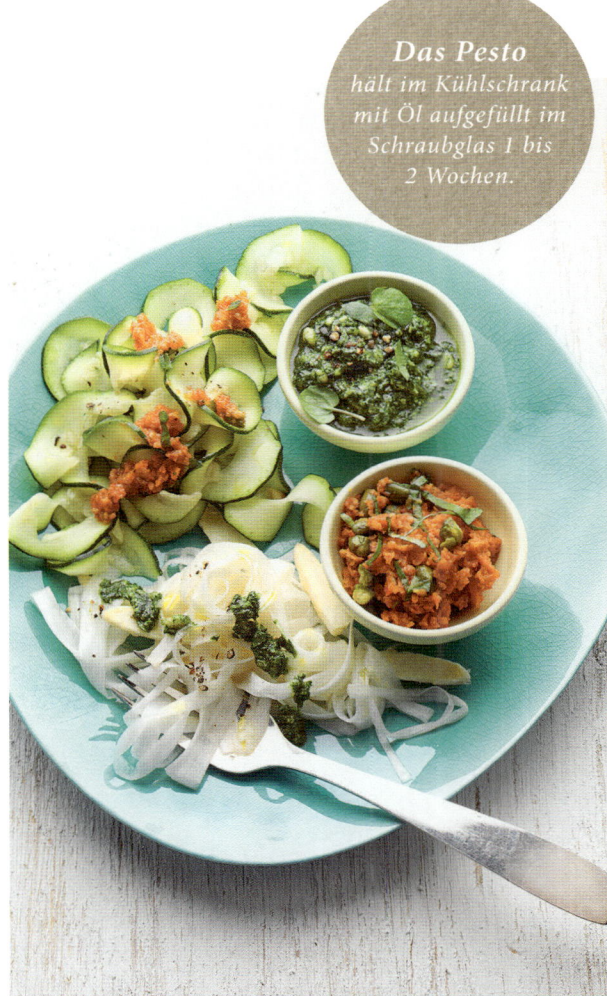

– Lecker und gesund! –
DREIERLEI **GEFÜLLTES GEMÜSE**

5 Champignons
1 TL Sojasauce oder Nama Shoyu
2 TL Olivenöl
2 große Tomaten (ideal Fleischtomaten oder Ochsenherzen)
2 rote Paprika
1 mittelgroße Zucchini
1 Avocado
2 Knoblauchzehen
½ rote Zwiebel
¼ Stange Sellerie
2 getrocknete Tomaten
3 Stiele Petersilie
150 g gekeimter Quinoa (etwa 3 Tage gekeimt, Anleitung ab Seite 70)
Meersalz
Pfeffer
2 EL Hefeflocken

Marinierzeit: mindestens 30 Minuten
Zubereitungszeit: etwa 20 Minuten

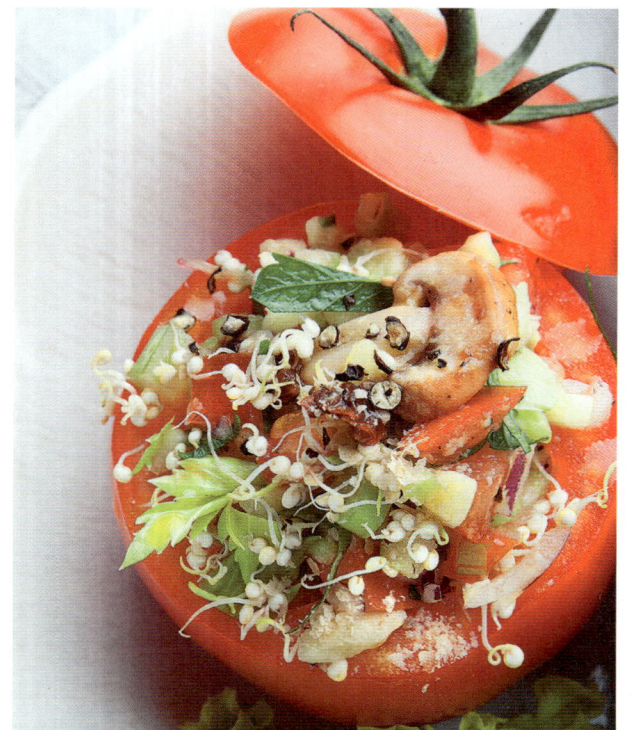

- Champignons in Scheiben schneiden. In Sojasauce und Olivenöl einlegen. Vermischen und zur Seite stellen. Möglichst 30 bis 60 Minuten marinieren lassen.

- Einen flachen Deckel von Tomaten und Paprika abschneiden und sie mit einem Messer oder Löffel aushöhlen. Fruchtfleisch der Tomaten beiseitestellen.

- Zucchini halbieren, beide Hälften mit einem Löffel oder Kugelausstecher aushöhlen. Fruchtfleisch ebenfalls zur Seite stellen.

- Marinade der Champignons in eine kleine Schüssel abgießen. Avocado schälen, entkernen und das Fruchtfleisch mit der Marinade zermusen. Fruchtfleisch von Tomaten und Zucchini klein schneiden und untermischen.

- Knoblauch schälen, auspressen. Zwiebel schälen, würfeln. Sellerie und getrocknete Tomaten klein schneiden. Petersilie hacken. Alles zusammen mit den Champignons zur Avocadocreme geben und vermengen.

- Gekeimten Quinoa zur Gemüsemasse hinzufügen. Mit Salz und Pfeffer abschmecken, in das ausgehöhlte Gemüse füllen. Mit Hefeflocken bestreuen.

Das Gemüse kann auch, bevor es gefüllt wird, für eine Stunde in einer Mischung aus 100 ml Olivenöl, 2 fein gewürfelten Knoblauchzehen und ½ entkernten und fein geschnittenen Chilischote mariniert werden.

– Lecker und gesund! –

CURRY MIT BLUMENKOHLREIS

GEMÜSE

4 getrocknete Aprikosen
1 rote Paprika
1 Tomate
1 kleine Zucchini
1 kleine Karotte
½ rote Zwiebel
2 EL Nama Shoyu oder Sojasauce
2 EL Hanföl

SAUCE

2 Tomaten
2 Knoblauchzehen
2 Stängel Koriander
1 Zitrone (unbehandelt)
6 getrocknete Tomaten
1 EL geriebener Ingwer
2 TL Kokosnussöl
je 1 Prise Kreuzkümmel, Muskatnuss und
Cayennepfeffer
½ TL Currypulver (optional)
Meersalz
Pfeffer

»REIS«

½ Kopf Blumenkohl
2 TL Hefeflocken
Meersalz

GARNITUR

2 EL Rosinen
2 EL Cashewnüsse
1 Handvoll Bockshornkleesprossen (etwa
3 Tage gekeimt, Anleitung ab Seite 70)
1 Stängel Koriander

Marinierzeit: etwa 30 Minuten
Zubereitungszeit: etwa 30 Minuten

- Getrocknete Aprikosen in Wasser einlegen.

- Paprika entkernen und in feine Streifen schneiden. Tomate, Zucchini und Karotte fein würfeln. Zwiebel schälen und ebenfalls sehr fein würfeln.

- Gemüse in einer Sauce aus Nama Shoyu, Hanföl und etwa 3 EL Wasser marinieren. Das Gemüse muss nicht von der Marinade bedeckt sein, sondern nur gut mit ihr vermischt werden. 30 Minuten stehen lassen.

- Für die Sauce Tomaten vierteln, Knoblauch schälen, Korianderblätter abzupfen. Zitrone auspressen und Schale reiben. Alles mit den anderen Zutaten für die Sauce im Standmixer oder mit einem Pürierstab vermixen. Nur so viel Wasser hinzufügen, wie nötig ist, damit die Sauce nicht zu dickflüssig wird.

- Für den »Reis« den Blumenkohl in grobe Teile zerschneiden. In der Küchenmaschine mit Hefeflocken und Salz zerkleinern, bis er eine reisähnliche Konsistenz hat.

- Marinade vom Gemüse abgießen. Eingeweichte Aprikosen vierteln und gemeinsam mit den Rosinen und Cashewnüssen zum Gemüse hinzufügen. Sauce hinzugeben, alles vermengen.

- Bockshornkleesprossen hinzufügen und das Curry mit etwas Koriander garnieren. Mit dem Blumenkohlreis servieren.

– Lecker und gesund! –
GEMÜSE SÜSS-SAUER

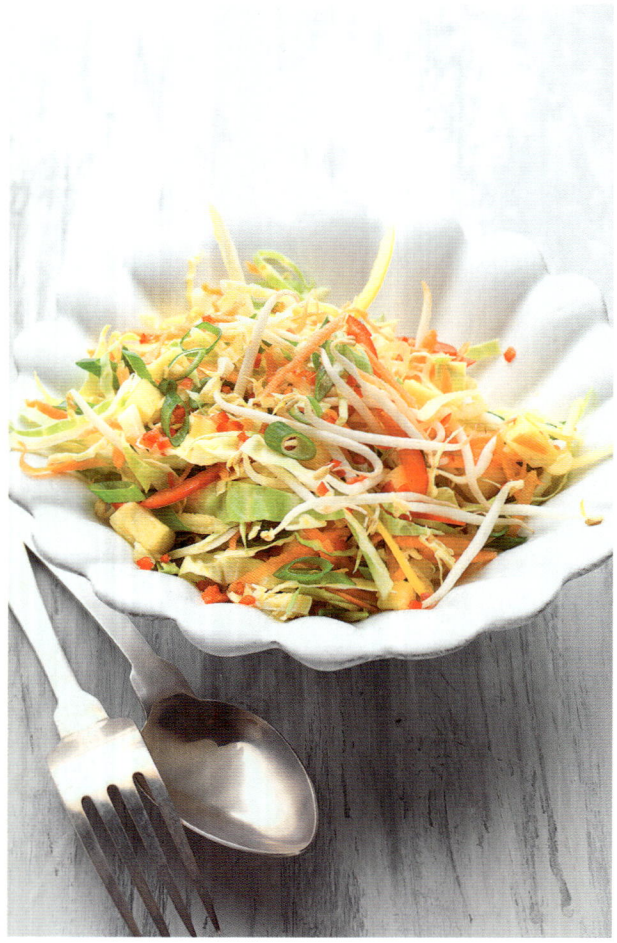

Dieses Gericht ist reich an Vitaminen und Vitalstoffen. Es eignet sich gerade in der kalten Jahreszeit aufgrund des hohen Vitamin-C-Gehalts sowie der Kombination von Ingwer, Chili und Apfelessig dazu, das Immunsystem nachhaltig zu stärken.

3 EL Sesamöl
2 TL Apfelessig
2 TL Agavensirup
Meersalz
½ Kopf junges Spitzkraut
½ Bund Frühlingszwiebeln
1 Karotte
½ rote Paprika
½ gelbe Paprika
⅓ Ananas
½ Apfel
1 kleines Stück Ingwer
1 Handvoll Mungobohnensprossen
(Anleitung ab Seite 70)
½ Chilischote
1 Prise Kreuzkümmel

Marinierzeit: etwa 2 bis 3 Stunden
Zubereitungszeit: etwa 20 Minuten

- Marinade aus Öl, Essig, Agavensirup, Meersalz und etwas Wasser herstellen.

- Kraut in feine Streifen schneiden oder hobeln. Marinade über die Krautstreifen gießen und kräftig umrühren, sodass die Flüssigkeit gut verteilt ist. Möglichst 2 bis 3 Stunden einwirken lassen.

- Frühlingszwiebeln in kleine Röllchen schneiden. Karotte raspeln. Paprika entkernen und in feine Streifen schneiden. Ananas schälen und würfeln. Apfel entkernen und raspeln. Ingwer fein reiben.

- Obst und Gemüse sowie die Sprossen zum marinierten Kraut hinzufügen. Chilischote entkernen, klein schneiden und untermischen. Mit Kreuzkümmel und Salz würzen.

– Für Gourmets –
FISCHFREUNDLICHES **SUSHI**

100 g Mandeln
1 Knoblauchzehe
1 Zitrone
1 Stück Ingwer (etwa 1,5 cm)
2 TL geriebener Meerrettich
Meersalz
100g Dinkelkeimlinge (3 bis 4 Tage gekeimt,
Anleitung ab Seite 70)
2 Noriblätter
1 Handvoll Spinat
½ rote Paprika
½ Avocado, geschält
1 Handvoll Mungobohnensprossen
(etwa 3 Tage gekeimt)

Einweichzeit (optional): 8 Stunden
Zubereitungszeit: etwa 20 Minuten

- Mandeln möglichst über Nacht einweichen.
  Vor der Zubereitung das Wasser abgießen
  und die Mandeln kurz abspülen.

- Für den Reisersatz Knoblauch schälen und
  halbieren, Zitrone auspressen. Die Mandeln
  zusammen mit Knoblauch, Zitronensaft, Ingwer, Meerrettich und Meersalz in der Küchenmaschine oder mit dem Pürierstab vermixen. Nur so viel Wasser hinzufügen, wie
  für eine dickflüssige Konsistenz nötig ist.

- Die Mandelcreme in eine Schüssel füllen und
  die Dinkelkeimlinge hinzufügen. Alles kräftig
  verrühren.

- Noriblätter auf eine flache Unterlage legen.
  Spinat hacken und auf den Blättern verteilen.
  Darauf die Mandelcreme streichen. Paprika
  entkernen und in feine Streifen schneiden,

darauflegen. Avocado entkernen, schälen und
ebenfalls in dünne Streifen schneiden, darauflegen. Zu guter Letzt die Mungobohnensprossen hinzufügen.

- Jedes Noriblatt so zusammenrollen, dass die
  Sushirolle fest und gleichmäßig wird. Vorsichtig in Stücke schneiden.

*Sushi können Sie mit Nama Shoyu oder Soja-
sauce zum Dippen sowie einem grünen Salat oder
einer Rohkost-Suppe (ab Seite 140) servieren.*

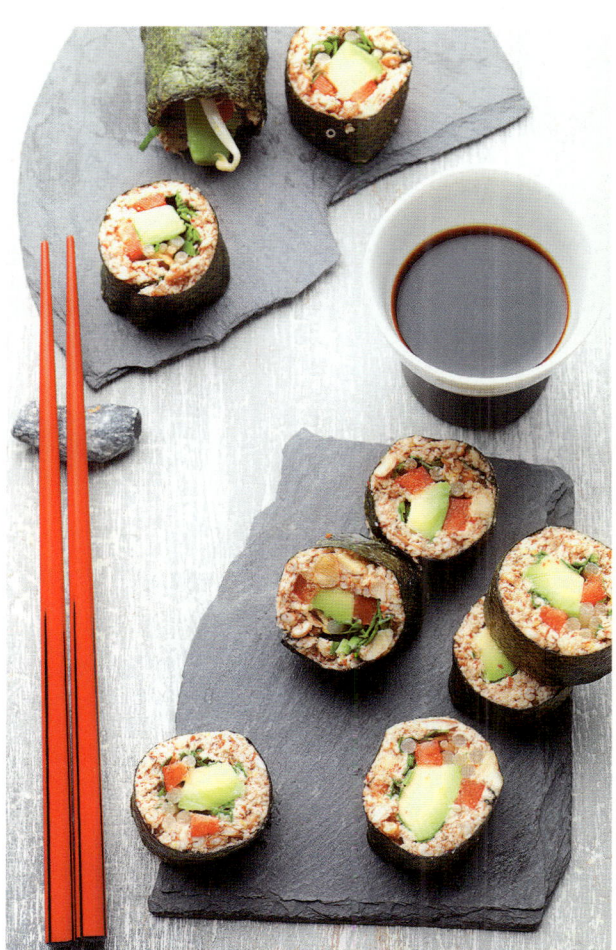

– Rohe Klassiker –

TYPISCH DEUTSCH!
ROTKOHL, PÜREE UND PILZSAUCE

»KARTOFFEL«PÜREE

½ Kopf Blumenkohl
1 Knoblauchzehe
½ Avocado
1 TL Hefeflocken
1 EL Olivenöl
1 Prise Muskatnuss
Meersalz, Pfeffer

ROTKOHL

½ Rotkohl
1 Apfel
1 Stange Staudensellerie
½ Zitrone
10 Walnüsse
2 EL Olivenöl
2 TL Honig oder Agavensirup
Meersalz, Pfeffer

PILZSAUCE

100 g Champignons
1 Knoblauchzehe
4 EL Olivenöl
1 TL Apfelessig
Meersalz

Zubereitungszeit: etwa 20 Minuten

- Für das Kartoffelpüree Blumenkohl in grobe Teile zerschneiden, Knoblauch schälen und halbieren, Avocado schälen, entkernen und grob würfeln. Mit den restlichen Püreezutaten zusammen in einem Standmixer oder mit einem Pürierstab pürieren. So viel Wasser hinzugeben, wie nötig ist, damit eine zähflüssige Masse entsteht.

- Für den Rotkohl den Strunk vom Kohl entfernen und den Rest grob zerschneiden. Apfel entkernen und vierteln. Sellerie grob zerschneiden. Zitrone auspressen. Alle Zutaten für den Rotkohl in der Küchenmaschine zerkleinern. Da der Kohl recht hart ist, sollten Sie ihn nur portionsweise hineingeben. Wenn nötig, etwas Wasser hinzufügen.

- Für die Pilzsauce Champignons halbieren. Knoblauch schälen und halbieren. Alle Saucenzutaten und etwa 4 EL Wasser im Standmixer oder mit einem Pürierstab verarbeiten. Sauce über das Püree gießen und mit dem Rotkohl servieren.

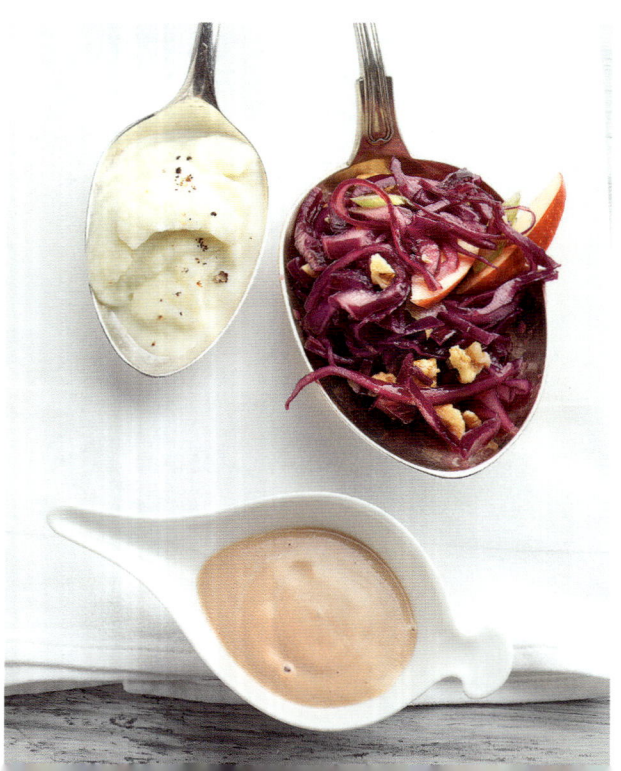

– Schnell und kinderleicht –
ZUCCHINI-**CANNELLONI**

2 große Zucchini
3 Tomaten
2 Knoblauchzehen
½ Zitrone
6 getrocknete Tomaten
½ Bund Basilikumblätter
4 EL Sonnenblumenkerne
1 TL Agavensirup
1 EL Olivenöl
2 TL Hefeflocken
1 Prise Oregano
1 Prise Rosmarin
Meersalz
Pfeffer

Zubereitungszeit: etwa 10 bis 15 Minuten

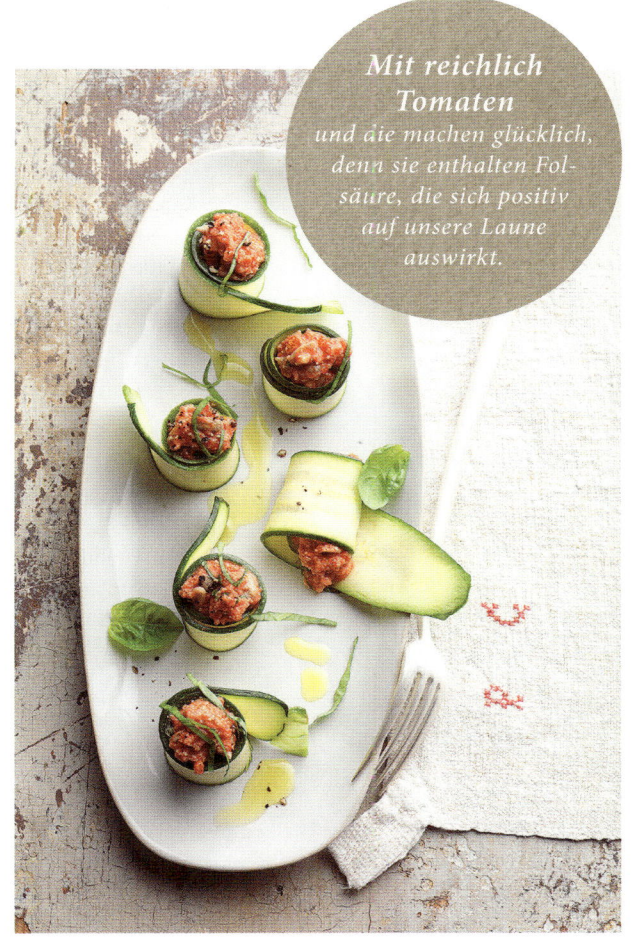

Mit reichlich Tomaten
und die machen glücklich, denn sie enthalten Folsäure, die sich positiv auf unsere Laune auswirkt.

- Die Zucchini mit einem Sparschäler oder Gemüsehobel längs in dünne, längliche Scheiben schneiden.

- Für die Füllung die Tomaten grob würfeln, Knoblauch schälen und halbieren, Zitrone auspressen. Mit den anderen Zutaten bis auf 2 EL Sonnenblumenkerne in einer Küchenmaschine oder mit einem Pürierstab vermixen. Eventuell ein paar EL Wasser hinzugeben. In eine Schüssel umfüllen und die restlichen Sonnenblumenkerne einrühren.

- Füllung auf die Zucchinibänder geben und diese zusammenrollen.

Aus der Füllung kann auch eine würzige Tomatensauce gezaubert werden, indem statt der Sonnenblumenkerne 3 zusätzliche EL Olivenöl und etwas mehr Wasser verwendet werden.

– Rohe Klassiker –
WOHLFÜHL-**LASAGNE**

Achtung: für 4 Personen
200 g Cashews
150 g Champignons
2 Handvoll Spinat
3 EL Olivenöl
3 EL Nama Shoyu oder Sojasauce
1 Knoblauchzehe
3 EL Hefeflocken
Meersalz
3 mittlere Zucchini
4 Tomaten

TOMATENSAUCE
4 Tomaten
4 Datteln
1 Knoblauchzehe
8 getrocknete Tomaten
6 Basilikumblätter
1 EL frische, gehackte oder getrocknete Kräuter (Oregano, Thymian und/oder Rosmarin)
4 EL Olivenöl

GARNITUR
2 EL Hefeflocken
1 Handvoll Basilikumblätter

Einweichzeit (optional): 8 Stunden
Zubereitungszeit: etwa 30 Minuten

Die Lasagne sollte umgehend gegessen werden, da die Zucchini mit der Zeit Saft abgibt und dadurch alles verwässert. Reste können Sie im Kühlschrank aufbewahren und später auf einem Bett aus Spinatblättern servieren.

- Cashews möglichst über Nacht einweichen. Morgens abgießen und durchspülen.

- Champignons in schmale Scheiben schneiden. Spinat hacken. Marinade aus Öl, Sojasauce und etwas Wasser herstellen. In zwei Schüsseln Champignons und Spinat mit der Marinade mischen und zur Seite stellen.

- Für den »Käse« den Knoblauch schälen und halbieren. Mit den Cashews, den Hefeflocken, etwas Meersalz und etwa 5 EL Wasser in der Küchenmaschine cremig mixen.

- Für die Sauce 4 Tomaten grob würfeln. Datteln falls nötig entsteinen. Alle Saucenzutaten im Mixer oder mit einem Pürierstab verarbeiten. Nur so viel Wasser hinzufügen wie nötig, damit es dickflüssig wird.

- Zucchini mit einem Sparschäler in dünne, längliche Scheiben schneiden. Die anderen 4 Tomaten in dünne Scheiben schneiden.

- In einer Glasform die Lasagne aufschichten: erst eine Schicht aus Zucchinischeiben, darauf eine Lage marinierten Spinat und eine Lage Champignons verteilen, eine Schicht Nusskäse daraufstreichen und etwas Tomatensauce über die Schichten gießen. Die nächste Schicht in der gleichen Reihenfolge. Mit einer Schicht Zucchini abschließen. Mit der restlichen Tomatensauce beträufeln. Hefeflocken über die Lasagne streuen, mit ein paar Basilikumblättern garnieren.

– Lecker und gesund! –

SCHLEMMER-**WRAPS**

200 g Champignons
1 EL Nama Shoyu oder Sojasauce
1 EL Olivenöl
1 Karotte
2 Tomaten
½ Zucchini
½ Stange Staudensellerie
3 Stängel Blattpetersilie
4 Romana-Salatblätter
Meersalz
Pfeffer
1 Prise Paprikapulver

SCHLEMMERCREME
1 Knoblauchzehe
150 g Sonnenblumenkerne
1 Zitrone
1 Tomate
4 getrocknete Tomaten
2 EL Sesam
2 TL Hefeflocken
Meersalz
2 EL Olivenöl

Marinierzeit: mindestens 30 Minuten
Zubereitungszeit: etwa 20 Minuten

- Champignons in Scheiben schneiden. Aus Nama Shoyu, Öl und Wasser eine Marinade herstellen. Über die Champignons gießen und verrühren. Zur Seite stellen, damit die Marinade einziehen kann. Möglichst 30 bis 60 Minuten marinieren lassen.

- In der Zwischenzeit die Creme zubereiten: Knoblauch schälen und halbieren. Zusammen mit den Sonnenblumenkernen in einer Küchenmaschine oder einem Mixer mit Mahlaufsatz zu einem groben Mehl verarbeiten.

- Zitrone auspressen. Tomate grob würfeln. Zusammen mit den übrigen Zutaten für die Schlemmercreme zu den gemahlenen Sonnenblumenkernen hinzufügen und zu einer dickflüssigen Creme verarbeiten.

- Karotte raspeln, Tomaten und Zucchini in feine Scheiben schneiden, Sellerie fein würfeln. Petersilie hacken.

- Salatblätter auf eine flache Oberfläche legen und Schlemmercreme großzügig darauf verstreichen. Das geschnittene Gemüse sowie die marinierten Pilze darauflegen. Mit Gewürzen abschmecken.

- Blätter aufrollen und als Fingerfood verzehren.

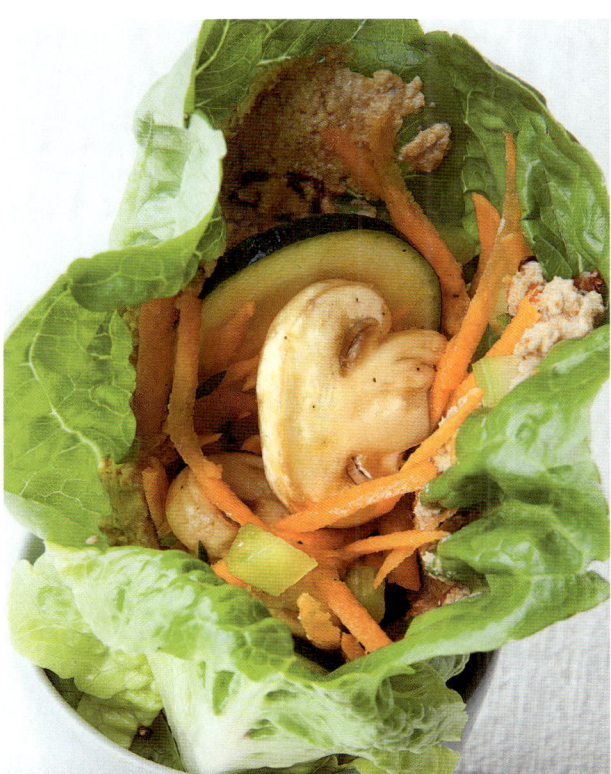

SÜSS, FRISCH, EDEL
– DESSERTS ZUM VERLIEBEN –

Was wäre ein gelungenes Essen ohne ein Dessert? Die Rohkost-Küche bietet auch hier edle Kreationen, leicht oder etwas kunstvoller zuzubereiten, in jedem Fall aber ebenso gesund wie verlockend. Ob Creme oder Mousse, Eis oder Sorbet, Brownie oder Torte – mit frischen und getrockneten Früchten, mit Nüssen und Kakao, Vanille und Agavensirup werden süße Träume wahr.

– Für Gourmets –
CHIA-PUDDING

3 Stängel Pfefferminze
5 entsteinte Datteln
Mark von ½ Vanilleschote
1 Prise Meersalz
2 EL Carob- oder Kakaopulver (möglichst roh)
etwa 500 ml ungefilterte Mandelmilch
(Rezept Seite 122)
5 EL Chia-Samen

Zubereitungszeit: etwa 15 Minuten

Chia-Samen besitzen einen hohen Anteil an Omega 3-Fettsäuren, Ballaststoffen und Protein. Das macht sie zu kleinen Kraftpaketen, die jedes Dessert in einen wertvollen Gesundheitssnack verwandeln. Zudem sind sie leicht verdaulich und können mehr als das Neunfache ihres Eigengewichts an Wasser absorbieren.

- Pfefferminzblätter abzupfen. Blätter mit allen Zutaten außer den Chia-Samen im Standmixer zu einer cremigen Flüssigkeit vermixen.

- Schoko-Pfefferminz-Milch in eine große Schüssel gießen. Chia-Samen hinzufügen und mit einem Löffel einrühren.

- 5 bis 10 Minuten stehen lassen. Erneut umrühren. Dies wiederholen, bis die Chia-Samen die Flüssigkeit aufgesogen haben und der Pudding eine cremige Konsistenz hat. Wenn der Pudding zu flüssig ist, noch einige Chia-Samen hinzufügen.

– Rohe Klassiker –
KIRSCH-MOHN-**EIS**

400 g Kirschen
100 g Mohn
250 ml Mandelmilch (Rezept Seite 122)
1 EL Kokosnussöl

Zubereitungszeit: etwa 15 Minuten
Gefrierzeit: etwa 4 Stunden

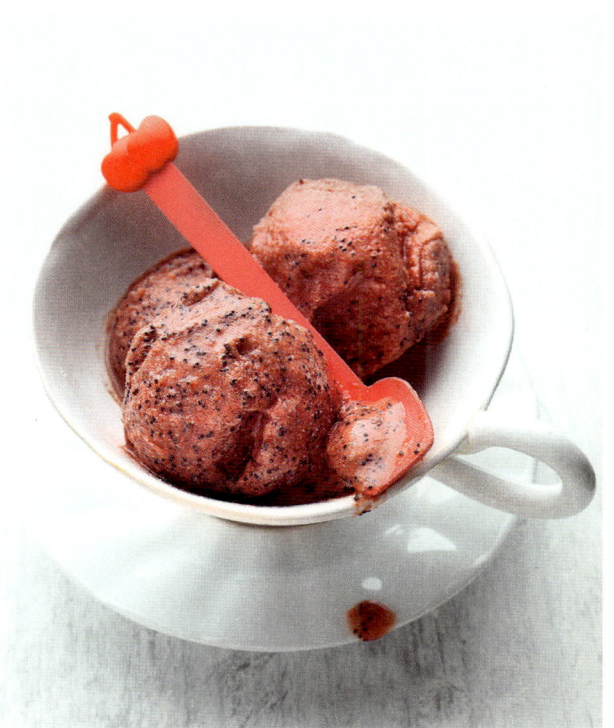

- Kirschen halbieren und entkernen. Mohn fein mahlen. Hierzu entweder Mörser, Küchenmaschine, Mixer mit Mahlaufsatz oder Mühle verwenden.

- Alle Zutaten in der Küchenmaschine, mit Stand- oder Stabmixer zu einer cremigen Flüssigkeit verarbeiten.

- Masse entweder in die Eiscrememaschine füllen oder in einer Schüssel beziehungsweise Eisförmchen im Tiefkühlfach mindestens 4 Stunden gefrieren lassen. Wenn möglich, einmal pro Stunde umrühren.

- Detox –
ANANAS-SORBET

½ Ananas
2 EL Agavensirup
Saft von ½ Limette

Zubereitungszeit: etwa 10 Minuten
Gefrierzeit: mindestens 3 Stunden

- Ananas schälen und würfeln. Anschließend für mindestens 3 Stunden einfrieren.

- Gefrorene Ananas mit Agavensirup und Limettensaft in einer Küchenmaschine verarbeiten. Sorbet sofort essen oder für 30 Minuten ins Gefrierfach stellen, in diesem Fall nach 15 Minuten einmal umrühren.

– Schnell und kinderleicht –

BEERENSTARKE MANGOCREME

2 Mangos
150 g Erdbeeren
1 Banane
½ Avocado
2 TL Agavensirup

GARNITUR
100 g Erdbeeren

Zubereitungszeit: etwa 10 Minuten

- Mangos schälen, Kern entfernen und Fruchtfleisch grob würfeln. Erdbeeren halbieren. Banane schälen und ebenfalls halbieren. Avocado schälen, entkernen und Fruchtfleisch grob würfeln.

- Alle Zutaten im Standmixer oder mit dem Pürierstab vermischen.

- Für die Garnitur die restlichen Erdbeeren vierteln und die Creme damit verzieren.

– Detox –

GREEN MONSTER

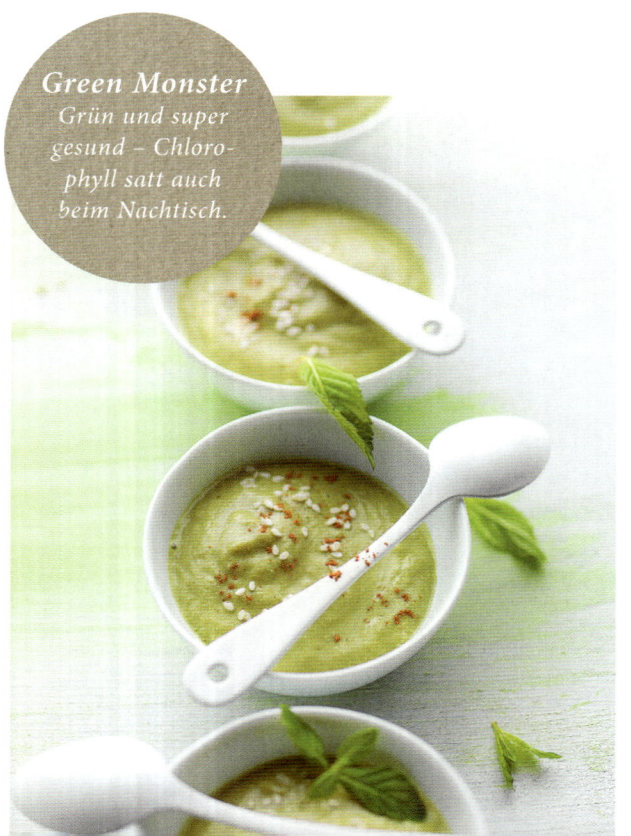

Green Monster
Grün und super gesund – Chlorophyll satt auch beim Nachtisch.

3 Bananen
2 Äpfel
50 g Sesam
1 EL Weizengraspulver oder 2 cl frischer Weizengrassaft
2 TL Spirulina
1 EL Agavensirup
1 Prise Zimt
etwa 3 EL Wasser

Zubereitungszeit: etwa 10 Minuten

- Bananen schälen und halbieren. Äpfel vierteln und entkernen.

- Sesamsamen mahlen. Hierzu entweder Mörser, Küchenmaschine, Mixer mit Mahlaufsatz oder Mühle verwenden.

- Obst und Sesammehl zusammen mit den restlichen Zutaten im Standmixer oder mit dem Pürierstab cremig rühren.

– Rohe Klassiker –
GLUTENFREIE **MANDELPLÄTZCHEN**

450 g Mandeln
1 EL Carob- oder Kakaopulver (möglichst roh)
1 TL Zimt
3 EL Honig oder Agavensirup
1 Prise Meersalz
100 g Rosinen

Zubereitungszeit: etwa 15 Minuten
Dehydrierzeit: etwa 3 bis 4 Stunden

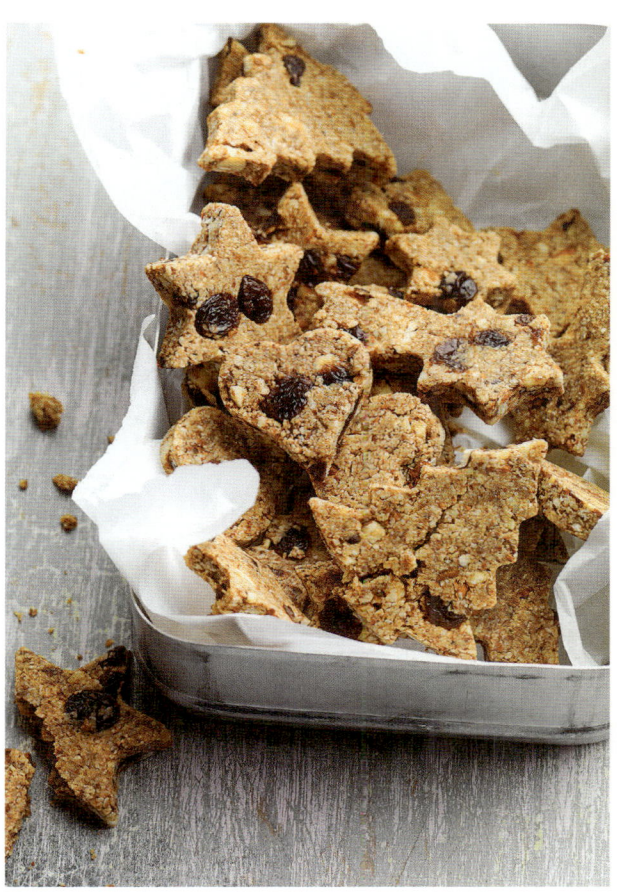

- 300 g Mandeln langsam in der Küchenmaschine zu feinem Mehl verarbeiten.
Carobpulver, Zimt, Honig, Salz und etwa
5 EL Wasser hinzufügen und zu einem zäh-
flüssigen Teig verarbeiten.

- Teig in eine Schüssel umfüllen. Die restlichen
Mandeln klein hacken, entweder mit einem
Messer oder in der Küchenmaschine. Mit den
Rosinen zum Teig hinzufügen und mit be-
feuchteten Händen einkneten.

- Teig ausrollen und mit Plätzchenformen verschiedene Plätzchen stechen.

- Im Backofen oder im Dehydrator bei 40 °C je
nach Dicke der Plätzchen 3 bis 4 Stunden
trocknen.

*Diese klassischen Weihnachtsplätzchen können
leicht in fruchtige Sommerkekse verwandelt
werden: Einfach weniger Zimt verwenden und
150 g klein geschnittene Kirschen oder Beeren
in den Teig mengen.*

– Lecker und gesund! –

BANANENSPIESSE
MIT SCHOKOLADENSAUCE

50 g Mandeln
1 Orange
2 EL Honig oder Agavensirup
1 Prise Zimt
2 Bananen

SCHOKOLADENSAUCE
8 entsteinte Datteln
3 EL Carob- oder Kakaopulver
(möglichst roh)
3 EL Kokosnussöl

Einweichzeit (optional): 8 Stunden
Zubereitungszeit: etwa 15 Minuten

- Mandeln möglichst über Nacht einweichen. Morgens das Wasser abgießen und die Mandeln kurz abspülen. In der Küchenmaschine fein hacken und zur Seite stellen.

- Orange auspressen, mit Zimt und Honig vermengen. Bananen schälen und halbieren. Längs aufspießen. Mit Honig-Orangen-Mix beträufeln und in den gehackten Mandeln wenden.

- Für die Schokoladensauce alle Zutaten mit etwas Wasser mit einem Pürierstab vermixen, bis eine dickflüssige Sauce entsteht.

- Schokoladensauce in kleinen Schälchen zum Dippen mit den Bananenspießen servieren.

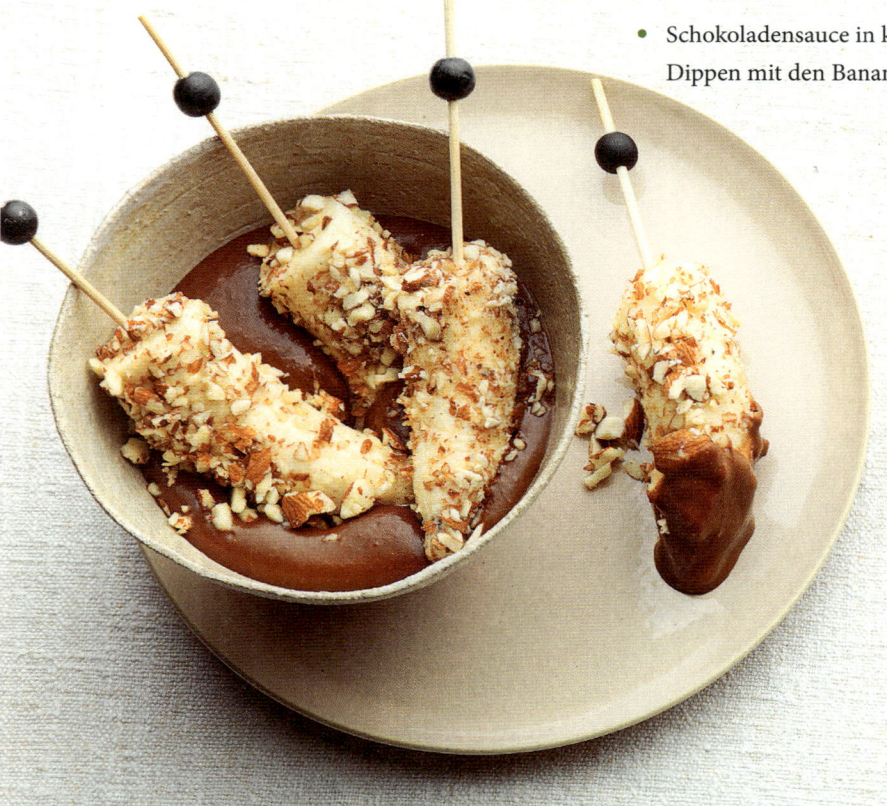

– Lecker und gesund! –
GOJI-**ENERGIEBÄLLCHEN**

100 g Haselnüsse
150 g entsteinte Datteln
100 g Goji-Beeren
50 g Kokosnussraspeln
Mark von ½ Vanilleschote

ZUM GARNIEREN
3 EL Kokosnussraspeln
2 EL Carob- oder Kakaopulver
(möglichst roh)

Zubereitungszeit: etwa 15 Minuten

Die Bällchen halten sich im Kühlschrank etwa eine Woche. Dabei ist die Zubereitung ein Spaß für die ganze Familie, denn beim Formen der Kugeln kann jeder noch so junge Helfer tatkräftig ans Werk gehen.

- Haselnüsse in der Küchenmaschine zu einem feinen Mehl verarbeiten. Zur Seite stellen.

- Datteln und Goji-Beeren mit etwas Wasser in der Küchenmaschine pürieren. Allmählich das Nussmehl, die Kokosraspeln sowie das Vanillemark hinzufügen, sodass ein fester Teig entsteht.

- Diesen Teig in eine Schüssel umfüllen und mit befeuchteten Händen gründlich durchkneten. Kleine Kugeln formen und teilweise in den restlichen Kokosnussraspeln und dem Carobpulver wenden.

EIN GESUNDER SPASS

Diese Bällchen begeistern Schleckermäulchen genauso wie gesundheitsbewusste Genießer. Die ungesättigten Fettsäuren in den Haselnüssen verringern das Risiko für Herz-Kreislauf-Erkrankungen, Gojis liefern Antioxidantien für jugendliches Aussehen und Vitalität, und Kokosnussraspeln wirken nicht nur antibakteriell, sondern kurbeln auch die Fettverbrennung an. Doch die Energiebällchen sind nicht nur gesund, sondern durch die Süße der Datteln auch das ideale Nachmittagskonfekt.

Die Goji-Beere stammt übrigens aus dem Asiatischen und wird seit ihrem Siegeszug in den deutschsprachigen Raum auch Wolfsbeere oder Bocksdorn-Beere genannt. Sie zeichnet – mittlerweile wissenschaftlich bestätigt – eine schier unglaubliche Dichte an wertvollen Nährstoffen aus. Und im Himalaja, wo man sie seit Jahrhunderten kennt, soll es sogar Festtage zu ihren Ehren geben, so sehr schätzen die Menschen diese Frucht. Schön, dass auch wir heute in ihren Genuss kommen können.

– Für Gourmets –

SUPERFOOD-**BROWNIES**

200 g Walnüsse
100 g Hanfsamen
100 g Kakaopulver (möglichst roh)
1 EL Spirulina
2 EL Macapulver
1 TL Zimt
1 Prise Meersalz
200 g entsteinte Datteln
3 EL Kokosnussöl
Mark von 1 Vanilleschote
60 g Walnüsse

Zubereitungszeit: etwa 15 Minuten
Kühlzeit: etwa 1 Stunde

Brownies
in dieser Form sind
nicht nur lecker,
sondern voller ge-
sundheitsfördernder
Inhaltsstoffe.

- Walnüsse und Hanfsamen in der Küchenmaschine zu einem feinen Mehl verarbeiten. Kakaopulver, Spirulina, Maca, Zimt sowie Salz hinzufügen, kurz vermischen.

- Langsam Datteln und Kokosnussöl hinzufügen. Wenn nötig, zwei oder drei EL Wasser hinzugeben, damit eine feste Masse entsteht. Vanillemark hinzufügen.

- Masse in eine Schüssel geben. Walnüsse in der Küchenmaschine klein hacken. Mit befeuchteten Händen in den Teig hineinkneten.

- In eine Form oder auf ein Backblech mit Rand pressen. Im Kühlschrank oder Gefrierfach etwa 1 Stunde fest werden lassen. Anschließend schneiden und genießen.

– Rohe Klassiker –
KÄSEKUCHEN DELUXE

BODEN

150 g Haselnüsse
150 g entsteinte Datteln
2 EL gelbe Leinsamen
1 Prise Zimt
1 Prise Meersalz

FÜLLUNG

300 g Cashews
Saft von 1 ½ Zitronen
100 ml Agavensirup
Mark von 1 Vanilleschote

Einweichzeit (optional): 8 Stunden
Zubereitungszeit: etwa 20 Minuten

★
FÜR GOURMETS

Dieses Rezept ist ein Klassiker in der Gourmet-Rohkost und kann mit jedem traditionellen Käsekuchen konkurrieren. Auf den ersten Blick kann vielleicht die Menge an Nüssen und damit der hohe Fettgehalt abschrecken. Es handelt sich dabei jedoch primär um ungesättigte Fettsäuren, sodass dieser Kuchen anders als die meisten gebackenen Varianten nicht nur ein wahrer Genuss ist, sondern sich auch positiv auf Ihre Gesundheit auswirkt.

Zudem ist er glutenfrei und erfreut somit auch Menschen, die an Glutenunverträglichkeit (Zöliakie) leiden.

- Haselnüsse und Cashews möglichst über Nacht einweichen. Morgens das Wasser abgießen und die Nüsse kurz abspülen.

- Für den Boden die Haselnüsse mit allen anderen Zutaten in der Küchenmaschine zu einem groben Teig verarbeiten. Falls nötig, ein oder zwei EL Wasser hinzufügen. Der Teig sollte jedoch möglichst fest sein, da er nicht gebacken oder getrocknet wird. Den Boden in eine Kuchen- oder Pie-Form drücken.

- Für die Füllung die Cashews mit den anderen Zutaten in einer Küchenmaschine zu einer dickflüssigen Masse verarbeiten, dabei bis zu 100 ml Wasser nur langsam und nach Bedarf hinzufügen, bis eine cremige, aber feste Konsistenz erreicht ist.

- Die Füllung auf den Boden in der Kuchenform löffeln. Wenn sie zu flüssig ist, kann der Kuchen vor dem Verzehr in den Kühl- oder Gefrierschrank gestellt werden, damit sie etwas fester wird.

- Dieser Kuchen hält sich gekühlt bis zu 4 Tage und kann so nach und nach vernascht werden.

– Für Gourmets –

HIMBEERTORTE DELUXE

BODEN

150 g Mandeln
150 g entsteinte Datteln
2 EL gelbe Leinsamen
1 Prise Zimt
1 Prise Meersalz
etwa 2 EL Wasser
Kokosraspeln für die Kuchenform (optional)

FÜLLUNG

250 g Cashews
150 g Himbeeren
Mark von ½ Vanilleschote
5 entsteinte Datteln
½ TL Zimt

GARNITUR

50 g Himbeeren

Einweichzeit (optional): 8 Stunden
Zubereitungszeit: etwa 15 Minuten
Kühlzeit: etwa 1 Stunde

- Mandeln und Cashews möglichst über Nacht einweichen. Vor der Zubereitung abgießen und durchspülen.

- Für den Boden die Mandeln mit den restlichen Zutaten in der Küchenmaschine zu einem groben Teig verarbeiten. Falls nötig, ein oder zwei EL Wasser hinzufügen. Der Teig sollte jedoch möglichst fest sein, da er nicht gebacken oder getrocknet wird.

- Teig in eine mit Kokosraspeln oder Backpapier ausgekleidete Kuchenform pressen. Dabei einen kleinen Rand formen.

- Für die Füllung die Cashews mit den restlichen Zutaten in einem Standmixer oder mit einem Pürierstab zu einer cremigen Flüssigkeit vermischen. Falls nötig, einige EL Wasser hinzufügen, die Füllung sollte jedoch dickflüssig sein.

- Himbeermasse auf dem Tortenboden verstreichen. Mit den restlichen Himbeeren garnieren. Im Kühlschrank oder Gefrierfach vor dem Verzehr eine Stunde fest werden lassen.

★

SUPER GESUND

Datteln besitzen nicht nur eine hohe natürliche Süße, mit der leicht Industriezucker ersetzt werden kann, sondern sind auch gute Lieferanten für eine Reihe von Mineralien wie Kalium, Magnesium, Zink und Kupfer. Sie enthalten sogar mehr Kalium als Bananen und sind der ideale Powersnack bei sportlicher oder mentaler Belastung.

– Lecker und gesund! –
HIMMLISCHE **APFELECKEN**

150 ml Agavensirup
2 Hanföl
2 EL Rosenwasser (optional, ersatzweise
Wasser)
2 TL Zimt
1 Prise Muskatnuss
2 EL Rosinen
3 Äpfel

VANILLESAUCE
100 g Cashews
Mark von 2 Vanilleschoten
3 EL Kokosnussöl
4 EL Agavensirup
1 Prise Meersalz

Einweichzeit (optional): 8 Stunden
Zubereitungszeit: etwa 15 Minuten
Dehydrierzeit: etwa 3 Stunden

- Cashews möglichst über Nacht einweichen. Morgens das Wasser abgießen und Cashews kurz abspülen.

- Agavensirup mit Öl, Rosenwasser, Zimt und Muskatnuss vermischen. Dann die Rosinen unterrühren.

- Äpfel entkernen und vierteln. Apfelecken auf ein Backpapier legen. Agavensirupmischung über die Äpfel gießen.

- Äpfel im Backofen oder Dehydrator bei 40 °C etwa 3 Stunden trocknen.

- Für die Vanillesauce die Cashews mit den restlichen Zutaten in einem Standmixer oder mit einem Pürierstab vermischen. Langsam ein paar EL Wasser hinzufügen, bis eine cremige Sauce entsteht.

- Die noch warmen Apfelecken auf einem Teller anrichten. Vanillesauce darübergießen.

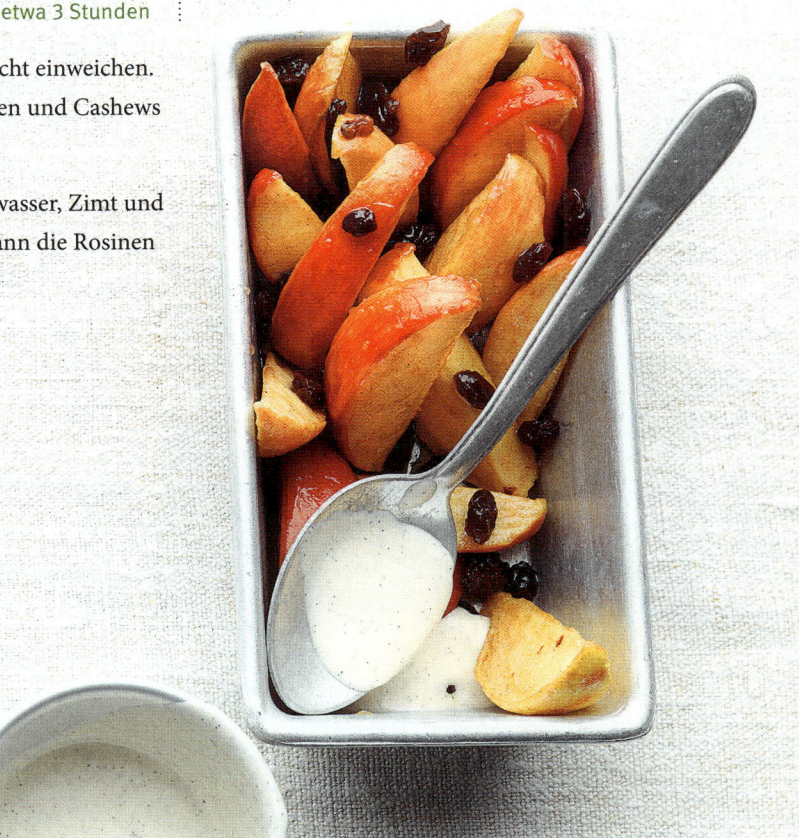

ZUM NACHSCHLAGEN UND ANKLICKEN

BÜCHER

Christian Guth, Burkhard Hickisch: **Grüne Smoothies.** GRÄFE UND UNZER

Victoria Boutenko: **Green for Life.** Hans Nietsch Verlag

Eva-Maria Kraske: **Säure-Basen-Balance.** GRÄFE UND UNZER

Doreen Virtue, Jenny Ross: **Rohkost. Himmlische Vital-Rezepte für Gourmets.** Koha

Nelly Reinle-Carayon: **RohKöstlich … aus Frankreich. 50 Rezepte.** Rohköstlich Messe und Verlag

Matthew Rogers, Tiziana Alipo Tamborra: **Sweet Gratitude. A New World of Raw Desserts.** North Atlantic Books

Matthew Kenney, Sarma Melngailis: **Raw Food/ Real World. 100 Recipes to Get the Glow.** William Morrow Cookbooks

BEZUGSQUELLEN

Keimling (www.keimling.de):
Die erste Anlaufstelle für rohköstliche Zutaten und Snacks. Führen außerdem hochwertiges Rohkost-Equipment wie Dehydratoren und Mixer.

Orkos (www.orkos.com):
Seit Jahrzehnten Lieferant hochwertiger Vitalkost – reife Früchte und Gemüse, Algen- und Imkereiprodukte, Nüsse, Samen, Trockenfrüchte.

Tropenkost (www.tropenkost.de):
Vollreife Tropenfrüchte aus Thailand, gereift am Baum, direkt zu Ihnen nach Hause gesandt.

Superfood For You (www.rohsuperfood.de):
Bietet Superfoods wie rohen Kakao, Maca-Pulver und Spirulina sowie rohe Proteinpulver an.

Gemüsekiste (www.gemuesekiste.de):
Ein erster Einblick in regionale Gemüse-Abos. Am einfachsten ist es jedoch, mithilfe einer Suchmaschine direkt Gemüsekisten in Ihrem Ort ausfindig zu machen.

ONLINE-COMMUNITIES

Germany Goes Raw (www.germanygoesraw.de):
Die beste Website für einen Überblick über die Rohkost-Bewegung in Deutschland. Infos zu Wildkräuterspaziergängen, Potlucks und Restaurants sowie Versand von Rohkost-Filmen, -Büchern und -Geräten. Liste rohköstlicher Workshops und Events.

Veggie Community (www.veggiecommunity.org/de):
Eine der größten Webcommunities für Vegetarier, Veganer und Rohköstler.

Rohzepte (http://www.rohzepte.de):
Eine Fülle an Rohkostrezepten.

Erdbeerkinder (www.erdbeerkinder.de):
Informationen (nicht nur) für Eltern, die den Rohkost-Lifestyle auch ihren Kindern näherbringen möchten.

Mundraub (www.mundraub.org):
Eine interaktive Karte, auf der Nutzer Fundstellen von Obstbäumen und Wildkräuterwiesen im öffentlichen Raum teilen.

Rohvolution (www.rohvolution.de):
Diese Rohkost-Messe findet jährlich an vier Standorten in Deutschland statt und bietet einen fantastischen Einblick in die Vielfalt rohköstlicher Produkte und Anbieter im deutschsprachigen Raum.

REZEPTREGISTER

SACHREGISTER

IMPRESSUM

© 2013 GRÄFE UND UNZER VERLAG GmbH, München

Projektleitung: Annette Hartwig

Lektorat: Diane Zilliges

Bildredaktion: Henrike Schechter, Annette Hartwig

Umschlaggestaltung und Layout und Cover: independent Medien-Design, Horst Moser, München

Herstellung: Markus Plötz

Satz: Christopher Hammond

Reproduktion: Repro Ludwig, Zell am See

Druck und Bindung: Firmengruppe APPL, aprinta druck, Wemding

ISBN 978-3-8338-2831-7

1. Auflage 2013

Umwelthinweis

Dieses Buch ist auf PEFC-zertifiziertem Papier aus nachhaltiger Waldwirtschaft gedruckt.

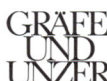

Ein Unternehmen der
GANSKE VERLAGSGRUPPE

Bildnachweis

Coverfotografie: Hans Döring, München

Fotoproduktion Food: Jörg Lehmann, Berlin

Weitere Fotos: Getty: S. 15, 46, 53, 73, 96; GU: S. 35 (Klaus Maria Einwanger); Jalag syndication: S. 70; Mauritius images: S. 57; Plainpicture: S. 9, 20, 25, 28, 43 (zweites bis viertes Bild von oben), 61, 64, 81, 90, 98, 115; StockFood: S. 18, 43 (oben), 68, 76, 84

Illustrationen: Mat Kovacic/7mp.de: S. 37

Syndication: www.jalag-syndication.de

Wichtiger Hinweis

Die Informationen in diesem Buch stellen die Erfahrung und Meinung der Autorin wieder. Sie wurden von ihr nach bestem Wissen erstellt und mit größtmöglicher Sorgfalt geprüft. Sie bieten jedoch keinen Ersatz für kompetenten persönlichen medizinischen Rat. Jede Leserin, jeder Leser ist für das eigene Tun selbst verantwortlich. Weder Autorin noch Verlag können für eventuelle Nachteile oder Schäden, die aus den im Buch gegebenenpraktischen Hinweisen resultieren, eine Haftung übernehmen.

 www.facebook.com/gu.verlag

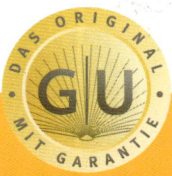